总主编 卢传坚 陈 延

中医补土理论菁华临床阐发

肝 病 科

主 编 池晓玲

副 主 编 萧焕明 谢玉宝 施梅姐

编 委 （按姓氏拼音排序）

蔡高术 蔡永旺 陈惠军 陈洁真

池晓玲 蒋俊民 李旅萍 施梅姐

田广俊 吴树铎 萧焕明 谢玉宝

张朝臻 赵朋涛

科 学 出 版 社

北 京

内 容 简 介

本书是"中医补土理论菁华临床阐发"丛书之一，也是国家中医药管理局池晓玲名中医传承工作室的重要工作成果。肝脾在生理上相互依赖，在病理上相互影响，密不可分，补土理论在急慢性肝病的诊疗中具有重要地位。本书是在国家中医药管理局第六批全国老中医药专家学术经验继承工作指导老师、广东省名中医池晓玲教授的带领下完成的，内容分为两部分，上篇梳理了补土理论在肝病中的应用基础、古代医家及部分现代名医名家应用补土理论治疗急慢性肝病的学术思想与临证经验，下篇详细介绍补土理论治疗病毒性肝炎、脂肪肝、肝硬化、重型肝炎（肝衰竭）、自身免疫性肝炎、原发性胆汁性胆管炎、自发性细菌性腹膜炎，以及肝性脑病的临床验案，使读者系统掌握补土理论治疗肝病的特色与优势。

本书适合中医、中西医结合临床医生，中医、中西医结合相关专业的学生以及具有一定专业知识背景的中医爱好者参考阅读。

图书在版编目（CIP）数据

肝病科 / 池晓玲主编. -- 北京：科学出版社，2024. 6. --（中医补土理论菁华临床阐发 / 卢传坚，陈延总主编）. -- ISBN 978-7-03-078748-4

Ⅰ. R256.4

中国国家版本馆 CIP 数据核字第 20247D46Z1 号

责任编辑：李 杰 / 责任校对：邹慧卿
责任印制：徐晓晨 / 封面设计：蓝正设计

科 学 出 版 社 出版

北京东黄城根北街 16 号
邮政编码：100717
http://www.sciencep.com

固安县铭成印刷有限公司印刷
科学出版社发行 各地新华书店经销

*

2024 年 6 月第 一 版 开本：720×1000 B5
2024 年 6 月第一次印刷 印张：12
字数：230 000
定价：**78.00 元**
（如有印装质量问题，我社负责调换）

总　序

　　"传承精华，守正创新"是习近平总书记对中医药工作作出的重要指示，为中医药传承、创新、发展指明了方向，中医药事业的发展迎来了前所未有的机遇。值此之际，由广东省中医院岭南补土学术流派学术带头人卢传坚教授策划并担任总主编的"中医补土理论菁华临床阐发"丛书也即将出版面世。这套丛书集结了我院多个学科众多专家学者的力量，是近百名编委共同努力的心血结晶，也是这些年来我院大力发展中医学术流派研究的成果之一。

　　2013 年，为了响应国家中医药管理局"大力建设学术流派"的号召，也为了进一步提升中医理论及临床诊疗水平，广东省中医院组建了"岭南补土流派工作室"。该工作室自建立以来，除了在理论及临床研究方面的不懈努力外，也着力于推动补土理论的学术交流，举行各种案例分享及学术探讨活动，有力推动补土学术理论在各学科的应用。经过这些年的发展，多个学科在补土理论的临床应用方面已经有所收获，凝练出了各自的专科特色。为了更好地总结和提炼这些理论精华，岭南补土流派工作室发起"中医补土理论菁华临床阐发"丛书写作计划，得到了各学科团队的热烈响应。在经过了将近两年的准备及反复修改核对后，这套总稿超百万字的丛书终于成稿。

　　翻开书稿，书中有编委们精心整理的理论、丰富的临床案例，突出了我院流派研究理论与实践相结合的特点；在书稿的架构上，由岭南补土流派工作室撰写的"中医补土理论菁华临床阐发"丛书有《补土菁华总论》一册，其他分册遍及多个临床学科，目前已交稿的包括《内分泌科》《耳鼻喉科》《肝病科》《肿瘤科》《乳腺科》《肾病科》《消化科》《皮肤科》《眼科》《呼吸科》共十个专科分册，组成了丛书专科系列。另有《异常子宫出血》《子宫内膜异位症》《湿疹》《克罗恩病》《肺癌》共五个专病分册，组成了丛书专病系列。虽然不同专科、疾病的具体治疗方案各有特色，但所应用的理论都源于补土，这正是中医"异病同治"的鲜明体现。

　　同时，多学科应用、突出优势病种也切合了学术流派的发展特点。纵观古代流派名家，虽各有所长，但基本不分科，只要灵活运用，在不同疾病的治疗中均能得心应手。因此，流派学术思想的应用，一方面，应该在多个领域中"遍地开花"，不断拓宽其应用范围，此为"横向发展"；另一方面，对于理论应用适用性强的病种还应重点发掘，优化其治疗方案，此为"纵向发展"。流派学术理论的应用既要使其有一定的普及性，更要突出其独特的治疗优势，使得流派理论的应用既能保持其特色，又能得到进一步的推广，这正是本套丛书的鲜明特点。

在这套丛书各分册的编委名单中，既有年龄与我相近的老专家作为学术顾问，同时也有不少年轻医生参与了本套丛书的编写，这充分体现了中医学术的传承以及老一辈专家对年轻一代的提携。我相信，编写的过程既是对老专家临床经验的总结提炼，也是后辈们深入学习的一次机会。书籍是中医传承过程中重要的思想载体，希望这套丛书不仅是一份标志性的成果，更是一个起点，能够吸引更多的中医人到中医流派理论学习中去，更好地发挥中医的治疗优势。

是以为序！

国医大师、广州中医药大学首席教授

2020 年 4 月于广州

前　言

疗效是中医的生命力！

《素问·气交变大论》曰："上知天文，下知地理，中知人事，可以长久。"中医把人放在自然时空、社会人文环境中，以思考生命及疾病的发生发展规律，注重天人合一、辨证论治。对于治疗的方法，《素问·异法方宜论》又曰："故圣人杂合以治，各得其所宜。故治所以异而病皆愈者，得病之情，知治之大体也。"中医根据三因制宜的原则，应用砭石、中药、九针、灸熨、导引、按跷等不同治疗手段，纠正人体的不平衡，使人体恢复"平"的状态，以达到养生防病的目的。

不断提高中医临床疗效，是中医先辈们及我辈中医人的共同奋斗目标。在中医数千年发展过程中，在不同的历史时期及不同的时代背景下，无数中医先辈们为了追求临床疗效的提高，不计名利得失，坚持不懈地拜名师、学经典、做临床，并结合自身的临床实践经验，对中医经典的临床应用进行阐发，发掘《黄帝内经》等中医经典的思想精华，更好地为人民群众的健康服务。李东垣是金元四大家之一，他在继承张元素重视脾胃及脏腑辨证用药学术思想的基础上，阐发《黄帝内经》的思想，开创了"补土派"。这一流派对后世影响深远，补土理论至今仍广泛应用于临床各个学科。

在临床实践中，广东省中医院肝病科坚持应用多维立体系列疗法体系，通过预测—预防—治疗—康复—保健为一体的覆盖全生命链条的诊疗模式，为患者提供中医特色鲜明、疗效显著的系列诊疗方案。其中疏肝健脾法是多维立体系列疗法体系的重要治法之一。为了提高临床疗效，广东省中医院肝病科长期在临床上开展"拾补中医"行动，坚持学习《黄帝内经》《伤寒论》《金匮要略》《难经》《神农本草经》等中医经典著作，强调要将中医经典理论应用于临床，应用中医的技术方法解决患者的临床问题，使中医思维真正在临床落地。学习中医经典著作中的补土理论，丰富和完善疏肝健脾法在治疗慢性肝病中的临床应用，就是"拾补中医"行动中的重要内容。

本书内容分为两部分，上篇主要梳理补土理论在肝病临床应用的历史源流；下篇是补土理论治疗急性病毒性肝炎、慢性病毒性肝炎、肝硬化、脂肪肝、自身免疫性肝病等疾病的临床验案。本书就是我们在"拾补中医"行动中，学习补土理论在肝病中应用的资料和应用补土理论治疗急、慢性肝病的验案整理，以及应用补土理论治疗急、慢性肝病的部分心得体会，也是我们在"拾补中医"行动的部分成果总结。

"业精于勤，行成于思"，历代医学大家的经历告诉我们，医海浩瀚，要有所收获，除了扎扎实实地勤学中医经典著作，勤于思考，领悟医理之外，还要多临证，善于发现临床中的问题，并应用中医经典理论、应用中医思维方法、应用中医的技术方案提出解决问题的办法，解决临床问题，才能不断地取得临床疗效的提高。

路漫漫其修远兮，吾将上下而求索。我辈中医人将不断努力，向将中医疗效发挥到极致的目标努力前行。

编者
2024 年 3 月

目　　录

下篇 补土理论在肝病的应用案例

上篇　肝病补土理论的历史源流

第一章 补土理论与肝病的生理病理

◆ 第一节 木与土的生理病理关系 ◆

五行，是中国古代哲学的一种概念，即认为世界是由木、火、土、金、水五种物质构成的，而这五种物质不断运动和变化着。木、火、土、金、水五种物质及其运动变化规律就被称为"五行"。《尚书·洪范》阐述五行时提到"一曰水，二曰火，三曰木，四曰金，五曰土。水曰润下，火曰炎上，木曰曲直，金曰从革，土爰稼穑"。五行并不是静止的，也不是孤立的，在生理情况下，五行之间存在着相生、相克和制化的关系，从而维持着事物之间生生不息的动态平衡。木生火，火生土，土生金，金生水，水生木是五行的相生关系，而木克土，土克水，水克火，火克金，金克木则是五行的相克规律，这种相生、相克规律被用于阐释各种事物之间的普遍联系，从而形成五行学说。

一、木与土的五行相生相克关系

五行学说认为，五行相生相克的关系，造就了事物正常情况下的循环运动。在五行中，每一行都与其他四行发生一定的关系，从相生关系来说，存在"生我"与"我生"的关系，从相克关系来说，存在"胜我"与"我胜"两种关系。五行之间不是孤立的，而是密切相关的。

《素问·六节藏象论》曰："五运之始，如环无端。"从五行相生的关系来看，木生火、火生土、土生金、金生水、水生木，如环无端，五行之间存在着直接与间接的相生关系，对于木、土来说，通过木生火、火生土间接达到木生土；同样，土生金、金生水、水生木，间接达到土生木。其次，从五行的相克关系来看，木克土，土克水，水克火，火克金，金克木，同样是如环无端，互相克制，达到平衡。从此可以看出，在五行中每一行都与其他四行发生关系，各个部分都不是孤立的，而是密切相关的；每一行的变化必然影响着其他行的运动变化，同时也受五行整体的影响和制约。对于木土关系而言，木克土是其直接作用关系，但是在正常的状态下，土生金，而金克木，虽然土没有直接作用于木，但是能够通过生金而间接地对木发生制约性的反作用，以使木对土的克制不致太过，造成土偏衰。同时，水生木，木生火，而火又克金，从而削弱金对水的滋养，使水对木的促进不会太过，避免木克土的作用过强。就是在五行这种相生相克的运动中，达到事物运动的相对平衡。张介宾在《类经图翼·五行统论》中提到"造化之机，不可无生，亦不可无制。无生则发育无由，无制则亢而为害。生克循环，运行不息，而天地之道，斯无穷已。"也是说明五行的运动变化必须生中有制，制中有生，才能运行不息，相反相成。

五行之间这种互生互克的关系规律，正如刘长林教授在《内经的哲学与中医学的方法论》中所说"如果我们从五行整体看，就会发现五行之中，任何两行之间的关系不是单向的，而是互相的"。因此，虽说木与土是属于五行相克的关系，但是两者在生理上相互依赖，病理上相互依存，关系密不可分。

二、肝的五行属性及其与脏腑的相关性

五脏配属五行，《黄帝内经》认为肝胆属木，脾胃属土。肝胆与脾胃之间的生理病理同样存在着五行相生相克的关系。

（一）肝胆与脾胃生理相依

《素问·宝命全形论》中言"土得木而达"，达即通达、畅通之义，意思是说木行对土行具有疏通、畅达作用。从人体脏腑来说，肝体阴而用阳，肝的两大功能是主疏泄和主藏血。肝主疏泄是指肝具有使全身气机条达、通畅的功能。肝主疏泄功能对脾胃的影响，主要表现在肝主疏泄、条达，如果肝主疏泄的功能正常，脾胃气机的升降才能协调，脾主运化才能正常，才能保证对食物的消化、对水谷精微的吸收与转运，将糟粕排出体外。可以说，肝主疏泄、条达的功能是保证脾胃气机运动正常的重要条件。

其次，脾主运化是肝主藏血功能的基础。脾主运化，将水谷精微转化为精、气、血、津液，并运输至全身各个脏腑。《素问·奇病论》言："夫五味入口，藏于胃，脾为之行其精气。"所谓"脾为后天之本，气血生化之源"，脾主运化水谷精微，而精微物质是生成气血的主要物质基础，为生化之源。脾主运化功能正常，才能为脏腑、经络、四肢百骸，以至筋骨皮毛等提供充足的养分，维持机体正常的生理功能。肝同样需要脾所化生的精微物质的濡养，肝主藏血，肝藏魂，只有精血充足，神魂得养，机体才能精力充沛，故肝脾二脏在生理上相互依存，密不可分。

（二）肝胆与脾胃病理互存

肝胆与脾胃在生理上密不可分，病理上，两者同样互相影响。首先，若肝主疏泄功能太过或不及，均可影响脾胃，导致"肝脾不和"或"肝胃不和"的病证，而出现胸胁胀满、腹胀、腹痛、纳呆、纳谷不香、嗳气、呃逆、恶心呕吐等"木不疏土"的系列症状。正如《血证论·脏腑病机论》言："木之性主于疏泄，食

气入胃，全赖肝木之气以疏泄之，而水谷乃化；设肝之清阳不升，则不能疏泄水谷，渗泄中满之证，在所不免。"若脾主运化的功能异常，同样可以引起肝的功能异常，出现"土壅木郁"系列证候，如胃脘胀满痞闷，纳呆，口中黏腻，大便不爽，苔腻，脉弦等，正如《四圣心源·脉法解·浮沉大小》中云："木生于水而长于土，土气冲和，则肝随脾升，胆随胃降，木荣而不郁。土弱而不能达木，则木气郁塞，肝病下陷而胆病上逆。"

（三）肝与其他脏腑的相关性

中医认为，人体是一个统一的系统，各脏腑、器官、组织之间是统一的整体，并不是孤立的。每一个脏、腑、器官、组织既是人体这个统一体的一部分，而它本身又是一个复杂的整体，它的功能活动与其他脏腑、器官、组织都有着密切的关系，相辅相成，才能维持人体的动态平衡。以肝而言，它不仅是指解剖学上的肝脏，中医将其称为肝系，除肝外，还包含其经络循行部位，以及胆、目、筋、爪等，更类似于一个功能活动系统。中医认为肝的功能为疏通、舒畅全身气机，保证多个脏腑的生理功能能够正常发挥。

同时，肝脏与人的精神情志、消化吸收、胆汁分泌、气血运行、水液代谢、性与生殖等功能息息相关。此外，肝属木、心属火、脾属土、肺属金、肾属水。肝与心，是木生火的相生关系；肝与脾是木克土的相克关系；肺与肝，是金克木的相克关系；肾与肝，是水生木的相生关系，同时还存在肝肾同源、精血同源的关系。一旦肝的功能受损，受五行相生、相克关系的影响，其他脏腑都可能发生病变。

1. 肝与心的关系

肝藏血，肝是储藏和调节血液的重要脏腑；心主血，心是一身血液运行的枢纽。人体的血液，化生于脾，藏于肝，通过心以运行全身，只有肝与心两者相互配合，才能共同维持血液的运行。另外，心主神明，肝藏魂，人的精神、意识和思维活动虽然主要由心主宰，但与肝的疏泄及肝藏魂的功能亦密切相关。若出现肝的病变，如肝血虚，日久可病及心，导致心肝血虚，出现心悸怔忡、失眠多梦、健忘、眩晕、耳鸣、面色无华、目涩或视蒙、爪甲不荣、肢体麻木、女子月经量少色淡或经闭、舌淡、脉细弱等病症；如若肝郁气滞的时间长，就可能会出现血瘀，或出现神志问题，如抑郁症、失眠等。相反，心病也可及肝，如心血虚日久致肝血虚，心火旺伤阴日久也可致心肝火旺等病证。

2. 肝与肺的关系

肝和肺的关系主要体现于气机升降和气血运行两个方面。肺主气，司呼吸，《素问·六节藏象论》云："肺者，气之本。"指肺是五脏中与气关系最密切的脏，但肺主气取决于肺司呼吸的功能及肺对全身气机的调节作用。肝与肺的关系主要表现在调节机体气机升降，两者都通过调节气机而影响着机体气、血、津液的运行与输布。肝肺两脏在气机运动上存在着相互制约、相互协调的关系。中医对于气机运行有左升右降的说法，《素问·刺禁论》言："肝生于左，肺藏于右"，王冰注曰："肝象木，王于春，春阳发生，故生于左也；肺象金，王于秋，秋阴收杀，故藏于右也。"肝主疏泄，主气机升发、条达，而肺主肃降，通过肺气肃降，使肝气升发不致太过，使人体气机运行处于动态平衡之中。若肝或肺的功能出现异常，则会导致机体气机升降出入异常而出现一系列的病证，而且这两者还通过气的升降出入而互相影响。

3. 肝与肾的关系

肝与肾的关系，中医称为肝肾同源、乙癸同源，主要表现在精与血之间相互滋生和相互转化的关系。首先，肝属木、藏血，肾属水、藏精，在正常的生理状态下，肝血依赖肾精的滋养，肾精又依赖肝血的不断补充，肝血与肾精相互滋生，相互转换，肾阴能涵养肝阴，使肝阳不至上亢，肝阴又可滋助肾阴再生，又称为精血同源，阴液互养。若肝阴虚影响及肾，出现肝肾阴虚的证候，而肾阴或肾精亏损，则会导致肝血不足，出现肝阴虚、肝血虚的证候；而肝血不足，也会影响致肾精亏损。在肝阴和肾阴之间，肾阴是主要的，只有肾阴充足才能维持肝阴和肝阳之间的动态平衡。

另外，肝主疏泄功能与肾主封藏功能之间也是相互制约、相反相成的。肾藏精，精化为气，通过三焦，布散到全身。肾中精气的盛衰是机体生、长、壮、老、已的根本，与人体的生长、发育、生殖密切相关。而肝主疏泄，对男子的排精、女子的月经起着重要的作用。《格致余论·阳有余阴不足论》提到："主闭藏者肾也，司疏泄者肝也。"说明男子排精与女子月经均是肝肾共同作用的结果，若肝主疏泄功能正常，则男子精液排泄通畅有度，女子月经周期正常，经行通畅；如果肝之疏泄与肾之封藏功能失调，则会影响女子的月经来潮和男子的泄精生理功能。

4. 肝与胆的关系

肝胆是表里关系，胆附于肝，有经脉互为络属，两者在生理和病理上密切相关。在生理上，胆汁是肝之余气，胆汁的排泄依赖肝主疏泄的功能。若肝的疏泄功能正常，则胆汁排泄有度。在病理上，肝病常影响及胆，胆病也常波及于肝。如肝主疏泄功能异常，则影响胆汁的分泌与排泄，出现黄疸等症状；反之，若胆汁排泄不畅，亦会影响肝的疏泄，或者出现肝胆同病的情况，如肝胆湿热等证候。另外，肝为将军之官，主谋虑，胆为中正之官，主决断，谋虑与决断紧密相连，肝胆在情志意识上也是密切相关的，若肝或胆的功能异常，影响到情志意识层面，则容易出现胆怯易惊或善惊易恐、夜寐多梦、坐卧不安、呕恶呃逆、眩晕、癫痫等病证。

第二节 补土理论与肝胆疾病病因病机

《医学源流论·病同因别论》曰："凡人之所苦谓之病，所以致此病者谓之因。"人患病的病因很多，不外乎六淫、疠气、七情、饮食、劳逸、外伤、寄生虫、药邪、医源以及先天因素等。《灵枢·百病始生》云："清湿袭虚，则病起于下；风雨袭虚，则病起于上。"《类经·会通类·疾病·经络脏腑病》曰："忧思伤心，重寒伤肺，忿怒伤肝；醉以入房，汗出当风，伤脾；用力过度，若入房汗出浴，则伤肾"。虽然不同的邪气侵犯人体，起始发病部位有不同，但是肝胆疾病往往是由多种因素相互作用，内外因相因为患而成。肝主疏泄又主藏血，肝与胆相表里，足厥阴肝经与足少阳胆经相通，肝病可以及胆，胆病可以及肝，甚至肝胆同病；而肝的疏泄功能异常还可直接影响三焦气化和脾胃功能，出现系列症状。纵观肝胆系统的常见病证，如黄疸、胁痛、积聚、鼓胀等，虽病位在肝胆，但是其发病均与脾胃密切相关，脾胃（土）在肝胆疾病的发生、发展中具有重要作用。例如，湿浊、湿热、疫毒等时邪自口而入，蕴结于中焦，脾胃运化失常，累及肝胆，以致肝失疏泄，而出现肝脾同病；饥饱失常或嗜酒过度，皆能损伤脾胃，以致运化功能失职，湿浊内生，随脾胃阴阳盛衰或从热化或从寒化，熏蒸或阻滞于脾胃肝胆，致肝失疏泄而发为黄疸、积聚、胁痛等病证；七情内伤、劳倦过度或过逸均可导致脾伤失运，肝失所养，疏泄失职而发生多种急慢性肝病。

一、肝脾失调在病毒性肝炎发病中的重要作用

病毒性肝炎是由多种肝炎病毒引起的，以肝脏炎症和坏死病变为主的一组传染病。一般以乏力、肝区疼痛、食欲减退、恶心、厌油腻、肝大、肝功能异常为主要临床表现，部分病例可出现发热、黄疸，无症状感染者常见。根据病原学诊断，常见的肝炎病毒至少有5种，即甲、乙、丙、丁、戊型病毒性肝炎。

病毒性肝炎属于中医学"黄疸""胁痛""积聚"等范畴。中医学认为，病毒性肝炎的病因不外乎外感时邪疫毒，饮食不节，或嗜酒过度，内因则与禀赋薄弱、素体亏虚、正气不足有关，两者相互关联，互为因果。若邪毒蕴积中焦，脾胃运化失常，熏蒸肝胆，肝胆失疏，则常见急性黄疸性肝炎。正虚、毒侵、气郁、血瘀四者相互联系，相互影响，则常见慢性病毒性肝炎。慢性病毒性肝炎的病机错综复杂，病位在肝胆，但是与脾胃密切相关。肝脾失调在慢性病毒性肝炎的发生、发展和转归中起着至关重要的作用。

近10年来，不少学者的研究均表明肝郁脾虚证是慢性乙型肝炎最常见的中医

证型。从慢性乙型肝炎的病机演变上看，初期由于感染湿热疫毒或浊毒之邪，正邪相争，日久疫毒胶结于肝脏，或湿热疫毒、浊毒之邪感染机体后潜伏于肝。肝为刚脏，体阴而用阳，喜条达而恶抑郁，邪结于肝，肝失疏泄，气机不畅，木郁克土，肝气横逆犯脾，形成了肝郁脾虚，虚实夹杂之势。若又兼平素饮食不节或嗜酒过度，损伤脾胃，以致运化功能失职，湿浊内生，或从寒化，或从热化，变化寒湿或湿热，则容易变生肝郁、气滞、湿热或湿浊、血瘀等互相胶结之症。又或是素体脾胃虚弱，运化失司，气血亏损，久之肝失所养，疏泄失职，则容易变化肝郁、气滞、正虚等夹杂为病。若邪结日久，耗气伤阴，日久则可见肝肾阴虚之证，此乃正虚邪实，容易出现积聚、鼓胀等证。阴虚日久，阴损及阳，则可见脾肾阳虚，此时多为疾病晚期，病情深重，易出现昏迷、吐血、癃闭等变证，不易救治。所谓"气血冲和，万病不生，一有怫郁，诸病生焉"。究其根源，邪郁于肝，肝失疏泄，肝病犯脾，最终导致肝郁脾虚、肝脾同病，此乃慢性乙型肝炎疾病发生、发展的根本因素，在疾病的发生发展中，郁、痰、瘀、毒、虚等因素互相夹杂为病，最终导致病机错综复杂。可以说，肝郁脾虚是慢性病毒性肝炎疾病的核心病机。

在病毒性肝炎的发生、发展过程中，肝与脾胃的关系非常关键。肝属木，脾属土，木克土，这是木土关系的直接作用规律。在病毒性肝炎的发生、发展过程中，容易出现肝气横逆克伐脾土的证候，此时易出现肝区疼痛、腹胀、纳谷不香、大便溏等症状，此为肝气之证。若肝气郁久，则易出现肝风、肝火。王旭高在《西溪书屋夜话录》中云："气有余便是火，余故曰肝气、肝风、肝火，三者同出异名，但为病不同，治法亦异耳。"在正常情况下，肝克脾胃是指肝对脾胃具有克制和制约的作用。肝主疏泄，脾主升清，胃主降浊，三者功能的共通之处在于调控气的运行。气在体内的正常运行，即气机调畅，需要同时具备两个条件：一是气运行的道路要畅通无阻；二是气的升降出入之间要协调。"土得木而达"，肝主疏泄，条畅气机，有助脾胃之气的正常运行，从而保证了脾胃功能的正常发挥；反之，脾气升清有助于肝气的升发，胃气降浊有助于制约肝气，防止其升发无度。若肝气郁滞，气机不畅，则易出现肝气横逆、克伐脾土的证候，在病毒性肝炎患者则表现为疾病早期的肝郁气滞证。若脾土长期受到克伐，则出现脾气虚的证候，此时在病毒性肝炎患者中表现为肝郁脾虚之证，除情绪抑郁外，尚出现疲倦乏力、纳呆、便溏等症状。气行则血行，气滞则血瘀，病情进一步进展，肝气郁而不疏，则出现血瘀；另外，脾胃为后天生化之源，脾虚日久，则气血两虚，气虚不能行血，血行瘀滞；两者相合则易出现瘀血阻络之证，临床常见肝掌、蜘蛛痣、皮肤出血点、齿龈出血等症状。若肝气郁而化火，或引动内风，则易劫肝阴，肝肾同源，久病及肾，则出现肝肾阴虚之证，出现腰膝酸软、手足心热等症状，严重者甚至出现阴虚动风等肝风证候；若脾虚日益加重，气病及阳，日久则出现脾胃阳虚之证，临床常见乏力、畏寒、手足不温、小便清长、大便溏薄甚至五更泻等表现。

综上所述，病毒性肝炎患者，无论是感受湿热疫毒之邪，饮食不节等外因，还是禀赋薄弱、素体亏虚、正气不足等内因，最终病邪侵犯的部位常见肝、脾、胃。随着病毒性肝炎的病机演变，会出现不同阶段、不同层次的变化，导致慢性病毒性肝炎的病机特点各不相同，但是归根结底，其根源与木、土的盛衰关系变化密切相关。正是由于木土的关系不同，形成了病毒性肝炎错综复杂的病机特点，给治疗带来困难，正如王旭高言："肝病表现最杂，治法最广。"

二、肝脾失调在脂肪肝发病中的重要作用

脂肪肝是一种遗传—环境—代谢应激相关性疾病，分为非酒精性脂肪肝和酒精性脂肪肝。非酒精性脂肪肝属于中医学"胁痛""肝痞""肝癖""肥气"等范畴，而酒精性脂肪肝属于中医学"酒癖"范畴。

肝脾失调是脂肪肝的发病病机关键环节。

饮食不节、嗜酒无度是酒精性脂肪肝最主要的病因。《格致余论·醇酒宜冷饮论》中提出"醇酒之性，大热有大毒"，由于饮食不节，嗜酒无度，导致脾胃损伤，脾胃气机失常，升降失司，脾病及肝，肝失疏泄，气滞血瘀；而脾胃损伤，脾失健运，致痰饮、水湿内生；气郁、血瘀、痰饮、水湿胶结，变生本病。

饮食不节、劳逸失度、情志失疏是非酒精性脂肪肝的常见病因。嗜食肥甘厚味或饥饱失常，均易伤及脾胃，肥可生热，甘能壅中，损伤脾胃，脾胃气机失调，升降失司，中焦阻滞，水停湿聚，湿蕴化热，津液成痰，痰湿内蕴。《素问·宣明五气论》曰："久卧伤气，久坐伤肉。"《温热经纬·薛生白湿热病篇》中所说："盖太饱则脾困，过逸则脾滞，脾气因滞而少健运，则饮停聚湿也。"久卧、久坐则气血不流通，会伤及人身。同时，过逸易致脾失健运，痰饮、水湿停积体内。另外，郁怒伤肝，忧思伤脾。情志抑郁，气机失于调畅，以致肝气郁结，肝失疏泄，横逆乘脾，出现肝脾不和，脾失健运，痰湿内生，肝失疏泄，痰瘀互结，病变日久导致脂肪肝的发生。无论是饮食不节、劳逸失度还是情志失疏，日久均可导致肝脾功能失调，脾虚、气郁、痰浊、血瘀、食滞等胶结，变生本病。

归根到底，脂肪肝形成的基本病机是肝郁脾虚，痰瘀互结。本病病位主要在肝脾。本病源于脾胃的运化失常、升降失度，木郁土壅，脾病及肝。然而，脾的运化，必须得以肝的疏泄正常为前提，《素问·宝命全形论》曰："土得木而达"，土为万物所归，"土疏木荣"，只有脾胃功能正常，生化有源，肝的功能才能正常发挥。因此，无论是酒精性脂肪肝还是非酒精性脂肪肝，肝脾失调多因脾病及肝，这一点在疾病的发生、发展中起着重要的作用。

三、肝脾失调在肝硬化发病中的重要作用

肝硬化是一种常见的慢性进行性肝病，是由不同原因引起的，以肝组织弥漫性纤维化、假小叶和再生结节形成为特征的疾病。肝硬化属于中医学"积聚""鼓

胀"等范畴。

疫毒时邪、虫积水毒、酒食不节、情志所伤、形劳过度是肝硬化的常见病因。初起重在肝脾两脏，正气亏虚，气机不利，肝郁乘脾，气滞、血瘀、痰结而成积聚，若正气亏虚，肝脾肾三脏功能失调，气滞、瘀血、水饮胶结，则可发展成为鼓胀。可见肝脾正气的盛衰、肝脾失调在积聚、鼓胀的发生、发展中也起着重要的作用。《医宗必读·积聚》载："积之成也，正气不足，而后邪气踞之。"《景岳全书·积聚》曰："凡脾肾不足及虚弱失调之人，多有积聚之病。"《兰室秘藏·中满腹胀门》亦指出："皆由脾胃之气虚弱，不能运化精微而制水谷，聚而不散而成胀满。"《太平圣惠方·治水气心腹鼓胀诸方》曰："夫水气心腹鼓胀者，由肝脾二脏俱虚故也。"无论疫毒时邪留着不去，饮食不节或酒食内伤，还是情志失调，均可导致脏腑功能失和，气血运行不畅，首先表现为肝气不舒，气机郁结，进而表现为肝脾气机郁滞，由气及血，气滞血瘀，肝郁日久犯脾，脾虚中运无力，且肝、脾、肾在生理上密切相关，肝脾病变日久必累及于肾。脾虚不运，化源不足，肾精日减，而导致脾阳、肾阳不足；肝病日久，肝阴、肝血耗损，乙癸同源，日久损及肾阴，出现肝肾阴虚。疾病日益加重。近年来，很多学者也提出肝郁脾虚是肝纤维化、肝硬化的关键病机，病位主要在肝、胆、脾、胃，久则及肾，病性为虚实夹杂。

四、肝脾失调在自身免疫性肝病发病中的重要作用

自身免疫性肝病是指由于机体的免疫系统攻击自身的肝组织，所造成的一组以肝脏病理损害和肝功能异常为主要表现的自身免疫性疾病，常见的类型有自身免疫性肝炎、原发性胆汁性胆管炎、原发性硬化性胆管炎和重叠综合征，其发病机制至今尚未明确。

自身免疫性肝病是由于机体免疫功能紊乱引起的慢性肝病，与机体的先天禀赋密切相关。《素问遗篇·刺法论》指出"正气存内，邪不可干"，"邪之所凑，其气必虚"，正气包括脏腑之气、经络之气、营卫之气等，它是指人体一切功能活动和抗病能力，也包括人体的免疫系统。"正气"代表着人体的抗病能力（包含正常的人体免疫功能），而邪气代表着各种致病因素。《金匮要略·脏腑经络先后病脉证》曰："若五脏元真通畅，人即安和。"在生理情况下，人体可以通过自我调节以适应自然界的变化，实现人与自然界的对立统一；人体免疫处于自稳状态，则机体内环境稳定，相当于中医学所说的阴阳平衡，如果人体内部的平衡失调，则容易出现自身免疫性疾病。

尽管自身免疫性肝病的病因复杂，常见多种病因夹杂，但究其原因，内因在于先天禀赋不足或素体脾胃虚弱，外因在于感染邪毒、药毒损伤、情志不遂等，内因与外因相互影响，互为因果。其病机关键以脾虚为本，日久肝脾肾俱伤，这一因素贯穿疾病发生、发展的始终。

　　脾为后天之本，为气血生化之源。若脾气健运，化源充足，则气血旺盛，正气充盛，抗病力强；反之，若脾虚失运，化源匮乏，气血无以由生，正气亏虚，抗病力弱。有学者运用免疫学方法和手段对"脾虚证"进行了大量的研究，发现脾虚证的发生涉及免疫学中非特异性免疫、体液免疫、细胞免疫、分子免疫以及免疫遗传等各方面。可见，脾与免疫密不可分。

　　另外，肾为先天之本，主藏精，人体先天禀赋与肾精密切相关，正如《灵枢·本神》说："生之来，谓之精，两精相搏谓之神。"但是，肝肾同源，肝藏血，先天禀赋不足，肾精亏虚，则易导致肝的气血阴阳失和，发生阴阳偏盛偏衰的病理现象，从而导致疾病的发生。肝失调和与脾失健运兼夹为病，肝病失调，则容易变生气郁、血瘀、痰凝等，使脏腑的气血阴阳失调进一步加重，出现胁痛、黄疸、积聚等各种证候。

五、肝脾失调在肝衰竭发病中的重要作用

　　肝衰竭是由多种因素引起的严重肝脏损害，导致肝脏合成、解毒、代谢和生物转化功能严重障碍或失代偿，出现以黄疸、凝血功能障碍、肝肾综合征、肝性脑病、腹水等为主要表现的一组临床症候群。肝衰竭可分为急性肝衰竭、亚急性肝衰竭、慢加急性肝衰竭和慢性肝衰竭四种类型。

　　肝衰竭的病机特点为虚实夹杂，因疫毒侵袭，肝气郁结，肝脾气虚所致，而正虚邪盛是导致肝衰竭疾病进展的重要环节，其中肝郁脾虚是关键。《温疫论·原病》云："本气充满，邪不易入；本气适逢亏欠，呼吸之间，外邪因而乘之。"肝衰竭病位在肝，疫毒侵袭，肝失疏泄，木郁土壅，脾运化失常，水湿凝聚，运化精微之力日减。而脾为后天之本，所谓"四季脾旺不受邪"，脾气健旺则"正气存内，邪不可干"，若脾气健旺，正气充盛，即使感染湿毒、疫毒，机体也可将邪气祛除。而如今脾虚无力，生化无源，肝脾俱虚，邪气猖獗于内，致邪气愈盛，正气愈虚，最终阴阳俱衰，危及生命。可见，在肝衰竭的发病中，肝脾俱虚是关键，但是邪毒外侵，形成的气郁、血瘀、痰浊等病理因素相互夹杂，使病机错综复杂，治疗难度极大。

第三节　补土理论与肝胆疾病的治疗

一、补土法在肝病中的应用

（一）益火补土法

　　益火补土法是温肾阳以补脾阳的方法，适用于肾阳衰微而导致的脾阳不振之

证，适用于肾阳式微，不能温暖脾阳，或脾阳虚衰日久，累及肾阳的脾肾阳虚证，表现为五更泄泻、下肢水肿等。代表方如小建中汤、真武汤等。

在肝病中的应用：适用于辨证属脾阳虚或脾肾阳虚证的慢性肝炎、肝硬化、腹水、消化道出血患者。

（二）培土抑木法

培土抑木法即健脾疏肝法，指用具有健脾疏肝作用的药物或穴位以治疗肝旺脾虚的方法。常见症状：两胁胀满或胀痛、不思饮食、腹胀肠鸣、大便稀溏、舌苔白腻、脉弦等。代表方剂如丹栀逍遥散、痛泻要方等。

在肝病中的应用：适用于辨证属肝旺脾虚证的慢性肝炎、肝硬化、脂肪肝、自身免疫性肝病等慢性肝病患者，是适用范围最广的治法。

（三）培土生金法

培土生金法是通过补脾益气而达到补益肺气的方法，适用于脾胃虚弱，不能滋养肺而致肺虚脾弱之证。常见症状：咳嗽日久，痰多清稀，兼见食欲减退、大便稀溏、四肢无力、舌淡脉弱等肺虚脾弱证候。代表方如参苓白术散。

在肝病中的应用：在肝病患者尤其是肝硬化患者中常见气短声低、大便稀溏、四肢无力、舌淡脉沉细等症状，宜肺脾同调。本法适用于合并慢性腹泻的肝硬化患者、肝硬化腹水患者。

（四）健脾法

健脾法是补法之一，又称补脾、益脾，是一种治疗脾虚、运化功能减弱的方法。常见症状：面色萎黄、疲倦无力、饮食减少、食后腹胀、大便稀薄、舌淡苔白、脉弱等。代表方如参苓白术散。

在肝病中的应用：适用于症见脾虚证候的慢性肝病患者。

（五）运脾法

运脾即运化脾湿、健运脾气。运脾法是指使用健脾燥湿的药物治疗湿邪困脾证，加强脾脏运化功能的方法。常见症状：脘痞腹胀，饮食无味，恶心欲吐，口中淡而黏，头昏身倦，大便泄泻，腹胀，四肢浮肿，小便少，舌苔白腻，脉濡。代表方如平胃散、藿朴夏苓汤等。

在肝病中的应用：适用于慢性肝病合并湿邪困脾或湿浊中阻证候者。

（六）补脾益气法

补脾益气法又称补中益气法，是指采用具有补气健脾作用的方药治疗脾气虚证的治法。常见症状：神疲少气，乏力懒言，纳呆乏味，动则气短，甚至气虚下陷而出现内脏下垂，久泻脱肛等。补脾益气是补气的基本方法。代表方如四君子汤、补中益气汤等。

在肝病中的应用：适用于合并气虚证如脾气虚、肝气虚、脾肾阳虚等虚性证候的慢性肝病患者。

（七）补气法

补气法是补法之一，亦称益气法，是一种治疗气虚证的方法。常见症状：倦怠乏力，声低懒言，呼吸少气，面色㿠白，自汗怕风，大便滑泄，脉弱或虚大等。代表方如玉屏风散、四君子汤、补中益气汤等。

在肝病中的应用：适用于具有气虚证、肝郁脾虚证、脾虚证的慢性肝病患者。

（八）益气养血法

益气养血是补法之一，又称补益气血、气血双补，是一种治疗气血两虚证的方法。常见症状：面色无华，心悸气短，消瘦无力，月经不调，舌淡脉弱等。代表方如八珍汤、炙甘草汤等。

在肝病中的应用：适用于肝硬化、消化道出血，或慢性肝病后期气血两虚之证。

（九）益气养阴法

益气养阴法是补法的一种，是指使用具有补气作用及补阴作用的方药治疗气阴两虚证的方法。常见症状：神疲乏力，口干少饮，舌质红或淡，脉细弱等。代表方如生脉散等。

在肝病中的应用：适用于慢性肝病辨证属气阴两虚证的患者。

（十）健脾利湿法

健脾利湿法是健脾法与利湿法的合用，指的是使用具有健脾作用及利湿作用的方法，使脾胃健运、湿邪从小便排出的方法。常见症状如四肢困乏，脘腹痞闷，喜揉按，大便溏薄，神疲乏力，厌食油腻，舌淡胖，苔薄腻，脉濡缓等。代表方如参苓白术散等。

在肝病中的应用：适用于辨证属于脾虚湿阻或肝郁脾虚夹湿的急性、慢性肝病患者。

（十一）升清降浊法

升清降浊法，是指使用健脾升清、和胃降浊的方药治疗清浊不分的方法。常见症状：清浊不分，上吐下泻，腹痛转筋，口渴烦躁等。代表方如藿香正气散、六和汤、蚕矢汤、连朴饮等。

在肝病中的应用：适用于辨证见脾胃升降失调的急、慢性肝病患者。

（十二）泄肝和胃法

泄肝和胃法，是指使用具有苦辛泄降、泄木安胃功效的方药治疗胆胃不和的方法。常见症状：呕吐或苦或酸，脘腹痛，胸中疼热，气上冲心等。代表方如温胆汤、左金丸等。

在肝病中的应用：适用于治疗合并有胆火上炎证候的急、慢性肝病患者。

（十三）平肝降逆法

平肝降逆法指使用具有调肝理气降逆作用的方药治疗肝气上逆所致病证的治法。常见症状：头痛晕眩，面红目赤，头痛，头昏，耳鸣耳聋，情绪容易激动，面部烘热，口燥咽干，失眠，脉弦有力等。代表方如镇肝熄风汤等。

在肝病中的应用：适用于合并肝风内动或肝阳上亢证的急、慢性肝病患者，肝性脑病患者等。

（十四）疏肝利胆法

疏肝利胆法是指用具有疏肝理气利胆作用的方药治疗肝胆瘀滞病证的治法。常见症状：右上腹疼痛，腹胀，厌食，消化不良，黄疸等。代表方如大柴胡汤等。

在肝病中的应用：适用于肝胆瘀滞的黄疸、胆石症、急慢性肝衰竭等。

二、补土理论与肝病的治疗应用

脾胃是"仓廪"之官，气血生化之源，气机升降之枢纽。因此，脾胃功能正常，在人体疾病的治疗过程中起着十分重要的作用。以恢复脾胃功能为要的补土理论更是被历代医家所推崇。由于肝木克脾土的关系，补土理论在肝病的治疗中显得尤为重要。历代医家在治疗肝病的过程中均不忘"顾护脾胃、重视中州的运化功能"，例如，张仲景提出了"见肝之病，知肝传脾，当先实脾"的论点，重视脾胃在肝病治疗中的预防作用；唐代孙思邈提出"五脏不足，调于脾胃"；明代李中梓又云："善为医者，必责根本。而本有先天后天之辨。先天之本在肾，肾应北方之水，水为天一之源。后天之本在脾，脾为中宫之土，土为万物之母。"而脾胃又为肝病波及之要害，故云："调理肝脾肾，中州要当先。"可见在肝病的治疗中，中州即脾胃的调理十分重要。

（一）补土理论在病毒性肝炎治疗中的应用

肝郁脾虚是慢性病毒性肝炎最关键的病机。文献研究显示，慢性肝病患者常见如四肢无力、容易疲倦、腹胀、面色萎黄、大便不正常等脾虚证候。病毒性肝炎疾病的发病与患者中州脾胃的功能密切相关。《周慎斋遗书·辨证施治》云："诸病不愈，必寻到脾胃之中，方无一失。何以言之？脾胃一伤，四脏皆无生气，故疾病日多矣。万物从土而生，亦从土而归，补肾不若补脾，此之谓也。治病不愈，寻到脾胃而愈者甚众。"在病毒性肝炎的治疗过程中，如何运用补土理论以恢复患者正常的中州气化功能亦是极其重要的一环。因此，诸多医家提出从脾论治病毒性肝炎。

肝脾失调在病毒性肝炎中一般表现为两种形式：一是肝气横逆而克脾土，这是木乘土，其主要矛盾在肝；二是因脾虚而招致肝木相乘，这是土侮木，主要矛盾在脾，多为脾虚。在治疗上，对于脾虚为主的患者，应以健脾为主，健脾可以制约肝木，防止肝木太过，正所谓脾土升运，则肝木遂其条达之性，而不生病。而对于肝郁为主要矛盾的患者，则需要泻肝，可采用柔肝、疏肝、平肝等法，使肝气条达，脾气上升，胃气下降，中州气机的升降出入恢复正常。因此，治疗病毒性肝炎，不能简单地治肝，一味地清热利湿、疏肝理气、活血化瘀，在治疗过程中必须要顾护胃气，使脾胃健运，方能获得更好的疗效。

对于急性病毒性肝炎，肝郁气滞或寒湿中阻是较常见的证型，此类患者，多采用疏肝理气、温化寒湿的方法，使邪退正复；而对于慢性病毒性肝炎，肝郁脾虚证是其常见证型，因此，临床上，需要根据肝郁、脾虚的轻重进行调治，同时要兼顾合并症及疾病进展的倾向进行调治，临床常用治疗中补益脾气、疏肝健脾、健脾利湿、健脾活血、健脾温肾、疏肝理气、平肝降逆等方法恢复肝脾功能。

（二）补土理论在脂肪肝治疗中的应用

《素问·经脉别论》指出："食气入胃，散精于肝，淫气于筋……饮入于胃，游溢精气，上输于脾。脾气散精，上归于肺，通调水道，下输膀胱，水精四布，五经并行"。人之膏脂是在脾胃等脏腑的共同作用下化生、转运、输布，和调于五脏，洒陈于六腑，充养周身百骸。脾为膏脂等精微的生化之源，因此，中医认为，脂肪肝的发病与脾胃运化失职紧密相关，肝郁脾虚，痰瘀互结是其关键病机，脂肪肝的治疗离不开以健运中焦脾胃功能为先。

肝喜疏泄条达，肝郁不舒，气机不畅，疏泄失司，气滞则血瘀，阻碍气血运行；木旺乘脾，脾失健运，水谷精微不能正常输布，聚湿成痰浊，流注经脉，阻碍血运，致痰瘀互结。李中梓认为："治痰不理脾胃，非其治也。"张景岳亦指出："调脾胃即所以安五脏。"治疗时要依据病机关键进行调治，因此，疏肝理气、化痰活血是其重要治法。

对于实证的脂肪肝患者，以气滞、痰、湿居多，又常常兼杂血瘀、脾虚等证，治疗当以祛湿化痰为主，而兼以健脾理气；而对于虚证的脂肪肝患者，脾虚是重要环节，兼见肝虚、肾虚，又常常兼夹气郁、痰、瘀，临证时除固护中气外，还应当在健脾培中的基础上调补肝肾，同时佐以健脾祛湿、燥湿化痰、活血化瘀等药物，如黄芪、党参、白术、丹参、三七、郁金、茯苓、猪苓、泽泻、法半夏、陈皮、苍术、藿香、佩兰、荷叶等，务必使气畅脾健，血行痰消。肝为风脏，肝气条达则枢机通畅；脾为生痰之源，脾健则痰消；气行血畅，痰瘀自除，脂肪肝得以向愈。

（三）补土理论在肝硬化治疗中的应用

肝硬化属中医学"积聚""鼓胀"等范畴。积聚主要涉及肝、脾两脏，多因气郁与痰凝血瘀而成，与肝脾气血的运行及盛衰密切相关，后期病及肾，气、血、水胶结为病而成鼓胀。有学者认为肝硬化的病位不仅在肝，更重要在脾，脾气虚是肝硬化患者的共性证候，如倦怠乏力、食欲不振、肢体困重、恶心呕吐、腹胀便溏等，因此，肝硬化应属肝脾同病而以脾病为主之病，治疗上应以健脾益气、活血化瘀为治疗原则。国医大师邓铁涛教授也指出治疗肝硬化当立足于健脾益气为主，活血化瘀为辅，始终不离健脾。

肝硬化应当分阶段治疗。肝硬化代偿期，主要责之于肝脾，病机关键在于肝郁脾虚，瘀血阻络，兼夹水湿、痰瘀等证候，治疗上合理选择理气、疏肝、解郁、健脾、化湿、活血、化痰、通络等法，予小柴胡汤、四逆散、四君子汤等方药，药物上多选柴胡、法半夏、白芍、党参、三七、郁金、陈皮、当归、砂仁等。失代偿期肝硬化，久病必虚、久病必瘀，当责之于肝脾肾三脏，病机关键在于在肝郁脾虚的基础上肝肾俱损，气、血、水互结为患，病机错综复杂。治疗上，除理气、疏肝、解郁、健脾、化湿、活血、化痰、通络等法外，还当注重固护中州、培补正气。由于失代偿期肝硬化导致肝肾俱损，治疗上还需要调补肝肾，多采用六味地黄丸、滋水清肝丸等方药滋水涵木，但需要注意不能盲补、峻补，以防脾胃壅滞；由于肝硬化患者常常气血瘀滞，但是活血化瘀药多易耗伤正气，尤以脾胃之气为甚，因此，当用健脾活血法，若为阴虚或阴血不足的患者，则应使用养阴活血法，使肝得以体用同调，气畅络通，脾气健运。

失代偿期肝硬化患者还常易出现腹水、肝性脑病、消化道出血等并发症，在临证治疗过程中，需要抓住细微之处。对于腹水的患者，主要责之于脾主运化功能失调，治疗上应当以健脾利水为主，疏肝为辅，可使用大剂量补气健脾利水、健脾燥湿类药物，如党参、黄芪、白术、苍术、茯苓等。对于肝性脑病患者，肝风内动是关键，治疗上，在培补中气的同时，应当注重平肝息风，通络开窍；而处于发作急性期患者，治疗上除豁痰开窍如使用安宫牛黄丸、至宝丹等药物外，还应当注重通腑，所谓留得一分胃气便留得一分生机，腑气通，不但使邪有出路，更有助于脾胃健运，使正气得以恢复；而处于恢复期患者，应当在培补脾气的基础上，培补肝肾，平肝息风，多用宁肝息风、滋阴息风等法。对于消化道出血的患者，尤其是反复消化道出血的患者，可采用《血证论》的治血四法，即止血、消瘀、宁血、补虚，在血止后的补虚过程中，尤其需要健脾养血，补脾气以生血，气行则血行，可予黄土汤加减。总之，肝硬化时时刻刻影响着脾胃，因而治疗时要时刻顾护脾胃，使正气生化有源，则肝硬化进程得以延缓，相关并发症的出现概率则大大降低。

（四）补土理论在自身免疫性肝病治疗中的应用

常见的自身免疫性肝病有自身免疫性肝炎（AIH）、原发性胆汁性胆管炎（PBC）、原发性硬化性胆管炎（PBS）等，中医认为在自身免疫性肝病的发病中，肝脾肾虚损、气滞及痰湿瘀互结是其重要的病机，因此，肝脾失调在自身免疫性肝病的发病中具有重要意义。

对于自身免疫性肝炎早、中期，多以肝酶异常为主要表现，临床常见乏力、胁痛、腹胀、嗳气等临床表现，其大多以肝郁、脾虚、血瘀为其病理要素，其中肝郁脾虚在患者疾病的发展中具有重要意义。肝体阴而用阳，肝为刚脏，用常有余而体常不足，患者肝疏泄太过或不及均容易木郁乘土，而致脾虚；若素体脾虚，或因脾虚湿盛而外溢，或因脾虚气滞久而成积，则更易导致土壅木郁。气行则血行，气滞则血瘀，无论气滞或气虚，均可导致血行瘀滞。此时，对于自身免疫性肝炎早、中期的治疗，应当注重疏肝、理气、健脾、活血通络，其中，调理肝脾是重要的方法。而在自身免疫性肝炎晚期，多以肝硬化代偿期或失代偿期为主要表现，在治疗方面，可以参照肝硬化的治疗进行。

原发性胆汁性胆管炎多以黄疸为主要表现，《金匮要略·黄疸病脉证并治》提出"黄家所得，从湿得之"的病机，又提出"诸病黄家，但利其小便"的治疗法则。黄疸是湿邪为患，脾主运化水湿，脾为阴土，易为湿邪所困，湿滞中焦，容易出现土壅木郁，阻滞气机的运行，导致肝失疏泄，而发为黄疸。因此，在治疗上，一方面，应当根据水湿困阻与脾虚不运的程度，权衡轻重，采用化湿、燥湿、利湿、健脾、运脾、补脾等法，使水湿祛而肝气条达，《四圣心源·劳伤解》又载："脾升则肾肝亦升，故水木不郁"；另一方面，需要根据肝失疏泄的程度，采用疏肝之气之法，斡旋气机，使气机条达，黄疸消退。原发性胆汁性胆管炎的中后期，黄疸顽固难退，此时病久入络，多见瘀血，此时宜多加用疏肝活血法，使用如郁金、香附、青皮、陈皮、赤芍、丹参、三七、三棱、莪术等药，著名医家关幼波先生提出"治黄先治血，血行黄自却"。再有湿邪久困，易耗伤阳气，在脾气虚的基础上出现脾阳虚，甚至肾阳虚，因此，对于阴黄、阳黄（湿重于热）的患者，可加适用桂枝、附子等药温通脾阳、肾阳，通阳化气，助气化水，使黄疸消退。

总之，无论在自身免疫性肝病的哪个阶段，均与肝脾关系密切，调和肝脾是其重要治法。

（五）补土理论在肝衰竭中的应用

中医学认为肝衰竭属于"急黄""瘟黄""黄疸"等范畴。在肝衰竭的发病中，湿、郁、毒、瘀、热、痰、虚均是重要的病理因素，而正气的强弱是肝衰竭疾病进展的重要转折点。所谓"有胃气则生，无胃气则死"。中医认为，人体正气的强弱与脾土密切相关。首先，脾为后天之本，主运化，为气血生化之源。其次，人体的水谷精微由脾转化、输布，全身的营卫气血均依赖脾的运化功能。因此，脾土在肝衰竭的发病中具有至关重要的意义。李东垣提出："欲人知百病皆由脾胃衰而生也。毫厘之失，则灾害立生。"又提出："善治斯疾者，惟在调和脾胃。"因此，在肝衰竭的治疗中，调和肝脾是重要的治法。全国名中医钱英教授就提出以体用同调、截断挽逆法治疗肝衰竭，取得良好的效果。

不少学者认为肝衰竭早期以"湿、热、毒"为主，中期以"毒、郁、瘀、痰"为主，晚期则以"虚"为主。在治疗方面，肝衰竭早期，多以邪实为主，正气尚盛，用药方面，在使用清热解毒、凉血化瘀、通腑攻下药物如白花蛇舌草、蒲公英、垂盆草、虎杖、栀子、田基黄、赤芍、生地黄、大黄等的同时，应当注重顾护脾胃，以防苦寒药使用过量、过久；同时，适当应用疏养、柔肝、益气健脾扶正之品，如白芍、白术、黄芪、党参、枸杞子等调和肝脾，防止正气损伤。肝衰竭中期，正气已伤，邪气仍盛，毒瘀胶结，治疗上需要加强培补正气，调和肝脾，兼以透邪外出。在培补正气、调和肝脾方面，宜重用白术、茯苓、党参、黄芪、淮山药、枸杞子、当归、白芍等，还可加用金银花、连翘等透邪外出。肝衰竭晚期，正虚邪盛，正虚不仅指脾虚，还涉及肝肾，治疗宜益气扶正祛邪，以固护正气为主，应当辨别正虚的主次，根据肝脾肾损伤、气血阴阳失衡的具体情况，选择不同的培补正气之品，但此时需要注意做到补中有清，时时顾护胃气。此时，调补肝脾肾，宜应用理气养肝、健脾补肾之法，宜在四君子汤的基础上合并加减复脉汤、六味地黄丸等益气养阴柔肝，兼用丹皮、生地、茵陈、炒栀子、天麻等清透外邪、平肝息风，预防并发症的发生。

第四节　补土理论对肝胆疾病预后的影响

一、中医学对疾病预后评估的主要方式

《素问遗篇·刺法论》曰："正气存内，邪不可干。"中医学非常强调人体正气在疾病发生、发展过程中的主导地位，同样，人体正气在疾病的预后中也具有重要作用。中医学评估疾病预后大多从望、闻、问、切四诊资料中进行评估、评价，从而得出"有胃气则生，无胃气则死"等判断疾病预后的标准。

（一）通过人体阳气盛衰判断预后

《类经图翼·类经附翼·大宝论》中云："天之大宝，只此一丸红日；人之大宝，只此一息真阳。"阳气是人体生命活动的动能，尤其是具有促进人体的温煦、运动、兴奋和化气功能的肾阳，更被称为"真阳""元阳"。《素问·生气通天论》曰："阳气者，若天与日，失其所则折寿而不彰。"说明阳气虚衰会缩短寿命，若阳气衰竭则会危及生命。中医常见的危象戴阳证，表现如自觉发热，反欲盖衣被，触之胸腹无灼热、下肢厥冷，面色浮红如妆，神志躁扰不宁，口渴但不欲饮，咽痛而不红肿，脉浮大或数，按之无力等，就是人体阳气消亡、生命垂危的征象。因此，中医根据人体阳气的盛衰，可以判断疾病的预后。

（二）通过阴津的盛衰判断预后

《格致余论·相火论》曰："煎熬真阴，阴虚则病，阴绝则死。"阴精具有促进机体滋润、宁静、成形和制约阳热等作用。津与血的生成都离不开阴气，阴与津血互生，因此常称为阴津、阴血。若人体的阴津衰竭，则面临死亡。因此，中医学中有"留得一分津液，便有一分生机"的说法。阴津的盛衰也是判断疾病预后的重要方法，阳盛格阴的真热假寒证便是反映阴津亏虚的一类危重证候，张仲景《伤寒论》制订了大承气汤等急下存阴的名方。

（三）通过神判断预后

人身三宝为精、气、神。中医学非常重视精、气、神，尤其重视神。神是精气与一切生命活动的主宰者，是生命力盛衰的外在表现。《摄生三要·存神》指出："聚精在于养气，养气在于存神……故神凝则气聚，神散则气消。"《素问·移精变气论》指出："得神者昌，失神者亡。"在中医学中，望诊首先要望神，从人体神的旺衰可以了解精气的盛衰，判断病情的轻重与预后。例如精神萎靡、面色无华、两目晦暗、反应迟钝甚至神志不清等失神的表现，提示人体正气大伤，精气亏虚，属病重；而回光返照等假神的表现则表示正气将脱、虚阳外越、阴阳离决的危象。切诊同样需要辨脉神，胃、神、根是正常脉象的必备条件，《景岳全书·脉神章》曰："若数极，迟败中不复有力，为无神也。"脉神主要表现为应指有力且柔和与节律整齐两个方面。雀啄脉、屋漏脉、解索脉均是无神之脉，提示神气涣散、阴阳离决。

（四）通过胃气的盛衰判断预后

《素问·平人气象论》谓："平人之常气禀于胃……人无胃气曰逆，逆者死。"又云："人以水谷为本，故人绝水谷则死，脉无胃气亦死。"胃气的盛衰也是判断疾病预后的重要方法，因此中医有"有胃气则生，无胃气则死"的说法。胃气可以通过食饮、脉象判断。在疾病的过程中，食欲恢复，食量渐增，是胃气渐复，疾病向愈之象；若食欲不振，食量渐减，是脾胃功能衰弱的征象，提示疾病进展、病重，如《伤寒论·伤寒例》中"反能饮水，此为欲愈之病"，"欲得食，其病为愈"。但若重病久病本不能食之人突然食欲暴增，则要排除是否属于除中，除中是胃气将绝的征象，危在旦夕。脉有胃气的特征是徐和从容，无胃气之脉以无冲和之意、应指坚搏为主要特征，如偃刀脉、转豆脉、弹石脉均是无胃之脉，提示邪盛正衰，胃气不能相从，乃是心、肝、肾脏气独现的危象。

二、胃气在肝胆疾病预后判断中的重要意义

脾胃是后天之本，气血生化之源，人体生命活动的延续和气血津液的生化都有赖于脾胃运化的水谷精微。因此，脾胃功能在疾病的预后判断中具有重要地位。在慢性肝病中，慢性乙型肝炎若急性发作，病势急转直下，可发展为急性、亚急性肝衰竭；若慢性乙型肝炎、脂肪肝、自身免疫性肝病等不断进展，可发展为肝硬化。失代偿期肝硬化及慢性肝衰竭都是重病，容易出现各种并发症而危及生命；而急性肝衰竭、亚急性肝衰竭、慢加急性肝衰竭则疾病进展迅速，死亡率高。因此，评估脾胃功能、胃气的盛衰在失代偿期肝硬化及急性肝衰竭、亚急性肝衰竭、慢加急性肝衰竭及慢性肝衰竭的预后评估中具有重要的意义。

有学者认为"胃气"包含以下内容：一是指维持脾胃功能活动的物质基础；二是对以脾胃为核心的消化系统功能状态的概括；三是指脾胃的生理特性；四是指脉的柔和之象；五是指舌苔形成的主要因素。现代医学已经证实，严重肝脏损害时，可引起肝性肠胃病，常表现为胃肠道出现充血、水肿、黏膜糜烂、溃疡、血管结构和功能异常等改变，其机制可能与病原体直接损伤、肝功能不全、门静脉高压等因素均有关。乏力、腹胀、食欲减退、黄疸等均属于肝衰竭的重要临床特征。有学者提出，可以根据"食欲减退、腹胀、胃气上逆、腹泻、乏力、舌苔、脉象"七个症状的积分，将"胃气"分为胃气受损、胃气大伤、胃气衰败三个等级，从而判断肝衰竭的预后。也有学者提出从"食欲减退、嗳气、恶心、呕吐、腹胀、大便稀溏、大便秘结"7个症状判断胃气的损伤程度，并与实验室指标[血清胆碱酯酶（CHE）、凝血酶原活动度（PTA）、血糖（GLU）、总胆固醇（TC）、甲胎蛋白（AFP）]联合，建立费希尔（Fisher）判别函数方程，判断肝衰竭的预后，均提示具有重要的临床价值。

参 考 文 献

安云，曹勇，2009. 浅谈原发性肝癌早期从疏肝健脾解毒论治[J]. 新中医，41（3）：110-112.

陈铭泰，门凌，2014.《伤寒杂病论》五行生克治则治法探讨[J]. 中医学报，29（9）：1281-1282.

高方媛，王宪波，2014. 论健脾和胃法在慢加急性肝衰竭治疗中的作用[J]. 中华中医药杂志，29（4）：1184-1186.

侯丽颖，刘友章，季幸姝，等，2009. 从肝脾相关理论论治肝硬化[J]. 新中医，41（8）：114-116.

李合国，2011. 国医大师李振华教授从脾论治非酒精性脂肪肝经验[J]. 中医研究，24（7）：62-63.

李硕，鞠宝兆，傅海燕，2013. 《黄帝内经》木火土金水首见词义辨析[J]. 辽宁中医药大学学报，15（7）：97-98.

李正富，王新昌，范永升，2013. 范永升教授治疗自身免疫性肝病经验探析[J]. 浙江中医药大学学报，37（4）：385-387.

刘渡舟. 1989. 肝胆源流论[M]. 天津：天津科学技术出版社，1989：3-35.

刘明坤，吕文良，张婷婷，等，2014. 姚乃礼主任用调和肝脾法治疗药物性肝损伤验案一则[J]. 中西医结合肝病杂志，24（6）：360-361.

罗云坚，黄穗平，2013. 消化科专病中医临床诊治[M]. 3 版. 北京：人民卫生出版社，413-414.

罗云坚，余绍源，黄穗平，2005. 消化科专病中医临床诊治[M]. 2 版. 北京：人民卫生出版社，398-399，413-414.

唐亚乐，卢秉久，2014. 卢秉久从脾论治肝硬化经验[J]. 山东中医杂志，33（2）：144-145.

童瑞敏，2015. 张俊富主任医师治疗自身免疫性肝病经验举隅[J]. 中国民族民间医药，24（24）：41-42.

魏凤琴，2008. 对五行"木土"关系的再认识[J]. 国医论坛，23（6）：49-50.

徐建良，盛国光，2015. 盛国光教授从脾论治慢性肝病经验[J]. 中西医结合肝病杂志，25（5）：301-302.

于丰彦，周小军，周福生，2008. 周福生教授治疗脂肪肝经验介绍[J]. 陕西中医学院学报，31（6）：19-20.

第二章　古代医家运用补土理论治疗肝病

补土理论是中医学理论的重要组成部分，其理论内涵对后世医家影响深远。其理论渊源最早可追溯于《黄帝内经》。《黄帝内经》中指出，五脏之中，脾至关重要。《素问·太阴阳明论》设专篇讨论脾胃的功能及脾的重要性，认为"脾者，土也，治中央，常以四时长四脏"，说明其他四脏对脾的依赖关系。而东汉时期张仲景所著的《伤寒杂病论》奠定了补土理论的临床实践基础。张仲景不仅开后世"脾胃分治"的先河，而且在治疗中重视对脾胃的顾护，力求中病即止，以免药过伤正。在金元时期，补土理论达到了发展的顶峰时期。金元时期的李东垣广阅群书，在继承前贤的基础上，创造性地提出了"内伤脾胃，百病由生""火与元气不两立"等著名的学术观点，其著作《脾胃论》的问世标志着补土派的形成。及至明清时期，补土理论日臻成熟。随着张景岳、李中梓等医家为代表的温补学派的形成，使得当时主流的诊疗理念多从脾肾两本论治，补土理论也随之迎来了另一个发展高峰。叶天士为代表的温病学派医家，更是提出了胃阴学说，主张脾胃分治，指出"脾宜升则健，胃宜降则和"，这是对补土理论的另一重要补充。与肝病治疗相关的补土理论，是补土理论中的一个重要分支，其理论发展亦经历了从先秦、东汉到金元、明清等几个重要的历史阶段。各个历史时期的著名补土派代表医家，在论治肝病中亦留下了宝贵的临床经验，对后世医家影响颇深，本章节将从古代医家运用补土理论辨治胁痛、黄疸、鼓胀、积聚等肝病常见病证的经验入手，分病种进行论述。

第一节　补土理论治疗胁痛的经验

胁痛，是指一侧或两侧胁肋部疼痛为主要临床表现的病证，是患者的一种常见自觉症状。中医学认为胁痛的主要病机为肝络失和，病变脏腑主要在肝胆，又与脾、胃、肾相关。病性有虚，有实，也有虚实夹杂者。实证以气滞、血瘀、湿热为主，三者又以气滞为先；虚证多属阴虚、血虚。胁痛的病因主要有情志不遂、饮食不节、跌扑损伤、久病体虚等，这些因素可导致肝气郁结、肝失条达、瘀血停着、痹阻脉络、湿热蕴结、肝失疏泄、肝阴不足、脉络失养等诸多病理变化，最终导致胁痛的发生，其病理变化可归结于"不通则痛"和"不荣则痛"。胁痛的发生虽首先责之于肝，但亦与脾密切相关。脾为太阴湿土，又主运化水液，脾易夹湿生痰，若脾湿壅盛，气机升降受阻，郁阻于胸胁，发为胁痛。肝郁与脾虚常常相兼并见，或见肝郁克脾土，或见土虚木乘而发胁痛。

古代医家对胁痛的认识源远流长，其起源于秦汉，发展于隋唐，全面于宋元，完善于明清。胁痛病名首见于《内经》，其论述了胁痛的病因病机当责之于寒邪，其治则应以温热止痛为主，但未涉及具体方药。《伤寒杂病论》融理法方药于一体，奠定了以内服方药治疗胁痛的基础，主要运用了和法、温法、温补法及温下法，张仲景运用小柴胡汤治疗胁痛的经验为后世医家所遵从及发挥。隋唐时期的医家，不论是在胁痛的病因病机方面，还是在辨证论治方面，均有了较大的发展。如《诸病源候论·心腹痛病诸候》云："胸胁痛者，由胆与肝及肾之支脉虚，为寒气所乘故也。"指出了胁痛的病变脏腑在肝、胆、肾。宋代对胁痛病因病机的认识逐渐多样化，已认识到饮食、饮酒、情志因素的致病作用，其中对饮食因素导致的胁痛进行了着重讨论。《太平惠民和剂局方》对胁痛涉及的脏腑病机，多从脾胃不和、脾胃虚弱、脾胃痼冷等角度解释，如"男子妇人脾胃不和，气滞积聚……胸膈噎塞，胁肋疼痛"，用脾胃不和与气机不畅阐释胁痛的病机，认为治疗胁痛当理气与温中并施。木克土，木旺则土衰，肝脾二经虚损，其胁必痛，而治肝郁脾虚之胁痛，首选方剂为《太平惠民和剂局方》的逍遥散。金元时期总结了胁痛的病因病机，确立了胁痛辨证论治的思路，《丹溪心法》对胁痛的论述最为详尽，认为胁痛的治则当以行气为重点，但需分型论治，如"木气实，用苍术、川芎、青皮、当归之类；痛甚者，肝火盛，以当归龙荟丸，姜汁下，是泻火之药；死血，用桃仁、红花、川芎；痰流注，以二陈汤加南星、苍术、川芎"。同时也认识到脾虚痰饮内生，流注于胁下可致胁痛，当以健脾祛痰的二陈汤加减治疗胁痛，可见脾胃与胁痛的发生亦紧密相关。明清时期对胁痛的认识更为全面且具有一定深度。明代医家张景岳细化了胁痛的病因病机，在《景岳全书》中进一步指出胁痛的病因主要与情志、饮食、久病等因素关系最为密切，并将胁痛分为外感和内伤两类，其中饮食劳倦引起的胁痛当为脾胃所传，应当注重健运中焦脾胃功能，气机得以畅通，则胁痛自止。清代《医碥》从气、血、食、痰四因论治胁痛，并认为怒气、瘀血引起者居多，且强调"治者须分左右，审虚实"。纵观历代医家对胁痛的认识，均认为本病病位在肝胆，但与中焦脾胃密切相关。现将部分代表性医家的相关观点列举如下。

一、张仲景

张仲景，东汉末年著名医学家。在《金匮要略·脏腑经络先后病脉证》中指出"见肝之病，知肝传脾，当先实脾"，即肝木易克脾土，临床上肝病最易传脾，在治肝之时，应当同时兼顾调理脾脏，以使脾气充实，不受邪侵。因此，仲景在辨治胁痛时亦十分强调顾护脾胃之气，重视扶正固本。仲景将胁痛分为两大类，一是实邪阻滞肝胆经脉，气滞不通；导致气滞不通的实邪有热邪、痰浊之邪、瘀血之邪、寒邪等多种，治疗当化邪理气，兼以扶正固本。二是精气虚损，肝经失养，多为久病所致，治疗上强调固本培元，补益精气。其治疗胁痛的大法包括和法、温法、温补法、温下法等。其中运用小柴胡汤治疗胁痛的经验最为经典，至今仍广为流传，如"太阳病，十日以去，脉浮细而嗜卧者，外已解也。设胸满胁痛者，与小柴胡汤""本太阳病不解，转入少阳者，胁下鞕满，干呕不能食，往来寒热，尚未吐下，脉沉紧者，与小柴胡汤"。而对于寒邪阻滞的胁痛，多选用温法，方选柴胡桂枝干姜汤。如"伤寒五六日，已发汗而复下之，胸胁满微结，小便不利，渴而不呕，但头汗出，往来寒热，心烦者，此为未解也，柴胡桂枝干姜汤主之"。但不论是小柴胡汤还是柴胡桂枝干姜汤，在理气或散寒的同时，均不忘健脾扶正，如小柴胡汤应用人参、大枣、炙甘草扶助正气，柴胡桂枝干姜汤方中以干姜温中健脾散寒，以炙甘草补中益气。

二、朱丹溪

朱丹溪，金元四大著名医家之一，创立了丹溪学派，对祖国医学贡献卓著。朱丹溪认为胁痛的病位主要责之于肝脾，病机上主要责之于气、血、火、痰等多端，以肝气郁结不通则痛为总病机。临床上胁痛的辨证分型可分为肝郁气滞、肝火灼经、肝气虚寒、瘀血阻滞、痰浊阻滞、肝脾气虚、阴血虚滞等类型。朱丹溪在治疗胁痛时以行气止痛为主要治法，亦十分强调胁痛当分型论治。在肝脾气虚与痰浊阻滞证型中，朱丹溪亦十分重视健脾行气止痛。如其著作中提及"一人元气虚乏，两胁微痛，补中益气加白芍、龙胆、青皮、枳壳、香附、川芎"，该情况下的胁痛当由肝脾气虚、气机不通、血行不畅所致，方中黄芪、人参、炙甘草、白术以益气健脾；升麻升阳举陷，青皮、枳壳、陈皮行脾胃滞气，柴胡疏肝理气；当归、川芎、白芍、香附柔肝和血行气；龙胆草清化肝脾郁热，全方使肝脾升降有序，气血运行和畅。又如"一人年三十六，虚损瘦甚，右胁下疼，四肢软弱。二陈汤加白芥子、枳实、姜炒黄连、竹沥，八十帖安"，本证胁痛为顽痰固结胁下，阻结气机所致，治以化痰散结、行气清热为法。方中以二陈汤理气醒脾，燥湿化痰，白芥子辛热，竹沥甘寒，两者皆善祛脏腑经络顽痰固结，枳实破气散结化痰，黄连清化痰中伏火。诸药相合，共奏破气散结、清化肝脾经络顽痰之功。

三、张景岳

张景岳，名介宾，字会卿，明代著名医家，倡导"阳非有余，真阴不足"之说，治疗主张补阴温阳，慎用寒凉攻伐，临证时常用补阴温阳方药，被后世喻为温补派代表人物，其丰富的临证经验和独到的学术思想对后世医家影响颇深。张景岳认为胁痛与肝胆关系最为密切，和其他脏腑亦有联系，临证时胁痛应首辨外感与内伤，然后再进行分型论治。如《景岳全书·胁痛》云："胁痛之病，本属肝胆二经，以二经之脉皆循胁肋故也。然而心肺脾胃肾与膀胱亦有胁痛之病……凡以焦劳忧虑而致胁痛者，此心肺之所传也；以饮食劳倦而致胁痛者，此脾胃之所传也；以色欲内伤，水道壅闭而致胁痛者，此肾与膀胱之所传也，传至本经，则无非肝胆之病矣"。张景岳认为内伤胁痛尚需详辨气血。他纠正了前人胁痛"病在左者为血积，病在右者为气郁"的错误观点，认为胁痛之证有在气在血之分，治疗胁痛当以治气为先。他认为"凡治此者，无论是血是痰，必皆兼气为主，而后随宜佐使以治之"。对于气逆，予以排气饮、推气散、沉香降气散、木香调气散等；肝气郁结者予以香橘汤；暴怒伤肝者宜用解肝煎；怒气伤肝宜用化肝煎；忧郁伤肝宜用枳实散；悲哀烦恼，肝气受伤者，可用枳壳煮散；痰饮者予以导痰汤加白芥子；血滞者加以复元活血汤治之；饮食劳倦伤肝者，当为脾胃所传，应当注重健运中焦脾胃功能，气机得以畅通，则胁痛自止。

四、汪机

汪机，明代徽州著名医家，新安医学的奠基人，也是"培元派"的创始人。他上承金元四大家之一朱丹溪的学术思想，又兼取李东垣的补土思想，创立了"营卫一气，固本培元"学说，指出"固本培元"的根本在于固护脾胃，临床诊病十分重视脾胃。汪机认为人参、黄芪是补脾胃之圣药，故治疗疾病时善用人参、黄芪来滋补脾胃，培护元气。因此，汪机在辨治胁痛时亦将脾胃放在关键地位上。《石山医案》中有一则汪机治疗胁痛的著名医案，患者客居维扬（扬州），病胁痛，医以为虚，用人参、羊肉补之，其痛愈甚。一医投龙荟丸，痛减。汪机诊其脉弦濡而弱，曰脾胃为痛所伤，尚未复，遂以橘皮枳术丸加黄连、当归，服之而安。五年之后，患者腹胁复痛，彼思频类前病，欲服龙荟丸，未决。汪机诊之，其脉皆濡弱而缓，曰前病属实，今病属虚，非前药可治也，以人参为君，川芎、当归、芍药为臣，香附、橘皮为佐，甘草、栀子为使，煎服十余贴，痛止食进。他认为"胁痛之症，因各不同，大法在于分经而疗，学者不可执一"。此病案中患者 5 年前胁痛为实证，故予龙荟丸而痛减；而 5 年后胁痛为虚证，当属脾虚气滞所致胁痛，故治以补脾益气、理气活血、缓急止痛而显效。

五、叶天士

叶天士，为清代康熙年间著名医家，四大温病学家之一，他不仅擅长温病的诊治，在内伤杂病方面亦颇有建树，且较为系统地提出了"络病学说"，对后世医家的临床治疗影响颇深。叶天士运用络法治疗胁痛别具特色，可归纳为四类：辛温通络法、甘缓理虚法、温柔通补法及辛泄宣瘀法。他在治疗胁痛时不断强调忌用辛散，最喜甘润，不止一次提出"辛香刚燥，决不可用""日饵辛燥，气泄血耗"，却也不是完全不用辛温之品，辛温通络法也是他的常用法之一。其用药的关键在于不纯用香燥，"必柔以济之"。若属阳虚寒凝血络，当以辛温通络法，且重用温阳散寒之品。若胁痛反复发作，导致肝胆络脉气阴亏虚，络脉亏虚则濡养不足，而致胁痛加重难愈，当属阴虚胁痛，应予甘缓理虚法。叶天士认为治虚亦以甘缓为主，以甘缓药培补中气，佐以温阳益阴之品以理虚。"甘缓可以益肝"，不取甘温，讲究甘寒柔润，其常用药为人参、天冬、麦冬、生地、枸杞等，大抵以"人参固本"为基本方。若胁痛虚实夹杂，当以温柔通补法。其中温即辛温通络，柔即柔络止痛，通即活血化瘀，补即甘缓理虚。此法寓通于补，即于养肝、柔肝之中，佐以辛温通络活血之品。若胁痛属气血瘀痹者，当以辛泄宣瘀法，即用辛温理气宣泄之品，佐少量活血化瘀之品以达到通络化瘀之效。

第二节　补土理论治疗黄疸的经验

黄疸，古代文献中亦称黄瘅，是由于感受湿热疫毒等外邪，导致湿浊阻滞，脾胃肝胆功能失调，胆液不循常道，随血泛溢引起的以目黄、身黄、尿黄为主要临床表现的一种病证，是临床常见病、多发病之一。黄疸的病因主要有外感时邪，饮食所伤，脾胃虚弱及肝胆结石、积块瘀阻等，其发病往往是内外因互相作用。黄疸的发病，从病邪来说，主要是湿浊之邪；从脏腑病位来看，不外乎脾胃肝胆，而且多是由脾胃累及肝胆。黄疸是由于内外之湿阻滞于脾胃肝胆，导致脾胃运化功能失常，肝失疏泄，或结石、积块瘀阻胆道，胆液不循常道，随血泛溢而成。病理属性与脾胃阳气盛衰有关，中阳偏盛，湿从热化，则致湿热为患，发为阳黄；中阳不足，湿从寒化，则致寒湿为患，发为阴黄。至于急黄则为湿热夹时邪疫毒所致，也与脾胃阳气盛衰相关。总的来说，所谓"无湿不发黄"，湿邪是黄疸发病的始动因素。而脾喜燥恶湿，胃为水谷之海，湿邪最易困阻中焦，导致脾胃升降失常，影响胆汁疏泄。因此，脾胃功能是否正常，是黄疸发病过程中的内在关键因素。

基于以上病因病机，历代医家在治疗黄疸时不但重视祛湿，亦十分重视顾护脾胃。正所谓"正气存内，邪不可干"，古代医家治疗黄疸，在祛邪实的同时，常常兼顾本虚的一面。在临诊时，邪正虚实常混杂出现，病情较复杂，这时就应根据病情，分别采取扶正兼祛邪，祛邪兼扶正，先扶正后祛邪或先祛邪后扶正，又或是扶正与祛邪并举的治疗方法。因此，古代有不少医家运用补土理论治疗黄疸病。现将部分代表性医家观点列举如下。

一、张仲景

张仲景，名机，东汉末年著名医学家。黄疸作为病名始见于《黄帝内经》，而在张仲景的《伤寒论》和《金匮要略》中得到发展和完善，对后世医家论治黄疸影响深远。张仲景在《金匮要略·黄疸病脉证并治》中首立"脾色必黄，瘀热以行"之论，与《伤寒论》里"瘀热在里，身必发黄"观点彼此呼应，指出了黄疸的核心病机为脾湿瘀热，其认为黄疸乃脾虚湿困之病，病变中心是太阴脾土。首先提出"诸病黄家，但利其小便"之说，奠定了健脾利湿的基本原则。张仲景以脏腑为着眼，以湿瘀为中心，以健脾利湿为根基，以八法（汗、吐、下、和、温、清、补、消）共筑黄疸治疗框架，治疗以脾胃为中心。

二、李东垣

李杲，字明之，晚号东垣老人，金时真定（今河北正定县）人，金元四大家之一，提出"内伤脾胃、百病由生"的论点，创立脾胃学说，被后世称为"补土派"鼻祖。李杲认为黄疸的发病与中焦脾胃功能失常密切相关，脾胃为后天之本，气血生化之源，脾胃一伤，则诸症蜂起，如脾虚气弱，则导致水湿内停，运化功能减弱，致使湿热郁蒸，发为黄疸。治疗上采用东垣黄疸汤，该方由人参、白术、茯苓、炙甘草、羌活、防风、苍术、藁本、独活、升麻、柴胡、黄芩、黄连、猪苓、泽泻、神曲组成。《医学原理·黄疸门·治黄疸方》对其应用病机解释为："治中气亏败，运动失常，不能分布水湿之气，以郁而成热，遂使浑身俱黄。法当补中为本，清湿热为标。"该方的组方原理是中气不足者，补之以甘温，故用人参、白术、茯苓、炙甘草甘温补中；风能胜湿，故用羌活、防风、苍术、藁本、独活，以风药胜湿；升麻、柴胡、黄芩、黄连以苦寒清热；猪苓、泽泻以淡渗利湿；神曲消导积滞。

三、朱丹溪

朱丹溪，名震亨，字彦修，金元四大家之一，其倡导滋阴学说，创立了丹溪学派，对祖国医学贡献卓著。朱丹溪认为黄疸的病机主要责之于脾胃运化失司；病因上朱丹溪秉承前人观点，认为黄疸最初多由湿热引起，强调了湿的重要性，以清热祛湿为法，立方茵陈黄疸汤，该方除清热祛湿药外，加有理气药青皮，体现其对黄疸病气机失调的认识。病机演化上，朱丹溪认为由于素体状况、前期治疗措施、气候变化影响等，临床上常会向多种病理形式演化。如素体虚寒，或过用苦寒药物者，可形成寒湿性黄疸；素体气滞不行者，可形成气滞湿阻性黄疸。同时提出不应忽视黄疸虚证的存在，如《丹溪心法·疸》云："诸疸口淡，怔忡，耳鸣，脚软，微寒发热，小便白浊，此为虚证……不可过用凉剂强通小便，恐肾水枯竭。"拟方四君子汤合八味丸，意在使正气盛则邪气退。

四、张景岳

张景岳，又名张介宾，字会卿，别号通一子，是明代末期杰出的医学家，为温补学派的代表人物，其所著《景岳全书》堪称集其学术思想及临床经验之大成。张景岳集各家之长，系统地论述了阴黄与阳黄分类、症状表现、病因病机、治法、方药等，其学术思想对后世医家论治黄疸病的影响很大。《景岳全书·黄疸》言："阳黄证，多以脾湿不流，郁热所致，必须清火邪，利小水，火清则溺自清，溺清则黄自退。轻者，宜茵陈饮、大分清饮、栀子柏皮汤之类主之。若闭结热甚，小便不利，腹满者，宜茵陈蒿汤、栀子大黄汤之类主之""阴黄证，多由内伤不足，不可以黄为意，专用清利。但宜调补心、脾、肾之虚，以培血气，血气复则黄必尽退。如四君子汤、五君子煎、寿脾煎、温胃饮之类，皆心脾之要药也"。由此，可见其在阴黄的论治中尤其重视顾护脾胃功能。张景岳认为阴黄"全非湿热"，可因于寒湿，且多伴有内伤不足、气血亏败，临床治疗上"不可以黄为意，专用清利"，若"但见色黄，不察脉证，遂云黄疸同是湿热，而治以茵陈栀子泻火利水等剂，则无有不随药而毙者"。张景岳建议，阴黄必须综合治疗，"宜调补心、脾、肾之虚，以培气血，血气复则黄必尽退"。若调补心脾，予以四君子汤、五君子煎、寿脾煎、温胃饮等；对"阴中之阳虚者"予以六味丸、八味丸、五福饮、理阴煎、左归饮、右归饮、六味回阳饮等；对"元气虚不至甚，而兼多寒湿者"予以五苓散、四苓散、茵陈五苓散等加减。由此可见张景岳在治阴黄方面，并未专注于清利湿邪，而是结合患者个体情况，以调补心、脾、肾等他脏之虚为先，以期气血复而黄自退，纠正了治黄专用清利之偏误。

五、黄元御

黄元御，名玉璐，字坤载，号研农，清代著名医学家；黄元御是乾隆皇帝的御医，曾获乾隆皇帝御赐"妙悟岐黄"匾额，其继承和发展了博大精深的祖国医学理论，被誉为"黄药师""一代宗师"。黄元御以中气运转立论，从气机升降的角度对黄疸病的成因、症状、变化和治疗等都作了明晰的解释，对后世医家治疗黄疸病起到了一定的临床指导作用。他认为，黄疸是由土湿而感受风邪所致，根源在于阳衰而土湿。《四圣心源·黄疸根原》曰："太阴湿土主令，以阳明戊土之燥，亦化而为太阴之湿。设使皮毛通畅，湿气淫蒸，犹得外泄。一感风邪，卫气闭阖，湿淫不得外达，脾土堙郁，遏其肝木。肝脾双陷，水谷不消，谷气瘀浊，化而为热。瘀热前行，下流膀胱，小便闭涩，水道不利。膀胱瘀热，下无泄路，熏蒸淫泆，传于周身，于是黄疸成焉。"湿在上者，阳郁而为湿热，阴郁而为湿寒，而饮食、酒、色均是其成因。谷疸则是由于阳衰土湿，不能运化水谷精微，水谷精微阻滞在中焦，导致木气不能条达，郁蒸于外，而发为黄疸。因为中气不运，脾胃升降失职，脾陷则大便溏薄，胃逆则上脘痞闷。浊气熏蒸，故恶心呕吐，恶闻谷气。食则中气郁闷，头眩心烦。而酒为湿热之媒，易使人上热而下湿，若是汗溺闭塞，湿热遏瘀，则成酒疸。还有色疸之病，是由于精去则火泄而水寒，水土寒湿，不能生长木气，乙木遏陷，则生下热，土木合邪，传于膀胱，发为黄疸。黄疸因土湿，中气不运，则可导致气积聚而不散。

黄元御认为，肝木主升，生气不足，则气陷而下郁也，而肝气之下郁，总由太阴之弱。土弱木郁，故气积在脐腹左胁，宜用达郁汤（桂枝、醋鳖甲、甘草、茯苓、干姜、砂仁等）补益肝脾以运转气机。又因肝主藏血，脾土因湿而滞陷，气机不能运转，肝气不升，故血气不能运转而致血瘀，表现为肌肤枯槁，目眦青黑，多怒善忘，并可因肝木郁怒而贼脾土，导致疼痛的产生。因热郁于肝，而湿寒在脾肾，故治疗方面"下宜温而上宜清"，当予破瘀汤治疗（甘草、茯苓、丹皮、丹参、桂枝、干姜等）。若黄疸长时间未能治愈，气滞血瘀日久，亦会导致中气衰败，产生鼓胀之病。气不化水而抑郁于下，成气鼓，水不化气而泛溢，而成水胀。黄元御认为，气之化水，由于肺胃，水之化气，由于肝脾。肺胃右降则阴升，故清凉而化水，气不化水者，肺胃之不降也；肝脾左升则阳生，故温暖而化气，水不化气者，肝脾之不升也。气不化水，则左陷于下而为气鼓，水不化气，则右逆于上而为水胀，而其根，总因土湿而阳败，湿土不运，则金木郁而升降窒故也。

六、叶天士

叶桂，字天士，号香岩，为清代康熙年间著名医家，四大温病学家之一，其从脾胃论治黄疸的经验对后世影响颇深。叶天士在张仲景《伤寒论》之"瘀热在里，身必黄"、《金匮要略》之"脾色必黄，瘀热以行"以及酒疸、女劳疸的基础上进一步提出湿、热、痰、瘀、虚是黄疸的主要病理因素。其将黄疸的辨证分为阴阳两大证候，并提出从脾胃论治黄疸，其认为"阳黄治在胃，阴黄治在脾"。其从脾胃论治黄疸的学术思想主要体现在以下几个方面：

（一）中焦为枢纽，上下分消湿热

治湿热黄疸，叶天士明确指出了"阳黄治在胃"，即苦辛宣腑等法，认为"发黄，宜通利小便，分导其气，流行其湿可也"，同时也提出"湿热气蒸而成，治法必用气分宣通自效"，并将温病中湿温之治法融入黄疸的治疗大法之中。其优势在于湿、热二邪各得出路，因单用祛湿或单用清热均难令邪尽，"热从湿中而起，湿不去则热不除也"。更为难得的是，叶天士认识到湿热虽在中焦，但湿具有蒙上流下之性，往往以中焦为主而三焦症状并见，从而创立了"开上郁，佐中运，利肠间"的分消三焦法。在温病"杏朴苓"的基础上常用杏仁、香豉、豆卷、木防己宣开上焦；以蔻仁、半夏、厚朴、薏苡仁燥化中焦；以滑石、赤小豆、茯苓皮、通草、枳实清利下焦。再选连翘、山栀、黄柏等一两味清热解毒药物，从三焦分消湿热。其中蔻仁、半夏、厚朴、薏苡仁有健脾化湿、和胃降浊之效，专治中焦、承上启下。虽曰为"佐"，实为枢纽，助上利下，升降有度。

（二）黄疸多虚候，尤重调理中土

经云："邪之所凑，其气必虚。"从黄疸之发病学、病因病机、自然病程及其转归而言，纯粹的虚证几乎是不存在的，而常以虚实夹杂证居多。在黄疸的发病中，湿热黄疸是常见证候，但是脾失健运与疾病预后密切相关。脾运失健不仅是湿热致病后所常见，而且是湿热致病的病理前提，若肝病伴有黄疸，固然邪盛，但其正气亦更加容易虚损，这一观点已是共识。鉴于其本虚（脾胃虚）标实（湿热或转化为寒湿、瘀血、痰饮等病理产物）的特点，可根据标本缓急确定治则，或急则治其标，缓则治其本，或标本同治。对皮肤发黄而无光泽，并伴见气短懒言，身体倦怠，食少便溏，舌淡苔薄等脾胃虚弱，气血亏虚见证的黄疸，则宜温补脾胃，生化气血以固其本。叶天士常用戊己汤加减和脾胃，归脾汤加减悦心脾。戊己汤看似平淡无奇，但正如《临证指南医案·脾胃》所云："盖胃属戊土，脾属己土，戊阳己阴，阴阳之性有别也，脏宜藏，腑宜通……纳食主胃，运化主脾，脾宜升则健，胃宜降则和。"一阴一阳，一纳一化，一升一降以应天地之道，发气血之源，畅气机之枢。

（三）变证何其多，救治不离中焦

黄疸发展至后期或失治、误治，常出现多种坏证、变证，病情不但复杂，而且极其凶险。对于黄疸终末期因为气血亏虚，或阴阳失调，或气机逆乱，甚至阴竭阳脱，瘀热痰湿蒙闭心窍而出现的神昏等危候，或者黄疸不断加重而出现的"脾绝"等证，救治之道除"急则治其标"外，还需要重治脾胃。如《临证指南医案·吐血》之吐血案记载："肝风鸱张，胃气必虚。酒客不喜柔腻，肌柔色嫩，质体气弱。清明春木大旺，理必犯土。急宜培养中宫，中有砥柱，风阳不得上越，而血可止矣。"方用人参、炒黄芪、炒山药、茯苓、炒白芍、炙甘草。此案虽非黄疸变证，但培中土以息风阳，养中宫而壮砥柱之治可作为黄疸并发呕血与黑便的治疗大法。胃海充实，气血归原，吐血得宁，内风自平。

🎕 第三节　补土理论治疗积聚的经验 🎕

积聚在《黄帝内经》中已有记载，且初步认为积聚与中土脾胃相关，如《灵枢·五变》曰："人之善病肠中积聚者……如此，则肠胃恶，恶则邪气留止，积聚乃伤。"《灵枢·百病始生》说："虚邪之中人也……留而不去，传舍于肠胃之外，募原之间，留著于脉，稽留而不去，息而成积。"但是，《黄帝内经》论述积聚疾病的治疗原则相对不足，仅可从散在的文字中分析得出。如《素问·六元正纪大论》曰："大积大聚，其可犯也，衰其太半而止，过者死。"说明了治疗时要严格掌握病人的病情变化，万不可因治疗失当而致病情恶化或病人死亡。

《难经》首次提出"五脏积"的概念，《难经·五十六难》云："肝之积曰肥气，在左胁下，如覆杯，有头足……心之积，名曰伏梁，起脐上，大如臂，上至心下……脾之积，名曰痞气，在胃脘，覆大如盘……肺之积，名曰息贲，在右胁下，覆大如杯……肾之积，名曰贲豚，发于少腹，上至心下，若豚状，或上或下无时。"从这段论述中可以发现，积病虽分为五脏之积，但五脏积病病位均在中焦。不同时期的代表医家列举如下。

一、张仲景

《金匮要略》最早记载用尺肤法诊断积聚，还谈及积、聚、谷气的症状异同性。《金匮要略·五脏风寒积聚病脉证并治》曰："病有积、有聚、有馨气，何谓也？师曰：积者，脏病也，终不移；聚者，腑病也，发作有时，展转痛移，为可治；馨气者，胁下痛，按之则愈，复发为馨气。诸积大法，脉来细而附骨者，乃积也。寸口，积在胸中；微出寸口，积在喉中；关上，积在脐旁；上关上，积在心下；微下关，积在少腹；尺中，积在气冲；脉出左，积在左；脉出右，积在右；脉两出，积在中央。各以其部处之。"从中可以归纳出以下4点：①积聚发病部位，与脉象所表示脏腑部位是对应关系，即《黄帝内经》确立的脏腑与寸关尺对应关系，寸部与上焦的积聚有关，关部与中焦积聚有关，尺部与下焦积聚有关；②积聚在左右，与脉象左右有对应关系，但是如果两手均表现出与积聚有关的脉象，则病变部位在中央；③从脉象可知，弦、紧、沉是积聚常见的脉象；④通过尺肤不同部位、脉象的表现，可以判断积聚所在部位。这一诊脉方法被《脉经》所选用。

二、巢元方

巢元方在《诸病源候论·虚劳诸病》概括性地提出："积聚者，腑脏之病也。"强调了积聚与脏腑的关系。在外因方面，他虽然强调寒邪致积聚的学术观点，但在内因方面，他更强调脾胃虚弱的重要性：脾胃无力化生精微物质以充养机体，使本已亏虚的正气不能得到必要补充，导致机体阴阳失衡，脏腑基本功能下降，气血停滞机体，经络不通，这是积聚产生的内在原因。巢元方进一步提出，正气的亏虚导致机体抗邪能力下降，加之"寒主收引"，寒邪侵入人体，加重气血凝滞的程度，积聚病就容易产生。"癥瘕病者，皆由久寒积冷，饮食不消所致也……虚劳之人，脾胃气弱，不能克消水谷，复为寒冷所乘，故结成此病也。"这种中土不足的病因论，体现了巢元方应用补土方法治疗积聚的理念。

三、孙思邈

孙思邈继承《难经》的积聚鉴别诊断学术思想，如他在《备急千金要方·肝脏·坚癥积聚》中提出："积者阴气也，其始发有常处，其痛不离其部，上下有所终始，左右有所穷已。聚者阳气也，其始发无根本，上下无所留止，其痛无常处，谓之聚也。故以是别知积聚也。"说明积病的发病病位固定，并且疼痛部位就是发病部位；聚病的发病部位不定，疼痛部位也无定所。在病形方面，积病的病形有明确的界限，聚病无明显边界。这些论点说明孙思邈对于积聚的认识与《难经》一脉相承。

孙思邈在《药对》认识积聚的基础上，提出虚是产生积聚的内因，寒邪为主要的外在病因。《备急千金要方·序例·处方》提到："夫众病积聚，皆起于虚，虚生百病。积者，五脏之所积；聚者，六腑之所聚。"强调了积聚的产生是因正气不足，无力祛除寒邪，寒在体内，气血无法正常发挥其功能，气滞血凝而成积。

关于五积，孙思邈提出了经络受病入肠胃而生五积的思想，"经络受病，入于肠胃，五脏积聚，发伏梁、息贲、肥气、痞气、奔豚"。一方面说明了经络异常是五积产生的病因之一；另一方面，经络受邪，邪气通过经络系统传入肠胃而生五积，说明了五积的病位是肠胃或中焦。因此，孙思邈在治疗方法中，当然也就强调固护中土的重要性。

孙思邈并没有提到具体处方用药，但大法为"凡有藏腑积聚，无问少长，须泻则泻"（《备急千金要方·序例·服饵》）从中可见，积聚病的患病人群跨度很大，老少均有得此疾病的可能。而且孙思邈言"须泻则泻"也突出了以"寓通于补"为主治疗积聚类疾病的用药思路。

四、刘完素

刘完素认为，脾胃为积聚之根。在《难经》积聚、五积的病位多在中焦，为何五积的部位亦在中焦？从《难经》始，这个疑问并没有得到相关医家的讨论分析。刘完素在《黄帝素问宣明论方·积聚论》中言："《素问》曰：积聚、留饮、痞隔、中满湿积、霍乱吐下、瘕癥坚硬、腹满，皆太阴湿土，乃脾胃之气，积聚之根也。"提出脾胃之气与积聚产生有密切关系，脾胃之气充足，则可源源不断地化生水谷精微，以保证脏腑功能正常，邪不能伤，故无病；若脾胃之气亏虚，化生水谷精微之力不足，则正气虚衰，正不能胜邪，故生病。如明代著作《医圣阶梯·积聚》言："积有定形，聚无定处也，为肚腹之疾。"都从脾胃功能重要性的角度，说明了积聚与中焦的关系。

五、张三锡

张三锡在《医学六要》中继承了刘完素的脾胃为积聚之根的学术思想，以为

《内经》所言的积聚、癥瘕，"皆太阴湿土，乃脾胃之气积聚之根也。"明确了积聚的病位在脾胃，病机是脾胃之气不足，其交通上下的功能受限，而导致人体气机异常而凝聚于中焦而成积聚。认为"皆浊气痰血凝聚而成，但有微甚，部位之分尔"。张三锡认为气、痰、血是重要的致病因素，而不再提及外邪因素的作用。对于古今病因病机的转变，张三锡认为"上古穴居野处，无情欲之累，故病多外感"，与《黄帝内经》认为积聚的产生与外邪侵入人体有关正相符合。而"今人多情欲，痰与气郁凝滞者，比比皆是"则解释了现今观点与《黄帝内经》不同的原因。张三锡从实际出发，对比人类居住环境、社会因素等方面的变化，提出了真知灼见，其认识疾病病因病机的思路与方法值得借鉴。治疗方面，张三锡亦提倡扶正为根本治则，但因疾病阶段不同，治法随之改变，其在《医学六要·病机部·积聚痃癖癥瘕》中云："因身形之虚，而邪得以入客稽留者，必先补其虚，而后泻其邪。入客后，积块之未坚者，当如前所云，治其始感之邪，与留结之客也……及乎积块已坚，气郁已久，变而为热，热则生湿，湿热相生，块日益大，便从中治，当祛荡其邪……若块消及半，便从末治，即住攻击之剂，因补益其气，兼导达经脉，使荣卫流通，则块自消矣。"体现了治疗积聚应从初、中、末三期进行分期论治的思想。另外，张三锡提出了节饮食对提高药效的思想，值得推荐，"痞块在皮里膜外……先须断厚味为要"。

六、张景岳

张景岳认为积聚属于杂病，从有形、无形、气血病位、症状性质等方面解释积为阴气，聚为阳气的意义。《景岳全书·心集·杂证谟·积聚》载："积聚之病，凡饮食、血气、风寒之属，皆能致之，但曰积曰聚，当详辨也。盖积者，积垒之谓，由渐而成者也；聚者，聚散之谓，作止不常者也。由此言之，是坚硬不移者，本有形也，故有形者曰积；或聚或散者，本无形也，故无形者曰聚。诸有形者，或以饮食之滞，或以脓血之留，凡汁沫凝聚，旋成癥块者，皆积之类，其病多在血分，血有形而静也。诸无形者，或胀或不胀，或痛或不痛，凡随触随发，时来时往者，皆聚之类，其病多在气分，气无形而动也。故《难经》以积为阴气，聚为阳气，其义即此。"

对于积聚类疾病的病因，张景岳认为："积聚之病，凡饮食、血气、风寒之属，皆能致之，但曰积曰聚，当详辨也。"充分肯定了积聚的产生与自身正气是否充足、感受外邪的程度的大小、日常生活情况有密切的关系。对于病机，张景岳认为是源于阳明胃气受寒邪侵袭，而运化不及成积，"盖以胃之大络，名曰虚里，出于左乳下，其动应衣，此阳明宗气所出之道也。若饥饱无论，饮食迭进，以致阳明胃气一有所逆，则阴寒之气得以乘之，而脾不及化，故余滞未消，乃并肠外汁沫抟聚不散，渐成癥积矣。"关于积聚的具体治法，张景岳从四个方面给予论述："凡积聚之治，如经之云者，亦既尽矣。然欲总其要，不过四法，曰攻，曰消，曰散，曰补，四者而已。"又讨论了四法适用的积聚类型与症状表现。

同时，他注重古代医家的治疗经验，并将之应用到积聚的治疗中。《景岳全书·心集·杂证谟·积聚》载："许学士曰：大抵治积，或以所恶者攻之，或以所喜者诱之，则易愈。如硇砂、水银治肉积，神曲、麦芽治酒积，水蛭、虻虫治血积，木香、槟榔治气积，牵牛、甘遂治水积，雄黄、腻粉治涎积，礞石、巴豆治食积，各从其类也。若用群队之药，分其药势，则难取效。须要认得分明是何积聚，兼见何证，然后增减酌量使之，不尔反有所损，要在临时通变也。洁古云：壮人无积，虚人则有之，脾胃怯弱，气血两衰，四时有感，皆能成积。若据以磨坚破结之药治之，疾须去而人已衰矣。干漆、硇砂、三棱、大黄、牵牛之类，用时则暂快，药过则依然，气愈消，疾愈大，竟何益哉。故治积者，当先养正，则积自除……但令其真气实，胃气强，积自消矣……此治积之一端也，邪正盛衰，固宜详审。张子和曰：积之始成也，或因暴怒喜悲思恐之气，或伤酸甘辛咸之味，或停温凉寒热之饮，或受风寒暑湿燥火之邪，其初甚微，可呼吸按导，方寸大而去之，故不难也。若久而延之，留滞不去，遂成五积。徐东皋曰：养正积除，此积之微者也；如脾胃失于健运，而气积、食积之不疏导者，惟养脾胃之正气，而滞积自疏矣。若夫大积大聚，如五积之久而癥病，坚固不移者，若非攻击悍利之药，岂能推逐之乎？惟虚弱之人，必用攻补兼施之法也。"张景岳继承前人治疗积聚的精华，并提出治疗积聚关键是要如何正确运用攻补之法，而攻补的关键，又取决于疾病的缓急。"治积之要，在知攻补之宜，而攻补之宜，当于孰缓孰急中辨之。凡积聚未久而元气未损者，治不宜缓，盖缓之则养成其势，反以难制，此其所急在积，速攻可也。若积聚渐久，元气日虚，此而攻之，则积气本远，攻不易及，胃气切近，先受其伤，愈攻愈虚，则不死于积而死于攻矣……故凡治虚邪者，当从缓治，只宜专培脾胃以固其本，或灸或膏，以疏其经，但使主气日强，经气日通，则积痞自消。斯缓急之机，即万全之策也。"体现了张景岳补土固中、扶正祛邪的治疗理念。

七、陈士铎

陈士铎在《辨证录》中重点探讨病因病机方面，共总结了六种基本病机：肝气郁结，久而克脾，肝脾同病成积；脾气虚寒，又食寒物，损伤命门阳气成积；胃气虚弱，食不能消，遂成积；惊与食共，停滞不行，久而成积；饱食受风，风露裹痰于胃，遂成积；食菜蔬之物，心疑有虫，遂成积。其病位都着眼于脾胃，说明脾胃功能异常是产生积聚的重要内因。因此，其治疗方法也是以固护脾胃、调补中土为先。

此外，陈士铎在《辨证录·癥瘕门》提出："无形之气，随惊而下降；有形之物，随惊而上升。且惊则气下于肝中，而不下于脾中也。气下于肝，则肝之气不散，而下克脾土，即无物相间，尚留物不化，况原有难化之物，受于未惊之前，安得即化乎？此癥瘕所以生也。"说明了气机异常导致肝脾功能紊乱，从而诱发癥瘕。

八、汪机

汪机在《医学原理》论述积聚病因病机，宗前贤而有发挥。对积聚成因，《医学原理·积聚门》认为，"不越痰、血、饮、食、气、水六者，停蓄不散所致，虽然，若原所因，未有不由中气亏败、健运失常而成。"指出因中气亏败、健运失常而致，痰、血、饮、食、气、水停蓄不散是积聚形成之根本，明确了中气亏败为积聚形成之病机基础。同时在论述"脾积"时谓"中气虚败，运动失常，以致湿热郁而成积"，论述"心积"时谓"盖积证由寒湿郁热而成"，论述"肝积"时谓"夫积始因，寒泣所致"，提示了积证病因复杂，核心病机为"中气亏败，健运失常"，由此导致痰、血、饮、食、气、水停蓄不散而成积聚；而且，积证常日久难消，除"中气亏败、健运失常"而致寒湿、湿热内停，血、食、痰内滞成积外，还可化生郁热，进一步显示积证病机的复杂性。

对病因病机的认识，决定了汪机对积聚的治疗原则，《医学原理》明确提出积聚治疗总则应以"攻补兼施，调养正气"为主，反对不辨体质强弱，滥用攻伐之剂，认为汗、吐、下等治法，施之于壮实者无不获效，若遇虚怯之人似难奏效，而宜攻补兼施，但得正气旺盛，健运不失其常，而积聚自能散矣。在积聚的治疗原则上，汪机还十分赞同《素问·六元正纪大论》所谓："大积大聚，其可犯也，衰其太半而止，过者死"的治疗原则，特别提醒使用攻伐之剂需把握火候，即"但见其积中消，则住攻伐之药，候其徐徐自然变化"。他认为攻伐之剂不乏辛热毒药，直待积散再停药，可致"遗药毒于内，反伤正气"。明确了在治疗过程中，医生应该在药物治疗药效与不良反应之间做好权衡。

在具体治法方面，汪机提出消食散积法、散郁消积法、散寒消积法、软坚消积法、扶正消积法五法，由于积聚核心病机为"中气亏败，健运失常"，因此汪机将补土扶正的理念融入消积五法中。

如应用消食散积法时，用东垣草豆蔻丸治疗，方中用干姜温中，青皮、陈皮、枳实开郁，豆蔻、麦芽、神曲等和脾胃，化宿食，半夏降逆气、止呕哕以豁痰，白术补中健脾。

应用散郁消积法时，其收录代表方剂香棱丸用青皮、陈皮、枳实、枳壳、香附、砂仁、木香、槟榔等以散滞疏郁，佐以三棱、莪术、鳖甲、牛膝、硇砂等以削坚攻积，桃仁、当归梢以行瘀血，莱菔子豁痰，甘草调和药性，更用神曲、山楂、麦芽等以消食和中。

在散寒消积法中，汪机把木香槟榔丸放在治积聚方的第一位，作为治因寒致积"中气涩滞"之积聚通治方，以木香、槟榔之辛导积以行滞气，胡椒、肉豆蔻之辛温和脾胃以止呕吐，硇砂、干漆以导积，肉桂和荣卫以通血脉"。通过温和脾胃，起到暖土和中之效。应用软坚攻积法，汪机所列的方药有出自《备急千金要方》的硝石大黄丸和出自《丹溪心法》的丹溪消积丸。丹溪消积丸治一切瘀血坚积、石瘕等症，"用海粉、石碱之咸以软坚，三棱、莪术以攻积，红花、五灵脂以行瘀血，香附子以疏郁气，以白术汤送下"。而硝石大黄丸治一切瘀积坚满，"以硝石、大黄合苦咸、软坚积以泄胀满，更以大剂人参、甘草补正气"。两方虽同"瘀积坚满"之积证，但均含有补土之理念，如消积丸以白术补土，可谓软坚散积之缓剂，以利于久服而不伤正；而硝石大黄丸药专力宏，为攻坚之猛剂，故咸苦并用且伍大剂人参、甘草补正气，以达攻积而不伤正的效果。

扶正消积法方面，汪机在《医学原理》中明确指出"攻补兼施，调养正气"之扶正消积是治疗积聚之基本原则。从《医学原理》所列治疗积聚诸方中可以看出，除了积聚之轻症，仅针对所积之气、血、食、痰等分别予以消导之外，重症的治疗中常以攻坚消积与扶正补土两法合用。如治肝积之肥气丸，用人参、茯苓、甘草等以补中土，配合辛热散寒攻积、咸以软坚消癥等药；治脾积之痞气丸，用人参、白术、茯苓等诸甘温以补益中气，配合辛热以散郁攻积，苦寒以清湿热；治肺积之息贲丸以人参、茯苓和中，配合辛热以散寒攻积，辛温以导滞散郁，佐以止喘咳缓辛热之热毒等药物；治心积之伏梁丸以人参补正气，配合辛热以散寒郁，苦寒以清湿热，佐使以行滞气及引经药。上述所用扶正药包括人参、茯苓、白术、甘草四味，正是四君子汤组方之药，是补中益气之良方，与积聚基本病机为"中气亏败"的认识是一致的，在调补中气的基础上，根据诸病之特点分别施以辛热、辛温、苦寒诸药以攻补兼施，达到标本兼治的目的。详察以上处方，可以看到扶正与消积诸药之轻重并非一成不变，可根据标本缓急进行调整，但固护中土、扶助正气的理念则一以贯之。

第四节　补土理论治疗鼓胀的经验

鼓胀是因腹部胀大如鼓而得名，临床以腹部胀大，绷急如鼓，皮色苍黄，甚则腹部青筋显露，四肢反而不肿或有轻微肿胀为特征。本病致病原因非常广泛，饮食不节、情志郁结、虫毒感染、劳欲过度及积聚黄疸等失治均可导致本病。病机主要与肝、脾、肾三脏功能损伤，气、血、水运行失调停聚于腹中有关。在西医学中，本病多见于由病毒性肝炎、血吸虫、营养不良等原因导致的肝硬化腹水。另外结核性腹膜炎、肝癌晚期、腹腔内肿瘤、红斑狼疮等疾病出现鼓胀的征象，均可参照本病辨证论治。

古代医家对鼓胀的认识源远流长。先秦两汉时期，《黄帝内经》最早提出"鼓胀"病名，其实相关病名还有大腹水肿和石水，其中对石水的论述有"肾肝并沉为石水"等。《神农本草经》则有"大腹"等名，但并未详述。《金匮要略》中虽没有"鼓胀"病名，但《金匮要略·水气病脉证并治》中"肝水""脾水""肾水"皆以腹部胀大为主要表现，与鼓胀病十分相似，另外还有"石水，其脉自沉，外证腹满不喘"的论述。《冯氏锦囊秘录·杂证大小合参·方脉肿胀合参》中也有记载："凡有癥瘕、积块、痞块，即是胀病之根，日渐月积，腹大如箕，若抱瓮然，是名单腹胀"。《中藏经》提及十水中有黄水、石水名称与本病相关，更是明确指出了石水四肢小、腹独大的特征。

晋唐时期，《脉经》《针灸甲乙经》都沿用了《黄帝内经》《金匮要略》的病名。《肘后备急方》以症状名之曰"大腹水病"，同时首次提出了"水蛊"一词，并描述其表现为"唯腹大动摇水声，皮肤黑"。《诸病源候论》中除了沿用《肘后备急方》的病名之外，还指出"水蛊"之病是由于水毒所致。《备急千金要方》和《外台秘要》对以往的医学成就进行了总结，病名未有太多变化，唯有《备急千金要方》中首次提出"蛊胀"一词，不过此处是指因虫所致的鼓胀病，与水蛊同。

南宋窦材在《扁鹊心书》中首先使用"臌胀"一词，自此开始，后世不少医家开始使用"臌"代替"鼓"。金代李东垣将鼓胀分为寒胀和热胀。到了明代，关于鼓胀病病名不仅有了新的分类，而且相关病名的含义有了较大的变化。明代戴元礼在《证治要诀》中称之为"蜘蛛病""膨脝"。《古今医统大全》中有"单腹胀"之名。李梴在《医学入门》中，根据不同的病因病机对本病进行分类细化，有虚胀、实胀、食胀、谷胀、虫积胀、水胀、酒胀、瘀血胀等。明代龚廷贤在《万病回春》中将其分为气鼓、水鼓、血鼓、疮散成鼓，另外尚有阳蛊、阴蛊、气蛊、食蛊、脾蛊、肾蛊、肠蛊、胃蛊等名。张景岳在《景岳全书》中虽称之为"鼓胀""蛊胀"，但两者含义已有明显不同。"鼓胀"为外坚满而内中空，"蛊胀"为内有血气结聚，此与之前的病名含义相比，有了较大改变。此后清代沈金鳌对两者作了明确区分。清代以后多沿用之前病名，未有大的变化。

在治疗鼓胀的过程中重视脾胃中土，从春秋战国时期到两汉时期多种古籍均体现了这一点。虽然当时未有"补土"之说，但随处可见补土思想的体现。如《灵枢》最早明确提出了"鼓胀"病名，强调本病与足阳明胃、足太阴脾等脏腑经络相关，并认识到饮食不节是本病复发的重要原因等。《素问·至真要大论》更是直接指出："诸湿肿满，皆属于脾。"可见脾虚湿滞可导致鼓胀病。《灵枢·本神》曰："脾气……实则腹胀，经溲不利。"提示邪气塞滞于脾也可导致本病。《灵枢·经脉》曰："足太阴之别，名曰公孙……虚则鼓胀，取之所别。"第一次提出通过针刺脾经络穴公孙来补益脾胃，以治疗鼓胀病。不同时期代表医家的论述列举如下。

一、张仲景

张仲景在继承《黄帝内经》的基础上，对鼓胀在病名、病机、治疗的认识方面都取得了突破性进展。他首次提出"痰饮""水气"的病名，对其成因、分类、脉证、治疗和预后作了阐释，并提出了"血不利则为水"这一病机，对临床鼓胀的辨治，具有重要的借鉴意义。

在《金匮要略·水气病脉证并治》中虽未提及鼓胀病名，但文中所述："肝水者，其腹大，不能自转侧，胁下腹痛，时时津液微生，小便续通……脾水者，其腹大，四肢苦重，津液不生，但苦少气，小便难。肾水者，其腹大，脐肿腰痛，不得溺，阴下湿如牛鼻上汗，其足逆冷，面反瘦。"提示鼓胀病变部位在肝、脾、肾，均是水邪为患，且该病具有腹大胀满、四肢困重或小便困难之症，与《内经》所载之鼓胀相符合。

二、葛洪

葛洪著有《肘后备急方》，全书内容十分丰富，包括内外妇儿等各科常见病和多发病，尤其是临床各科急症。关于鼓胀病的相关论述主要集中在《肘后备急方·治卒大腹水病方》，该节论曰："皆从虚损大病，或下痢后……饮水不即消。"提出本病发生由于正气虚损、脾胃失职，水液难以正常运化布施，三焦水道不利，膀胱气化失司，水液不能排出体外，停聚体内，相互结聚进而导致本病，即"三焦受病，小便不利，乃相结渐渐生聚，遂流诸经络故也"。

在治疗方面，他指出："常食小豆饭，饮小豆汁，鲤鱼佳也。"小豆健脾益气，并与鲫鱼皆有和中利水消肿之功效。体现葛洪补土调中的思想，另外还有"糜粥养之"之语，显示了他对固护中土的重视。

三、孙思邈

孙思邈并无专篇论述鼓胀，其所论鼓胀内容多散在《备急千金要方》与《千金翼方》二书的"脾脏脉论""水肿"等诸篇章中。关于鼓胀的认识，孙思邈继承了《内经》《难经》《金匮要略》《肘后备急方》《诸病源候论》的相关理论，同时极大地丰富了治疗方药。

在病因病机方面，孙思邈继承了《黄帝内经》"脏寒生满病""足太阴……虚则鼓胀"的观点，在《备急千金要方·脾脏》中指出："脾病虚则胃寒，寒则腹中鼓胀，胀则阴病，阴脉反小于寸口一倍。病则泄水不能卧而烦，强立股膝内痛。苦筋折扭之，扭之者，脉时缓缓动也。发动甚者，死不治。"强调脾胃虚寒是鼓胀的重要病机。

四、窦材

窦材《扁鹊心书》中关于鼓胀病的内容主要集中在中卷"臌胀"篇，该书推崇针灸疗法，首次使用"臌"字，并设"臌胀"专篇加以论述。

窦材认为，鼓胀病与水肿病病机相同，都是由于脾胃虚衰无力运化水湿，水湿停聚，导致腹部肿大如鼓。治疗方面，强调温补脾肾。其治之之法，采用灸法先顾护脾肾之气，其具体操作为"先灸命关百壮，固住脾气"，当灸至五千壮时，气可降而化水，小便则利，然后"再灸关元三百壮，以保肾气"。

对病情减轻之后提出"只许吃白粥，或羊肉汁泡蒸饼食之"，并且即使病证痊愈也要常服全真丹和来复丹。全真丹组成为炒高良姜、炒干姜、炒吴茱萸、制大附子、陈皮、青皮，来复丹组成为陈皮、青皮、制大川附、五灵脂、硝石、硫黄，二方亦为温补脾肾之品。

五、陈无择

陈无择《三因极一病证方论·胀满叙论》提出鼓胀病位在二阳明，即胃与大肠，因阳明与太阴相表里，"阴为之主，阳与之正"，以其发病之根本在二太阴之脏，"脏气不平，胜克乘克，相感相因，致阴阳失序，遂有此证"。陈无择认为，鼓胀其郁怒伤肝，肝气盛而克脾，脾气不受传之于胃，则胀在胃；肝木本克脾土，故称之为"胜克"；若肝气上犯于肺，肺气不受，而传之于大肠，则胀在大肠，肺金本克肝木，而肝木反侮肺金，陈无择称之为"乘克"。对于本病，陈无择将其分为内因、外因、不内外因三种，其中因忧思过度导致肝气郁结的，不论其虚实，而胀之于胃的，为内因；因感受外在风寒暑湿之邪，传之于阳明经者，为外因；因"饮食饥饱，生冷甜腻"，而导致脾胃运化失常，停聚于腹中不散，"或作胚块，膨胀满闷"，为不内外因。从上可知，其病在中土，故其治也在中土。

六、严用和

严用和关于鼓胀病的论述主要集中在《严氏济生方·胀满论治》，称胀满之病为"膨亨"，他因感《黄帝内经》对该病病因论述不详，作了一定的补充。

对病因病机的认识，严用和认为胀满之病病因多端，病机以阴陷阳逆，中焦痞结为主。其认为人之脾胃，主于中州，即大腹小腹所处之部，正常人体腑阳外盛，脏阴和平，阴阳相济而不病。若外受风寒暑湿之侵袭，内受喜怒忧思之情志所伤，或饮食过于生冷，更有黄疸诸病、水气病、脚气及妇人血鼓等病，导致脾胃失和，阴阳升降失常，"阴气当升而不升，阳气当降而不降"，则中焦痞塞不通而成胀满之病。因此，严用和治疗鼓胀，首在调补中土，使中焦升降协调，以求去除痞塞，消胀去肿。

七、杨士瀛

杨士瀛对鼓胀的论述内容主要集中在《仁斋直指方论》"胀满""虚肿"两篇。

病因方面，杨士瀛强调了脾胃中焦受损是鼓胀形成的重要因素，《仁斋直指方·胀满》中记载："失饥伤饱，痞闷停酸，旦则阴消阳长，谷气易行，故能饮食。暮则阴长阳消，谷气难化，故不能食，是为谷胀。脾土受湿，不能制水，水渍于肠胃而溢于体肤，漉漉有声，怔忪喘息，是为水胀。七情郁结，气道壅隔，上不得降，下不得升，身肿大而四肢瘦削，是为气胀。烦躁漱水，迷忘惊狂，痛闷呕恶，虚汗厥逆，小便多，大便黑，妇人尤多见之，是为血胀。"文中所述之谷胀、气胀、血胀、水胀等，均属于"鼓胀"范畴。

另外"虚肿"篇中又有气肿和血肿的论述，其中气肿"皮厚四肢瘦削，腹胁胀膨"，血肿"烦躁漱水，迷忘惊狂，呕逆烦闷，皮间有红缕赤痕者……妇人经脉壅闭，败血停腐，尤多见之"。此外其对血肿的认识确有创见，首先本病的发病与血脉郁阻密切相关，且多发于女性；其次对于血肿的表现有"皮间有红缕赤痕"的描述，说明此时已经注意到鼓胀有蜘蛛痣、毛细血管扩张等瘀血症状，另外还有"迷忘惊狂"等精神上的改变，其实相当于现代医学中肝硬化出现肝性脑病的表现。

病机方面，杨士瀛认为鼓胀与脾胃三焦相关。其总结为"阴阳愆伏，荣卫凝滞，三焦不能宣行，脾胃不能传布"，即阴阳失调，营卫运行不畅，三焦气化失常，脾胃不能转枢所致。杨士瀛对于鼓胀用药特别注重寒热虚实的辨别，并随证选择用药剂量。如热胀为"身体有热，胀满而咽干"；寒胀为"吐不下食，胀满而自利"；实胀为"腹中常胀，外坚内痛，按之不陷"，治法当疏利以泻其实；虚胀乃"时胀时减，虚气留滞，按之则濡"，治法当温药和之以补其虚。

八、刘完素

刘完素所述与鼓胀相关的论述主要记载于《素问玄机原病式》《素问病机气宜保命集》中。刘完素治疗鼓胀，尤其重视脾胃中土，对于鼓胀的治疗其特别注重分步、有层次。如先服白茯苓汤（白茯苓、泽泻、郁李仁）祛其邪，至五七日后觉胀下，再服中治之药茯苓散或作茯苓丸祛邪扶正，最后服末治之药黄芪芍药建中汤之类，以着重扶助正气，调补中土，作善后调养。另外还有先服楮实子丸（楮实子、白丁香、茯苓），"服至小便清利，及腹胀减为度，后服中治药、末治药、调养药"。

九、李东垣

李东垣对鼓胀病的论述主要集中在《兰室秘藏》"中满腹胀门"和《医学发明》"诸胀腹大皆属于热"篇。对于鼓胀病机，李东垣尤其重视脾胃损伤，强调以补土立法。在"中满腹胀论"篇开篇即引"太阴所至为中满""诸湿肿满，皆属于脾"等论述，并对《黄帝内经》中的相关条文进行了发挥。对"脏寒生满病"的认识为，天为阳，阳主热主动，司运化；地为阴，阴主静主湿，司濡润长养；阳气不足，则阴气不能生化而塞滞胀满，又"腹满膜胀，支膈胠胁，下厥上冒，过在太阴阳明，乃寒湿郁遏"，认为本病乃是由于脾胃内有寒湿阻遏所致。此外，李东垣认为脾为阴中之太阴，主湿土之化，脾失运化，湿浊内生，则易发腹胀满而饮食不化等。因此对于胀满病的产生，将其归结为由于饮食不节、劳倦失宜致使脾胃损伤，脾胃之气不足，不能运化精微，进而导致水谷停聚而不散，而成胀满之病，并且指出本病发病之初可为热郁于中，但日久正气耗伤，最终由热变寒。

对本病治法，李东垣将胀满病分为寒胀和热胀，并认为寒胀多而热胀少。其中热胀是由于饮食所伤，或过食膏粱厚味，或食后即卧，"使湿热之气不得施化，致令腹胀满"，并创中满分消丸治疗热胀。寒胀是由于多食寒凉损伤脾阳，或脾胃久虚之人，或"胃中寒则胀满，或藏寒生满病"，创中满分消汤治疗寒胀。中满分消汤由川乌、泽泻、黄连、人参、青皮、当归、生姜、麻黄、柴胡、干姜、荜澄茄、益智仁、半夏、茯苓、木香、升麻、黄芪、吴茱萸、厚朴、草豆蔻仁、黄柏组成，治中满寒胀，寒疝，腹中冷，心下痞，大小便不通，四肢逆冷，食入反出，虚烦躁动，下肢不收。

十、朱丹溪

朱丹溪关于鼓胀病的论述主要集中在《格致余论》和《丹溪心法》中的"鼓胀"篇，称鼓胀为"单鼓"或"蛊"，对鼓胀的病因、病机、证治、预后等均有深刻的认识，对后世影响也最为深远。

在治疗鼓胀的心法中，朱丹溪关于健脾祛湿、调补中土的理念非常鲜明。

首先，朱丹溪提出鼓胀病机为脾虚之甚，湿热塞滞为主。他继承《黄帝内经》的思想，重点在饮食精微在人体的输布过程进行发挥，即"饮食入胃，游溢精气，上输于脾，脾气散精，上归于肺，通调水道，下输膀胱"，而人体五脏，心肺属阳位于上，肝肾属阴位于下，脾肾土为阴脏而位于中，为气机升降之中枢，脾土健运则肝肾之阴升，心肺之阳降，阴阳相交，彼此互济，而成地天泰卦，人体亦不病。但若由于情志饮食等因素导致脾土损伤，脾失健运，胃虽受水谷而不能运化，停聚中焦，脾胃不能枢转气机升降，则肝肾之阴不能升，随其本性而陷于下，心肺之阳不能下降，随其本性而逆于上，阴阳相离，彼此互分，而成天地否卦，清阳不升，浊阴不降，导致饮食精微输布过程受阻，清浊相混，隧道壅塞，郁而为热，热留为湿，湿热相生，终成胀满之病。所以本病病机关键在于脾虚，故《丹溪心法·鼓胀》直接指出"鼓胀……此乃脾虚之甚"，而湿热之邪亦随之而生。

其次，治法方面强调"治宜补脾"。朱丹溪在《格致余论·臌胀论》指出鼓胀病乃"气之为病，痞闷壅塞似难于补，恐增病势"，但胀满之由源于正气虚而不能运行，导致"邪滞所着而不出"，故要根据脾气虚损之病机，采用补脾之法，《丹溪心法•鼓胀》中指出"宜大补中气行湿"，提倡使用"大剂人参、白术，佐以陈皮、茯苓、苍术之类"。但对于补脾之法，并非单纯补脾，还须兼顾其他脏腑，进行整体调理。"须养肺金制木"，金旺则能克木，木气不妄克脾土则"脾无贼邪之患"，还须"滋肾水以制火"，水足则火气不盛，肺金不受火克则自能清化，如此则能五脏安和。除此之外，还有在补气的同时要注意使用姜制厚朴理气宽中，认为"厚朴治腹胀，因味辛，以气聚于下焦故也，须用姜汁制之"。

在临证用药中，朱丹溪抓住本病病机根本，在采用"大剂人参、白术"的同时，又根据本病的兼夹病机、病人的体质状况以及不同致病病因，灵活选方，随证用药。

因人施治：脉实且身体较为壮实者，可行攻法，但应中病即止，后期治疗仍以党参、白术补脾为主；肥胖之人多痰湿，宜用平胃散和五苓散共服之，以化瘀利水行气；肌肤色白之人多气虚，宜用党参、白术、厚朴、陈皮等补气行气；体态较瘦之人多有热，宜黄连、厚朴、香附、白芍等清热行气。

因不同病机施治：朝宽暮急，为血虚，用四物汤补血行血；暮宽朝急，为气虚。宜参、术之类补气；终日急，为气血皆虚，宜双补气血。

因不同兼夹施治：腹胀而内有蓄血者，宜用抵当丸下其死血；腹胀夹有食积者，如果有热，则用木香槟榔丸清热导滞，如果有寒，则用木香、厚朴、丁香、砂仁、神曲、香附等温中行气消食；因感受外寒而郁内热腹胀者，宜用藿香、麻黄、升麻、干葛、桂枝等外散其寒；因情志不遂大怒而腹胀者，宜用青皮、陈皮、香附、木香、柏子仁、芦荟等疏肝清热；腹胀不觉满者，若食肉多，黄连、阿魏醋浸蒸饼为丸，同温中丸、白术汤服；因食肉多而腹胀者，三补丸加香附、半夏曲、蒸饼丸服。除此之外，丹溪又指出胀满病虚实证治原则，实者当先下之、消之，再用补法；虚者当温之、升之，以补为要，不可攻之。

丹溪对当时时医不察虚实，急于取效，喜用攻利之品，以迎合病者求痛快之愿，致使真气损伤、肿势更甚、病邪更深的做法提出了批评。他指出鼓胀病起病缓，病根深，不可妄用攻伐，"此病之起，或三五年，或十余年，根深矣、势笃矣，欲求速效，自求祸耳"（《格致余论•臌胀论》），强调本病只宜缓图，不可追求速效。而对于不因于虚，受病尚浅，脾胃损伤不重，积滞不深者，可用下法，但也只宜采用疏导之法，不可用张子和常用的浚川散、禹功丸等峻猛攻下之方药。

十一、薛己

薛己提倡"调补为守备之完策，以解利为攻击之权宜"。其与鼓胀病相关的论述主要集中在《内科摘要》《疬疡机要》中。《疬疡机要•变症治法》中继承了朱丹溪通过"朝暮宽急"特点进行辨证的方法，只是朱丹溪称之为气虚血虚，薛己称之为阴阳俱虚。薛己认为"肚腹肿胀，若朝宽暮急，属阴虚；暮宽朝急，属阳虚。朝暮皆急，阴阳俱虚也"。其治疗亦根据阴阳之偏虚，采用早晚服药补益阴阳，阳虚者，朝用六君子汤，夕用加减肾气丸。阴虚者，朝用四物汤加参、术，夕用加减肾气丸。真阳虚者，朝用八味地黄丸，夕用补中益气汤，并且在《内科摘要·脾肾亏损小便不利肚腹膨胀等症》篇中记录了朝用补中益气丸，夕用金匮加减肾气丸，或朝用金匮加减肾气丸，夕用补中益气丸的方法治疗鼓胀病的医案。

十二、徐春甫

徐春甫《古今医统大全》关于鼓胀病的论述主要集中在第三十卷"胀满门"和第三十二卷"蛊证门"。徐春甫在鼓胀病的证治中多采用前贤论述，如《古今医统大全·胀满门》中的病机、脉候、治法、方药等多取自《黄帝内经》、陈无择、严用和、李东垣、朱丹溪之论。除此之外，也有一定的自身发挥。

徐春甫认为鼓胀发病与脾脏相关，是"湿热饮食，劳倦内伤，脾气积滞"，若其久病不愈，或"积损既久，脾气日亏"，导致气血瘀滞而"结成蛊毒之形，而不可解释消散"，则而成坚固难治之鼓胀，此类鼓胀又称为蛊。他在《古今医统大全·蛊证门》中开篇先引《易经·系辞》来说明蛊意为"上下乖隔不通""坏之极"。而蛊证之成乃是先由内伤脾胃，导致运化失常，中焦满痞闭塞，日久不愈则"气血虚极，阴阳不通，上下不相升降"，若"气血留积，坚聚成形"则蛊证已成。因此，徐春甫告诫患者"必慎其将坏之初，而必谨其履霜之戒，当于痞满肿胀之时，求良医以图治安，则无终蛊坚冰之患也"。

十三、李梴

李梴关于鼓胀病的论述主要集中在《医学入门·外集·杂病·外感·鼓胀（与喘参看）》，在鼓胀病机的论述中，提到其皆为脾湿少运，导致阴阳升降逆乱，其实此论本来源于朱丹溪。除此之外，李梴首次提出本病为脾气虚极之真脏病，"若单腹肿大，而四肢极瘦者……皆脾气虚极，本经自病，更无相生相制，乃真脏病也，不治"。李梴在《医学入门·内集·诊脉·脏腑六脉诊法》中有"单浮胃虚生胀满，浮甚鼓胀蜘蛛形"的歌诀，其解释为脉象浮甚则代表风气聚于胃，胃虚甚"则腹大，四肢瘦，如蜘蛛形然"。

李梴认为本病日久，根深势重，且难以正常饮食，故其主张在补益中土、行湿气的同时，须注意加消积之品。李梴十分注重胀病分型，其证治分型较前人也更为具体、更为详细，并依据分型处方治疗。

十四、王肯堂

王肯堂在继承了李东垣关于寒胀、热胀鉴别分类的同时，又补充了胀病应当如何辨别邪气之所来、表里浅深、寒热虚实等内容。

邪气之所来：对于胀满病中表现为"通腹满胀"，不易判别邪气来源者，王肯堂在《证治准绳·杂病》指出通过"胀甚之部，与病先起处"来判断"何脏腑之气受邪而不行者为先"。认为病当先起于某处，然后波及中焦，导致脾胃转运失常，而发为通腹胀满。比如脾胃病在先，当是心下胃脘先出现气有痞塞，然后"渐积为通腹胀也"，脾胃主运化，其病则饮食减少，若他脏腑先病则饮食无碍，亦可加以辨别。

表里浅深："胀在皮肤孙络之间者"，其病在表，未影响到脾胃，所以其饮食如常；胀"在肠胃盲膜之间者"，其病在腑，胃肠功能失常，其饮食减少；若"其气壅塞于五脏"，病位在脏，较前更深，脏腑功能严重失调，"则气促急不食而病危矣"，并指出三者为病的治疗难易；"在表者易治，入腑者难治，入脏者不治。"

虚实寒热：对虚实的判别以脏腑之本气的盛衰为主。本气盛而"被邪填塞不行者为实"，本气虚而"因邪所壅者为虚"。治疗当根据寒热虚实之偏分别采用"实者祛之，虚者补之，寒者热之，热者寒之，结者散之，留者行之"等治法。对于邪气从外而入，内盛于中者，当"先治其外，而后调其内"。对于阴阳逆乱，阴气"从下逆上而盛于中者，先抑之而调其中"；阳气"从上降下而盛于中者，先举之亦调其中"，以此治法"使阴阳各归其部"。

十五、龚廷贤

在鼓胀的证治方面，龚廷贤主要继承了李东垣和朱丹溪的认识，但也有其自身的原创观点。龚廷贤诊治鼓胀较为重视脾胃中土，如《万病回春》中将该病脉象总结为"胀满脉弦，脾制于肝；洪数热胀，迟弱阴寒；浮为虚胀，紧则中实；浮大者生，虚小危急"，强调中土不足、受制于肝是本病重要病机。治疗上，结合脾胃兼病而施以不同治法，曰治宜"健脾顺水宽中为主也。不可大用猛烈之药反伤脾胃，病再复来不可治也"。又如腹胀而"脾胃气血俱虚者，宜半补而半消也"，若脾胃两虚的同时元气亦不足，则"宜补多而消少"；若热胀而腹中有积聚者，此属邪实，则直分消；若寒胀而不喜饮食，则宜温散；若内有血气凝结积聚者，则宜专攻；若因气机不利，则宜顺气。龚廷贤对于方药组合，也非常重视调补中土，如六君子汤，该方主治"脾虚鼓胀，手足倦怠，短气溏泄者"，并谓此药为"调治胀满王道之药"，适用于久病虚弱之人。

十六、张景岳

对于鼓胀病机的认识，虽然张景岳继承了朱丹溪病在脾胃的观点，但其治疗并不局限在脾胃，若病在中焦，当脾胃为主，宜参、芪之类。若病在下焦，当以命门母气为主，宜人参、熟地之类。若气有痞塞，难于纯补，则宜少佐辛香理气之品，如陈皮、厚朴之类。若水道不利，湿气不行，则当助脾行湿，而佐淡渗利湿之品，如猪苓、泽泻之类。若诸药不效，当改用灸法治疗。

十七、喻昌

对于鼓胀病因病机，《寓意草·面议何茂倩令嫒病单腹胀脾虚将绝之候》曰："而单单腹肿，则中州之地，久窒其四运之轴，而清者不升，浊者不降，互相结聚，牢不可破，实因脾气之衰微所致。"由此可见喻昌对鼓胀病病因的认识，乃是继承了前贤"脾气虚衰"的学术观点。

喻昌对鼓胀提出多种治法，多与补土理脾、健运中州有关，他提出单腹胀本为难治之证，治之之法当以理脾，其曰："惟理脾一法，虽五脏见不治之证，而能治者尚多。"又曰："故理脾则百病不生，不理脾则诸疾续起。"对于理脾之法，其又立培养、招纳、解散三法，"培养一法，补益元气是也。则有招纳一法，升举阳气是也。则有解散一法，开鬼门洁净府是也"。

十八、沈金鳌

对于鼓胀病的认识，沈金鳌继承前贤的观点，主张本病病根在脾，由饮食不节，或怒伤肝脾导致脾气虚衰，湿热内生所致，治疗亦主张大补脾土。但其对鼓胀尤为重视辨因治疗，对病因的分类较为细化。因外感六淫之气而成者，宜予藿香正气散；因内伤七情而成者，宜予沉香降气散；因饮食所伤而成者，宜予香砂调中丸；因内有瘀血而成者，宜予代抵当汤；因忧思太过而成者，宜予苏子汤；因血热而胀者，宜予人参当归汤；因积聚痞塞而成者，宜予枳壳散；因泻久而成者，宜予六君子汤；因老人虚寒而成者，宜先服香朴丸，再服人参养荣汤，或二方参用；因妇人产后败血入胞而成者，宜予夺命丹。

沈金鳌认为鼓胀是由于脾胃湿热积滞，或虫积，或内伤藏血而成。对于内有积滞而成者，治法主张以补脾健胃为主，兼用消导之品。内有血瘀而成者，亦主张补脾健胃为主，兼用去瘀生新之品，如参术健脾丸、阴阳攻积丸。虽然蛊胀为内有实邪所致，但沈金鳌对该病的治疗仍然采用以补益为主的治法，兼用攻积消导之品。生活禁忌方面，沈金鳌提出，本病多脾虚，避免恼怒，保持心情舒畅，有助于肝气畅达，肝气不旺而不克伐脾土，有助于正气恢复，疾病康复。

参 考 文 献

陈群伟，包剑锋，2012.《医学原理》积聚论治经验[J]. 中华中医药学刊，30（6）：1404-1406.

邓舟，黄育华，2019. 浅析清代名医叶天士诊治黄疸的治法特点[J]. 中西医结合肝病杂志，29（4）：368-369.

邓舟，赵青，黄育华，2019. 浅析清代名医叶天士诊治胁痛的辨证论治特点[J]. 中西医结合肝病杂志，29（3）：248-249.

杜宜航，张迪，毕徐齐，2019. 李东垣治疗黄疸学术思想探讨 [J]. 国医论坛，34（3）：13-14.

郭静，鲁玉辉，2020. 浅析叶天士络病理论辨治胁痛特色[J]. 福建中医药，51（2）：51-53.

黄伟，王雪峰，2012. 《伤寒杂病论》中黄疸病诊治述略[J]. 中国中西医结合儿科学，4（2）：115-117.

惠建萍，惠建安，2011. 朱丹溪从痰论治诸痛的认识及启示[J]. 陕西中医学院学报，34（5）：7-8.

蒋士英，1990. 黄疸病证治评议[J]. 浙江中医学院学报，14（3）：4-6.

李鸿，2009. 《金匮要略》肝病证治浅析[J]. 湖北中医杂志，31（8）：32.

李力，王振兴，王一童，等，2017. 《临证指南医案》辨治胁痛医案浅析[J]. 江苏中医药，49（3）：12-13.

李友白，薛博瑜，2008. 张景岳治疗肝病学术思想初探[J]. 江苏中医药，40（12）：16-17.

廖成荣，赵天才，2012. 仲景治疗黄疸病特色探析[J]. 国医论坛，27（5）：5-6.

吕光荣，1981. 臌胀症[J]. 云南中医学院学报，4（3）：3-7.

潘茂才，2015. 朱丹溪论治臌胀病的学术思想特色研究[J]. 甘肃中医学院学报，32（5）：14-17.

杞锦政，2006. 历代医家应用肝脾相关理论治疗臌胀病的文献研究[C]//中华中医药学会脾胃病分会第十八次学术交流会论文汇编，沈阳：396-399.

谭春雨，梁慧凤，朱音，等，2011. 朱丹溪肝病相关病症医论验案思想探微[J]. 中华中医药学刊，29（10）：2216-2218.

王存芬，2003. 浅议《金匮要略》治疗肝病的特点[J]. 上海中医药杂志，37（8）：21-22.

王建国，2004. 张景岳治疗积聚思想初探[J]. 实用中西医结合临床，4（5）：77-78.

王俏，林晓峰，2014. 《金匮要略》从络论治积聚[J]. 河北中医，36（5）：754-755.

王芩，2006. 张景岳对胁痛的辨证论治经验[J]. 时珍国医国药，17（1）：126.

文钟雪，秦玉龙，2015. 《名医类案》辨治胁痛验案探析[J]. 中医药通报，14（3）：42-43.

吴秋霞，2017. 肝硬化腹水古代医论辨析[J]. 中医临床研究，9（15）：46-48.

吴盛宏，舒琦瑾，2012. 《备急千金要方》坚癥积聚篇初探[J]. 陕西中医学院学报，35（6）：28-29.

徐重明，汪自源，2009. 论《宣明论方》辨治积聚的学术思想[J]. 贵阳中医学院学报，31（6）：60-61.

阳国彬，刘松林，梅国强，2018. 《伤寒杂病论》癥瘕积聚的辨治特色探析[J]. 中华中医药杂志，33（9）：3825-3827.

曾鉴源，2009. 黄元御治疗黄疸的学术特色[J]. 环球中医药，2（5）：377-378.

张晓昌，2017. 浅析《金匮要略》治疗肝病的特点[J]. 临床医药文献电子杂志，4（14）：2770.

郑晓瑛，2001. 《金匮要略》辨治风痨臌膈的经验及其临床运用[J]. 光明中医，16（4）：2-5.

第三章　补土理论治疗肝病的现代名家经验

第一节　关幼波应用补土理论治疗肝病经验

关幼波，中医学家，在中医内科、妇科、儿科以及外科方面均有较深的造诣，多年从事肝病的临床及理论研究，比较全面地总结了中医治疗肝病的临床经验。关幼波尊崇历代医家思想，根据临证经验又提出自己的独特观点。他强调治病求本，注重人体内在因素，重视气血化生之源、运湿之枢纽的后天之本——脾胃功能，不仅在肝病的治疗中，提出了"调理肝、脾、肾，中州要当先"的补土治则，在各科杂病的辨证施治中也极为重视健脾运化，以固"后天之本"。治疗一些危重疾病，如肝癌，强调以扶正为主，祛邪为辅，而不宜予以破血消痞之品以及苦寒伤胃之剂，认为注意调理脾胃，此乃"有胃气有生也"。

在临床上，关幼波讲求治病求本，首辨邪正虚实。如对慢性病毒性肝炎的治疗，关幼波提出调理肝脾肾，中州要当先。他对慢性肝炎辨证施治，基本上是以脏腑、气血论治为原则，且以扶正治其本，祛除余邪治其标。治疗中注意调理中州，稍佐祛邪，使湿热余邪无处藏身，更无由以生。若湿从寒化，以致脾肾阳虚，中气不运，当以健脾助阳，温化寒湿，仍以调理中州为要。

而对于早期肝硬化（代偿期肝硬化）之病机，关幼波认为在治疗上，应以补气活血、养血柔肝为基础，以益气健脾养血治中州为关键，中州运化，后天得养，水谷充沛，五脏六腑得充。继而养血柔肝，肝脏阴血充盈，则坚自消而得柔润，功能始恢复。在治疗中重视健脾化痰，兼以清除余邪。

对于肝硬化晚期（失代偿期肝硬化）阶段，关幼波认为，在治疗上以扶正为本，逐水为标，以扶正为常法，逐水为权变。水的代谢，因"其源在脾"，故要在中焦上下功夫。气为血帅，气旺血生，气帅血行，恶血久蓄，正气大伤，血失其帅。故应补气扶正，健脾化痰，以平和之品行血利水，再加以软坚柔肝之品，以求全面之效。见水不治水，见血不治血，气旺中州运，无形胜有形，健运脾胃，以无形之气而胜有形之水、血。

对于脂肪肝的治疗，关幼波认为治疗伊始，应注意健脾理气、化痰活血，并强调要通透脉络，要顺其性，时时注意疏通。其依据"脾为生痰之源"的病因论，调配了爽心茶（其主要成分有代代花、橘红、菊花、砂仁、青茶等），其中代代花疏肝理气，健胃化痰消胀；橘红消食理气宽中，燥湿健脾消痰；菊花清热平肝解毒；砂仁芳香化湿，善理脾胃之气滞；青茶清肝降血脂，该茶口味清香，可醒脾舒气，和胃解胀，祛湿化痰，清食火，特别适用于暴饮暴食者，饭前饭后饮用尤佳，可以预防脂肪肝发生，体现了以泻为补的固护中州理念。

此外，治病分期论治，以脏腑辨证为主，将固护中州体现在治病各阶段，也体现其"补土"思维，如肝病初期，病位多在脾胃，累及肝胆，病机多为湿热阻滞脾胃，壅塞肝胆，治疗上以清热利湿、疏肝和胃醒脾为主，抓住和胃醒脾，使内湿无产生之由，则热不致缠绵。强调健运中州，清阳升、浊阴降，升降功能复常。常用的药物有藿香、佩兰、砂仁、杏仁、绿萼梅、玫瑰花等芳化醒脾；杏仁、橘红、茯苓、木瓜、佛手等以化痰开胃，健脾化湿。

特别指出，关幼波善用黄芪，常重用生黄芪，通过补气扶正以帅血行，更能散皮肤之湿而消肿，常用量为30~60g，最大用量可达120g。并配用党参、白术、茯苓、薏苡仁、木瓜、厚朴、大腹皮等健脾运湿之药。关幼波应用泽兰也颇有个人特色，其谓泽兰性味苦辛微温，入肝脾二经，能通肝脾之血，横行肝脾之间，"活血而不伤血，补血而不滞血，同时又能利水"，将补土与化瘀利水融为一体，贯穿于治疗肝病的总过程。对于白芍，其常重用，药量一般在 15~30g，其主要作用是养血柔肝，意在抑木补土，效果显著。

总之，肝之为病，治脾为先，是关幼波治疗慢性肝病的一大特色，体现了关幼波运用"补土"理念治肝病的思想，此思想对于后世在治疗肝病时的免疫调节、增强免疫力、预防肝纤维化等方面起到了重要的指导作用。

第二节　黄保中应用补土理论治疗肝病经验

黄保中，西安市中医医院主任医师，国家第二、三、四批老中医药专家学术经验继承工作指导老师，从事肝病临床 50 余年。提出"肝瘟"作为病毒性肝病的病名，同时认为湿热疫毒内侵是病毒性肝病的主要致病因素，肝、胆、脾、胃不和是脏腑病变之基础，气滞血瘀是病变发展的基本过程，阴阳气血亏损是病程久延的必然结果，并指出肝郁脾肾气阴（血）虚是慢性肝病的基本病机。提倡运用辨病施治和辨证施治相结合的方法，在辨病的基础上辨证施治肝病，临床注重脾胃调理，推崇和肝理脾，重视饮食治疗。

在诊断治疗方面，黄保中以现代医学肝炎、肝硬化的生理病理诊断为基础，以中医的认识论和方法论来分析辨证。按照中医"因发知受""审证求因""审因论治"的观点，把肝炎、肝硬化分为四期进行辨证论治，并创立了各期代表方剂，起到了执简驭繁的作用。

针对病毒性肝炎，其提出"肝瘟"病名。黄保中认为肝瘟临床表现较为复杂，病位涉及肝、脾、肾诸脏；病机涉及阳气功能、阴血实质；病性涉及寒、热、虚、实，其证候演变规律一般为因实致虚、致损，因虚致实，虚实相夹。其实不外乎热、湿、郁、瘀、风；其虚不离各脏腑气血阴阳。本病早期，病在气分，多为实证，恒以湿热多见且为始动因素，尚有湿重、热重、湿热并重之分及化燥化火之别，又有肝胆湿热、脾胃湿热之别，湿热困脾，脾失健运，久郁伤气，生化无源；湿热伤肝、疏泄失常、郁久化火、耗血伤阴、久则致郁、郁久不化、气阴虚损、痰瘀痹阻，终成瘀血阻滞、邪留血分，致本病后期虚中夹实之证。但黄保中强调，本病以脾虚不运为关键，肝血瘀滞为中心，因此，补土扶正应该为肝癌的治疗核心。其治疗肝癌的基本方"肝癌汤"，就应用苍术燥湿健脾以除生湿之源，加龙胆清热燥湿以清利肝胆湿热；两者共为主药，不仅使脾胃肝胆湿热得以清除，且互相佐制，以防温燥太过助湿生热与苦寒太过损伤脾胃之虞，并伍以茵陈清热利湿退黄，升麻祛风清热解毒、祛邪外出；佐以车前草清热解毒、平肝利尿、导邪外出。以上用药均体现了黄保中固护中土的思想。

针对代偿期肝硬化，黄保中认为，其病机特点为正虚邪恋。正虚乃脏腑气血虚，邪恋乃湿热毒邪留恋。湿热为害则肝失疏泄、横犯脾胃、脾失健运，而致肝郁脾虚；或气郁及血、血行不畅，而致气滞血瘀；或郁久化热、热耗阴液、肝阴不足，久必穷肾；而肝肾阴虚、或脾虚生湿、湿酿成痰、痰瘀夹杂、日久成积。临床以神色有变，肝脾肿大，虚实相兼为特点。但"肝郁脾肾气血虚，湿热余邪未残尽"这一根本病机始终贯穿于整个病程，是本病慢性化且缠绵难愈的原因所在。故其辨治思路，主张肝病治脾，认为脾为后天之本、气血之源、运湿之枢纽，又为肝病波及之重点。依据"见肝之病，知肝传脾，当先实脾"的理论，提出治疗慢性肝炎应注意实脾的补土原则。但实脾非单纯补脾，而贵乎运脾，脾运则诸脏不郁，升降复常，肝郁自可畅达。其肝积基本方，重用白术、枳壳以健脾消痞，升清降浊，并以鳖甲、牡蛎软坚散结，丹参活血化瘀，赤芍凉血活血，川芎行气活血，川牛膝活血化瘀，配以白芍养血柔肝、缓急止痛，与怀牛膝配伍共补肝肾之阴，车前草平肝利尿，升麻、土茯苓清热利湿，解毒祛邪以清利残留之湿热余邪。

针对失代偿期肝硬化、肝硬化腹水，黄保中认为，肝硬化腹水病机为正虚邪实，正虚为气、血、阴、阳、脏腑之亏虚，邪实为瘀血阻滞，水湿内停；正虚临床可有脾虚、肝肾两虚、脾肾两虚、气阴两虚等不同情况，因而肝硬化腹水的治疗原则为扶正固本，化瘀软坚，利水渗湿。在其治疗肝硬化腹水的基本方鼓胀汤中，遵张仲景"见肝之病，知肝传脾，当先实脾"之原则，以枳术丸为核心，方中白术除胃中之湿热，补脾家之元气，枳实泄心下痞满，消胃中所伤。二药一急一缓，一行一补，使脾气得健，气机得畅，化源充足，全身脏腑得以濡养，并配合白芍柔肝止痛，养血敛阴；牛膝补益肝肾，引血下行，使肝肾得以滋养；丹参、赤芍、川芎凉血活血，行气止痛，养血化瘀，使血脉通畅，气血流通，精微得以荣养全身；鳖甲软坚散结，改善肝脏循环，促进肝脾回缩；车前草平肝利水；桂枝通阳利水，牵牛子以利水通便，以改善水湿代谢，促进腹水消退。全方以补土理念为中心，兼顾肝肾，辅以活血利水、化瘀软坚，使肝硬化腹水的病理得到改善。

针对肝癌期，黄保中认为，此时本虚标实，虚实夹杂。本虚乃脏腑气血亏虚，标实乃痰瘀毒互结，临证宜辨虚实，本虚表现为乏力倦怠，形体消瘦，甚至面色萎黄等；标实表现为上腹有坚硬肿物而拒按，甚至伴黄疸、腹水、脘腹胀闷等。故治宜攻补兼施，扶正祛邪，方用肝积汤或臌胀汤合十全大补汤加减，以达疏肝健脾、软坚散结、化瘀利水、温补气血之功。旨在祛邪不伤正，扶正以达邪，缓缓图之，最大限度地延长患者的生存期，减少痛苦，提高患者生存率。

此外，黄保中治肝过程中，还重视通过"和土"调治。如对就诊时面色如常，体态自如，精神体力尚可，无明显不适感觉，且查体亦无明显异常，肝功能基本正常，仅病毒标志阳性，即所谓"病毒携带者"，其承禀《内经》"上工治未病"之思想，积极倡导在养生调摄和饮食起居方面预防，如强调以滋养清淡多样为宜，忌食香燥、辛辣、甘肥油腻之品。食糖供给决定以病者喜恶为主，不宜强求，并配合简单用药，以安调脾土、扶助正气，从而使正气旺盛，利于祛邪外出，使病情保持稳定，或逐渐好转。如其调和方"和肝理脾丸"中就强调"理脾"之重要性。

用药方面，黄保中亦强调扶正的核心就是"健脾"：其目的为使脾气健旺，脾脏正气充实，胃气和降，则能纳谷且能运化吸收，从而使正气来复，邪气消退，防止肝病迁延。临证多配用生黄芪、炒白术、太子参之类。此外，黄保中亦喜用风药，因风能胜湿，即所谓"诸风药，皆是风能胜湿也"。黄保中认为风药既有燥湿之功，又能振奋脾阳，使脾阳健运，以化痰湿，同时风药走窜力强，既能行气发散，宣散湿浊，防止湿邪凝聚，又能祛除痰湿于流散之地，疏被郁阻之气，从而达到痰湿得化则气血畅达之效。其常用风药有防风、羌活、薄荷、川芎等。

第三节　汪承柏应用补土理论治疗肝病经验

汪承柏，我国著名的中西医结合肝病专家，首批全国老中医专家学术经验继承工作指导老师，具有丰富的中西医结合治疗肝病的临床经验，创用凉血活血法（重用赤芍）治疗重度黄疸，被誉为退黄一绝。

汪承柏诊治肝病黄疸，首先从西医还原论角度，通过病史、症状、体征及实验室检查等临床资料，从器官组织层面深入到细胞分子水平，分析黄疸的发生原因，发病机制及发展规律。他强调黄疸不只是肝脏问题，内分泌、血液、免疫等各个系统器官均可导致黄疸。黄疸只是一个症状，而非一个病。因此，其在审证方面，强调尽可能详尽地收集临床资料，特别是细微之处不容忽视，再去伪存真，透过现象，抓住西医发病机制，切中中医病因病机，根据西医还原和中医辨证，清晰还原黄疸发生、发展过程，拨冗去繁，直抵病变症结所在，从而有针对性地制订治疗方案。其次，其认为黄疸病因病机复杂，多生变证，又当灵活辨证，非局限湿热或瘀热证型，如长夏季节湿热之邪弥散三焦，水湿停滞胃脘致饮停心下，宜宣畅三焦，温化水湿。

汪承柏诊治黄疸，除针对关键病因病机治疗外，亦重视疾病与环境、肝胆与其他脏腑的关系，尤其重视调理中土。汪承柏治黄必审查脾胃情况，如心下停饮之胃脘振水声，肝火横逆犯胃之胃部烧心反酸，中焦虚寒之胃脘怕凉，大肠气虚之肛坠不收等，汪承柏常常应用补土理念治疗肝病，他常言肝病影响最早、最严重的肝外脏器就是脾胃，在诊治肝病时，必配伍黄芪、茯苓，以取"先实其脾，无令得受肝之邪气"之功。

组方方面，汪承柏认为不应拘泥于专方专药治疗，应灵活配伍，选用君药既要具有明确的药理作用，又要符合中医理法方药原则，并适当加入臣药以助君药之用，或佐药以制君药之毒性，或针对兼证、临床表现加减。如其用大剂量行气破血药治疗重度黄疸时，常配伍黄芪、当归、桑椹、紫草益气补血之品，以防行气破血之品耗气伤血。其认为针对关键病机选药组方，将有利于专病专药的研制和中成药的开发，便于中药的推广应用。

用药特色方面，汪承柏强调一药多用，一药多解。他用赤芍治疗血瘀血热型胆汁淤积性肝炎，取其味苦性寒，专泻肝火，清热凉血，能行血中之滞，符合瘀热发黄治法治则，又具有扩张胆管、减少血栓素合成、促进胆汁排泄、改善肝脏炎症等药理作用。他重用葛根治疗酒精性肝病，理论源于古代医家经验及现代药理学研究，如《药性论》中明确提出葛根"主解酒毒"，《本草拾遗》中载葛根"解酒毒，身热赤，酒黄，小便赤涩"，现代研究证明，葛根异黄酮能明显抑制患者摄入酒精，影响酒精代谢，促进酒精戒断，减轻酒精对肝细胞的氧化损伤等。常重用葛根90g，最大用至150g。

第四节 王伯祥应用补土理论治疗肝病经验

王伯祥学贯中西、享誉海内外。历任世界中医药联合会肝病分会理事长、中国中西医结合学会肝病专业委员会副主任委员、湖北省中西医结合学会肝病专业委员会主任委员。2001年被国家中医药管理局指定为第一批"全国老中医药专家学术经验继承工作"指导老师，2010年被评为"全国名老中医药专家"，2011年被评为"湖北省中医大师"，同年，国家中医药管理局批准成立"王伯祥全国名老中医药专家传承工作室"。

王伯祥运用中医药治疗肝病独具匠心，疗效甚佳，他根据传统中医药理论遣方用药的原则，认为慢性肝病因病程较长，经久不愈，其病理本质为本虚标实，即肝脾肾虚为本，湿热疫毒羁留为标。王伯祥特别指出，在肝病的中晚期，脾气虚衰的矛盾尤为突出，患者多有纳呆、便溏、腹部胀满诸症。中医认为"大腹属脾""脏（脾）寒生满病"，说明腹水与脾之间关系密切。换而言之，病虽涉及肝、脾、肾三脏，而根在脾。后天虚衰，土塞木滞，气血瘀阻，水湿不行，遏阻气机，水湿泛滥，积聚于膜原，都是形成鼓胀的基本病机。强调脾虚为正虚之一（另外两个为肝虚、肾虚），故主张治疗用药遵循中医"久病必虚"等理论，采用扶正补虚，"肝病实脾"的原则，主张采用"健脾益气、培补中土""达木补土""补火生土"等补土方案。

王伯祥调护脾胃以固其本有几大特点：一是诊察疾病必问脾胃；二是辨证立法不忘脾胃；三是遣药组方想着脾胃。对早中期肝病，所处方剂多配用"甘味"之药健脾补中，加强脾胃生化气血功能，既防病邪入侵，又可资生肝血，使肝有所藏。常用药物有人参、白术、黄芪、茯苓、炙甘草、蜂蜜、饴糖等，调之以陈皮、佛手、木香、青皮、焦三仙等。如其海珠益肝方应用叶下珠、白花蛇舌草、海藻、茯苓、白芥子、莪术组方，方中茯苓虽为化痰所设，然其亦有健脾之意，健脾以化痰。

对于晚期肝病或伴有肝硬化腹水，认为病人脾气虚衰，三焦气化不行，决渎失职是影响病变严重程度的一个重要因素，故在利水治标的同时，必须益气健脾，畅利三焦，以固其本，药物方面常用黄芪、党参、白术、茯苓、郁金、当归、莪术、大腹皮、车前草（子）、丹参等。若兼有湿热毒邪未清，则加用炒栀子、大黄、白花蛇舌草或虎杖等；若气滞湿阻明显，去白术加苍术、厚朴、陈皮以祛湿除满；若气滞血瘀明显，加用延胡索、三棱；有伤阴征象者，加北沙参、生地、枸杞子、麦冬、石斛、酸枣仁等养阴生津酸敛之品。此外，王伯祥亦喜"寓通于补"，喜欢加强通便行滞以逐积排毒，临证时必问患者大便是否畅快，有无便秘，但见便秘艰涩难下，不管一日1行或数日1行，即相机投以通便行滞大法，从而起到去除腹内毒邪，恢复脾胃健运的疗效，不仅对慢性肝炎或合并胆囊炎患者的治疗屡取良效，而且对慢性重型肝炎及淤胆型肝炎的治疗疗效亦佳。

第五节　钱英应用补土理论治疗肝病经验

钱英，天津市人，首都医科大学教授，主任医师，首都国医名师，第一届全国名中医。第三、四、五批"全国老中医药专家学术经验继承工作"指导老师。钱英在中医药治疗肝病方面造诣颇深，倡导"体用同调""肝病固肾"和"和血法"治疗各种肝病,疗效卓著。

钱英治疗肝病一则强调"体用同调",治疗肝病一方面要补肝阴和肝血养肝体;另一方面要注意肝阳和肝气功能的调节。二则强调亟当固肾,提出"见肝之病,其源在肾,亟当固肾"的学术思想,认为慢性肝炎、肝纤维化、肝硬化甚至肝癌的发生过程就是正虚邪恋、正不达邪的过程。而正气亏虚从根本上来说首先是素体先天肾精不足或劳欲过度致精血不足,抑或加之后天脾胃补养不力所致,治疗应扶正以祛邪,应及早固肾。三则认为和血法是属于扶正为主、祛邪为辅的治疗大法;治疗慢性肝病不用血分药,是药不达所,犹如隔靴搔痒;"瘀血阻络"虽然是慢性肝病的核心证候之一,但治疗要以调和气血为大纲,以体用同调为要旨,立足于"和",和血法包括补血养血和活血化瘀,而非单纯活血化瘀。钱英教授认为"和血法"兼具"理血法"和"和法"的含义,含有理血法的各种特点,兼和法之精要。

钱英强调亟当固肾,并不排斥当先实脾,他主张肝病的治疗先后天并重,重视调理肝脾肾,其运用补土理论治病也很有个人特色。钱英曾受徐季含(1891～1968年)和施奠邦(1924～2005年)两位中医家影响,徐季含及施奠邦在临床诊疗过程中均非常重视调理脾胃、补养后天。在两位中医家的影响下,钱英发扬了李东垣《脾胃论》中"脾胃之气既伤,而元气亦不能充,而诸病之所由生也"的后天脾胃理论,提出脾胃是百病之源,中医肝病的治疗,中州要当先的补土理念。又根据《素问·四气调神大论》"圣人不治已病治未病,不治已乱治未乱"以及《金匮要略·脏腑经络先后病脉证》中"见肝之病,知肝传脾,当先实脾"理论,提出治疗肝病的治疗中应该预见疾病下一步的发展,故应该未病先防,及时实脾的固护中土治未病理念。

钱英对应用补土理念治疗慢性肝病有独到见解,认为很多肝病都是脾阳与胃阴同时受病,因此脾阳胃阴应该同时并调。扶脾阳旨在运化精微,可以化湿、制水、生金、统血、提升中气、消除虚热,也可以温敷四肢、充养肌肉、固密腠理,养胃阴可使胃之阴阳协调,降而不逆,并能游溢精气,供养脾气散精,上输于肺,肺朝百脉,九窍通利;还可以使上下阴阳相交,睡眠得安,又可以防御肝木顺乘。

针对肝硬化腹水(鼓胀),钱英认为本病久病必虚,肝脾肾俱虚,应诸脏三焦俱调,并且需重视健中阳助脾运、温肾阳助气化、调三焦助水道,常常重用生黄芪80～100g,以健脾补气利水,生黄芪味甘性温,能大补元气、补脾益肺,并配伍党参、白术以增强健脾益气的作用。

针对慢性重型肝炎,钱英提出治疗慢性重型肝炎应采用"截断逆挽法",即针对慢性重型肝炎早期治疗时,应尽快有效控制病情。"截断逆挽法"包括"快速截断法"和"逆流挽舟法",是两者的联合应用。"快速截断法"的核心精神是,在疾病早期,争取治疗主动权、取得战略制高点,果断采取措施,应用特效药物，直捣病巢、祛除病原、力挽狂澜、扭转病势。他创制"清肝利肠方"（生地、蒲公英、大黄、厚朴、枳实等）灌肠以净化肠道，减少肠源性内毒素血症的二次吸收，以控制病情发展，这体现了泻浊补土的精神。"逆流挽舟法"的核心精神是，对于久病体虚、正不抗邪之慢性重型肝炎病人，应仿喻嘉言"逆流挽舟"之意，在治疗慢性重型肝炎过程中，及时益气补中，补虚扶正。既可有助于及早截断病势，又有助于先安未受邪之地，此为上工之举，也体现了重视中焦脾胃的精神。

针对肝癌，钱英根据多年的临床实践，依据扶正祛邪这一学术思想，创制了治疗肝癌和癌前病变的经验方"槲芪散"。方中应用槲寄生、黄芪、丹参、郁金、白花蛇舌草、苦参等八味药物组成。槲寄生、生黄芪二味君药用量等于其余六味攻邪药的总和，充分体现了固护中州、扶正法在肝癌治疗中的重要性。

除药物治疗外，钱英也喜通过食疗调补中土，他认为肝病多是慢性病，长期消耗，致患者营养状态差，故日常生活中食疗非常重要，例如给肝硬化腹水患者食用鲫鱼红小豆汤具有补充白蛋白、利尿的功效，用于临床获得良好疗效。后来他主编了《肝病防治和食疗100法》，强调药食同源，疗效更佳。

第六节　王灵台应用补土理论治疗肝病经验

王灵台，主任医师，博士生导师，上海市名中医，第五批"全国老中医药专家学术经验继承工作"指导老师。王灵台教授精于医理，勤于临床，擅长诊治肝脏疾病，临证治疗慢性乙型肝炎颇具特色。

王灵台治肝，首重辨别在气在血，认为"初为气结在经，久必血伤入络，终则穷必及肾"，即在病变早期，湿热毒邪比较突出，偏重于气，病至中期，病邪则渐入于血。但无论早期还是中期，气分病变和血分病变都是同时存在的，只是各有侧重而已。故治疗大法为"初治其气，继治其血，末治脾肾""气血同病者，则气血同治"。

针对气病，气郁有香附、郁金；气结有八月札、橘核；热郁有黄芩、川黄连；寒郁有乌药、吴茱萸；血郁有旋覆花、茜草；湿郁有茵陈、苍术、荷叶；痰郁有胆南星、浙贝母、瓜蒌、夏枯草、半夏等，更为切合病机。王灵台不主张应用柴胡，乃因柴胡有劫肝阴之嫌。对于一些气滞为病，经调疏理治疗效果不佳，病情缠绵难愈者，王灵台喜用瓜蒌15克，宽胸理气、清金抑木以降肺气，俾使气机畅通，气滞因而得消。

针对血病，王灵台认为，理气活血，忌猛宜和。不主张以活血纯攻为务，或纵桃仁、红花、三棱、莪术、虻虫、水蛭等峻猛之品攻坚逐血，以图一时之快，唯恐有耗血、动血之弊，应以"和"为贵。故其临证常用赤芍、丹参、仙鹤草、生牡蛎、炙鳖甲、当归等活血养血、软坚散结之品，同时加一味川芎以行血分之气，疗效颇佳。

在气血调治基础之上，王灵台亦重视调脏腑。其认为"治病贵在辨证，辨证不离脏腑，脏腑之中，肝病最为复杂"。肝脏之病，初病在肝，日久必向他脏传变，从而导致两个或两个以上脏器病变。正如张仲景言："见肝之病，知肝传脾。"所以，王灵台提倡肝病治疗应"不离于肝，亦不止于肝"，反对见肝治肝，见病治病。应谨审病因，明察阴阳，详辨肝病影响所及何脏何腑，在气在血，根据病机的不同，采取不同的治法与方药。

王灵台认为治肝需护中土，肝与脾在生理病理上关系十分密切。肝主疏泄而为藏血之所，脾主运化而为气血生化之源。肝为气机疏泄之主，肝失疏泄，则脾土升降失常。脾为气机升降之枢，脾土壅遏，亦影响到肝气的疏泄。脾乃后天之本，为气血生化之源，脾运健旺，则气血充足，肝体得养；脾运无权，则气血不足，肝失所养。王灵台遵循张仲景"治肝实脾"的观点及东垣"脾胃虚则九窍不通"的论述，重视脾胃中州之气，尤其强调"治肝不忘治胃"，认为肝病对脾胃的影响迅速而持久，主要表现为胁痛腹胀、纳呆便溏、乏力等肝郁脾虚证候与胃脘胀满、嗳气、呕恶、纳呆等肝胃不和的症状。而"人以胃气为本""得谷者昌，失谷者亡"，若土气一败，不但正气不支，而且患者难以接受汤药之治，势必影响疗效。王灵台强调其只言"治肝不忘治胃"而不说"治肝不忘治脾"，乃脾胃同属于土，肝木乘土，必先犯胃，然后传脾，言"和胃"亦实寓健脾之意也，其意不背仲景。王灵台治肝处方，除疏达肝气外，几乎方方都有健胃和胃之品，如加用党参、黄芪、白术、茯苓等健脾药及苍术、厚朴、陈皮、鸡内金等。一言括之，王灵台认为，顾护脾胃是肝病治疗中最重要的法则，贯穿于疾病治疗的始终。或化湿运脾，或疏肝健脾，或调养肝脾，或补益脾肾，均以顾脾为要旨。

王灵台于 1974 年首次公开报道了运用"补肾法"为主治疗慢性乙型肝炎的临床经验，在近 40 年的临床实践和研究中不断证实"补肾法"是治疗慢性乙型肝炎肝硬化及肝癌等慢性肝病的有效方法之一。

王灵台应用"补肾法"不只是关注肾脏，而是注重内脏相关，多法连用，尤其注重脾肾之间的关系，强调补火生土的补土理念。如其认为相当一部分的慢性乙型肝炎患者除有湿热的症状外，还常伴肾虚的表现，如眩晕耳鸣、腰膝酸软等，甚至有些患者见形寒肢冷、带下清稀或阳痿遗精等命门火衰情况；考虑慢性乙型肝炎为湿所扰，湿为阴邪，易伤阳气，轻则脾气不运，重则脾阳不振，连及肾阳，所谓湿久，脾阳消乏，肾阳亦惫，因此根据其病理机制而温补命门之火，取"补火生土"之义，则"肾气若壮，丹田火经上蒸脾土，脾土温和，中焦自治，膈开能食矣"。古云"命门火旺，则蒸糟粕而化精微"，肾阳充旺，脾土健运，自无寒湿诸症。王灵台据此创立了"补肾方"应用于临床，方中应用巴戟天健脾开胃、补益元阳，青皮疏肝理气，达木郁而固脾土。他治疗肝纤维化、肝硬化的"补肾柔肝方"，亦突显补土理念，方中应用淫羊藿、炙黄芪重在补肾健脾。对于肝硬化腹水，他研制的"胀消贴"（主要药物组成：黄芪、肉桂等）也是通过调节脾肾功能，激发人体正气，增加肾脏血流量，改善微循环，降低门静脉压力等而发挥持续效应。

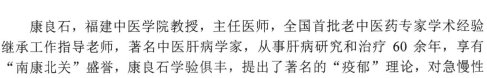

第七节　康良石应用补土理论治疗肝病经验

康良石，福建中医学院教授，主任医师，全国首批老中医药专家学术经验继承工作指导老师，著名中医肝病学家，从事肝病研究和治疗 60 余年，享有"南康北关"盛誉，康良石学验俱丰，提出了著名的"疫郁"理论，对急慢性肝炎、淤胆型肝炎、重型肝炎、肝硬化腹水、原发性肝癌等病的辨证论治作出系统阐述。

在治疗乙型肝炎病毒携带者方面，康良石认为"伏气学说"与乙型肝炎病毒携带者的发病规律及临床表现相吻合，可作为论治的理论依据。如《温疫论·辨明伤寒时疫》所指，时疫伏邪"不溃则不能传，不传邪不能出，邪不出而疾不瘳"。临床一些乙型肝炎病毒携带者，虽无临床表现，实则邪留于肝，与温疫伏邪不溃相似。因此康良石对乙型肝炎病毒携带者，强调遵循《重订广温疫论·论温热伏气与新感不同》"医必识得伏气，方不至见病治病，能握机于病象之先"的说法，依临床经验，防治病毒性肝炎邪留于肝和携带者邪伏不出的要领，重在清里解毒，及早导邪从里清利，并依《黄帝内经》"邪之所凑，其气必虚"的理论，提出要注意固护中土正气。康良石创制基本方芪橘叶汤，以黄芪益气扶正，且能托毒；甘草益气补中，又清热解毒；协同葛根升发胃气，并清热生津，清热解毒；菝葜、七叶一枝花散肿消毒，上药伍入行气解郁、凉血化瘀的栀子根、郁金，并用柴胡引药归经，全方攻而不伤正，补不滞邪，对表现为气虚的伏邪不溃者，则加大黄芪的用量，加灵芝、茯苓、扁豆，对表现为阴虚的邪伏不溃者，则加麦冬、石斛、沙参、白芍；对表现为湿热内蕴的伏邪不溃，则加虎杖、贯众，疗程 3 个月。

康良石认为论治慢性重型肝炎，当从《黄帝内经》"五疫之至"学说中的疫病论治，而疫毒内陷是重型肝炎发生的主要病机。慢性重型肝炎多由肝郁日久，肝气日虚，脾胃虚弱，不能化精生血，肝失血濡而肝脾俱虚；子病累母，肾水损耗，水不涵木而肝肾俱虚。是以脾虚不能运化水湿则聚湿生痰，痰结而血不行；心血虚，肝失疏泄则直接影响血液运行而导致气滞血瘀，造成正虚邪实的局面。正气虚损，邪气留连，病情逐渐恶化，肝体越来越虚，病理损伤越来越重，终致正不胜邪，痰瘀生毒，迅猛燔肝、损脾、伤心肾，病情急剧发展、毒漫三焦，则急黄迅速加深，出现神昏、鼓胀、厥脱诸凶险逆证。因此，康良石治疗慢性重型肝炎，除了重视清里祛邪，使邪热有所出路外，亦强调扶正祛邪，尤其重视固护中土。如针对黄疸不深，疸色晦滞，类似阴黄，常投重剂黄芪、西洋参等益气健脾、消痰化瘀药物以扶正祛邪，阻断正虚邪实的恶性循环，延缓控制病情的逐渐恶化，避免重型肝炎的发生。

康良石论治肝硬化腹水，认为属于中医学"鼓胀"范畴，病性属正虚邪实，正虚者乃肝脾肾损伤为本，邪实者痰浊、湿热、瘀血、水邪互结为标，因此论治主张腹水减消即可逐步加强扶正补虚的用药比例，强调水为阴邪，土能制之，突出补土利水的重要性，治疗应该"重在肝而不忘脾肾"。其经验方加减导水茯苓汤，即用茯苓、黄芪、白术、野葡萄藤等补土行水，醒脾和中，合木香、砂仁、紫苏、木瓜、陈皮、大腹皮以疏肝行气，和胃宽中，化湿导滞，配桑白皮、麦冬以通调水道，利水消肿，佐灯心草以辅膀胱气化而导水。若腹水消退，诸症改善明显，更宜加强补土固本为主，多用西洋参、茯苓、白术、鸡内金、炙甘草等药物以健脾益气，并配合行气利水之药共同应用以巩固疗效。

康良石论治原发性肝癌，强调是在原有的慢性肝炎或肝硬化的基础上，由积转癥，其原因有三：一是因肝脾瘀血阻滞，正气日虚，邪气重沓；二是因肝肾热浊凝滞，营阴日败，邪气重沓；三是因肝脾肾由于痰瘀凝滞、热毒搏结，元气、营阴日益衰败，邪气重沓。治疗上，结合患者的具体临床症状，辨证使用调理肝脾、清热利湿、益气健脾等有调补中土功效的中药，临床上常可取得满意疗效。如针对瘀毒伤损证患者，伴有神思困倦、气短懒言，纳减腹胀、泄泻、完谷不化，头晕眼花，面浮足肿，尿频而短，面色萎黄或少华，舌体胖嫩，脉濡细或虚大等见症者，采用参芪三甲汤，则重用参芪，强调补土理念，并结合现代医学，认为生晒参能大补元气，提高肿瘤病人免疫系统的监视功能，抑制肿瘤的发展，对受损伤机体，能促进细胞生长，而对肿瘤细胞无促进作用；配以北芪、龟甲、鳖甲、茯苓、薏苡仁、生牡蛎以达到益气、健脾、滋阴、降火、扶正固本之效，能增强机体抗肿瘤、抑制肝癌和软坚散结的能力，合以九节茶、龙葵草、白花蛇舌草、半边莲、菝葜、仙鹤草、半枝莲使肿瘤缩小、症状减轻、延长缓解期，共奏扶正祛邪之功效。

康良石论治非酒精性脂肪肝，认为本病多数有积块（肝肿大），质地中等度以上，结于心窝部胁脘之间，大致可归属于中医学的"胁痛""肝癖""积聚""黄疸"等范畴，主要为肝、脾、肾三脏的升降变化功能障碍，虚实夹杂，以虚为主，故治疗重在调理脾肾，尤重调和中土。其将非酒精性肝病临床辨证常分为三型：一是气虚运化失调型，本型以胁肋胀闷不舒、喜按喜揉，时或坠痛，卧则减轻，倦怠乏力，不耐作劳，纳减腹胀，嗳气不适，肠鸣虚恭，便溏或泄泻，体肥舌胖，舌淡红、苔白腻或厚腻，积块增大，质地充实，脉细弦或濡为主症，治以益气健脾、疏肝解郁为主，处以益气芪术汤，方中白术补脾益气，与黄芪、炙甘草、升麻、柴胡同用升举脾胃清气，扶助肝脾升降出入之气机，改善失常的传化功能，合茯苓、薏苡仁、藿香、陈皮、鸡内金、焦山楂，以消除内停之湿浊，运化积聚过多之脂肪，配郁金、佛手、枳实、鳖甲，既能疏肝理气，散结消痞，又能助脾胃气机之升降、恢复脾胃运化、散精的正常功能。二是阴虚散输失职型，本型以右胁隐痛喜揉或灼痛悠悠不止，五心烦热或午后低热或盗汗，虚烦少寐，或心悸，或齿衄，或妇女月经量多，眩晕，耳鸣或健忘腰酸或遗精早泄，两颧潮红，舌偏红，少苔或无苔，横裂或龟裂，右胁积块质地充实，脉细弦或细数无力等为主症，治以滋水涵木，调和肝脾，处以加减滋水涵木汤：方中除以白芍、枸杞子、女贞子、决明子、何首乌补益精血以达滋水涵木外，还配柴胡、升麻、佛手、石斛、扁豆、鸡内金、鳖甲、炙甘草并理肝气、健脾胃、化湿浊、散结气、消食积，疏肝气之升发条达，助脾气之升降出入。三是虚滞变化失司型，本型以神思倦怠、沉困无力，胁隐痛，时而痛如针刺，胸中烦闷，纳减腹胀，大便溏薄，时或痰多、衄血，面色晦暗，状如烟熏，或虚浮水肿强调了补土助运的理念。舌晦或紫暗或夹瘀斑，苔白腻或厚腻，胁下积块，质地偏硬，脉细弦或细涩等为主症，治以益气健脾，疏肝活血，处以益气活血汤，方中以黄芪、白术与柴胡、佛手合用，既升举阳气，又疏肝健脾而补虚；配丹参、赤芍、焦山楂、鸡内金、鳖甲活血化瘀、软坚散结、消食化浊以通滞；且伍茯苓、半夏、陈皮、川厚朴、黄连以助行气利水，燥湿化痰。三种类型虽非均以中土为核心，但均体现健脾助运的补土理念。

第八节　谌宁生应用补土理论治疗肝病经验

谌宁生，湖南中医药大学第一附属医院主任医师、教授，全国第二批老中医药专家学术经验继承工作指导老师，从事肝病临床科研和教学 50 余年，在治疗肝病病证上积累了丰富的临床经验，疗效显著，深得病友赞誉。

在治疗慢性乙型病毒性肝炎方面，谌宁生认为慢性乙型肝炎的形成多因急性肝炎失治或久治不愈，湿热之邪稽留不去，蕴结日久，损伤肝脾肾三脏，导致气虚血瘀，脏腑功能失调，最终形成"湿热稽留难除尽，肝郁脾肾气血虚"的正虚邪恋和虚实夹杂的复杂病因病机。病机复杂，故临床症状多变，根据"整体观"及"治病必求于本"的基本原则，只要针对病因（湿热夹毒之邪）、病机（脾肾虚）、病理（肝郁气滞血瘀），将解毒、化瘀、补虚融为一体，就能达到解毒祛邪、补虚扶正、化瘀固本的目的。但根据病情变化及临床证候不同，解毒、化瘀、补虚三法需各有主次。慢性乙型肝炎病程较长，缠绵难愈，故治疗时，不可操之过急，进行猛攻或大补，而宜和中守方，缓图功效，以求全功。而"和中"思维，体现了谌宁生补土扶正主导思想之一隅。他强调脾胃在慢性乙型肝炎病程中各阶段都有重要关联，脾胃为人体气机之枢纽，是气血生化之源，是疾病预后转归的决定因素，切忌一味攻伐，必须在保证脾胃功能健运的前提下予以施治，《金匮要略》中的"见肝之病，知肝传脾，当先实脾"是慢性乙型肝炎防治的重要指导原则。他结合慢性病毒性肝炎病因病机系统认识，制订治疗慢性乙型肝炎成方"参仙乙肝汤"，该方除虎杖、白花蛇舌草等清热化湿解毒药物以祛除湿热伏邪外，还重用生黄芪、西党参、淮山药、桑椹子、云茯苓补益脾肾，扶正培元，以助祛邪，并佐以紫丹参、赤芍活血化瘀，疏通经络，对改善症状、恢复肝功能和清除乙型肝炎病毒，均有较好疗效。

在治疗肝硬化腹水方面，谌宁生认为肝硬化腹水的病机复杂，肝硬化腹水的治疗，不能简单使用一法一方，或纯补猛攻，以求速效。而应精细辨证，谨守病机，各司其属，灵活施治。只有正确处理好消、攻、补的关系，始能奏效，或可以竟全功。他主张，消法应着重于肝，包括疏肝、行气、活血、利水、消胀等，以起疏肝健脾、脾健湿化之效，多用于肝炎肝硬化初期，邪气尚轻而正气充实者。对于攻法，他着重于利肠胃，包括逐水、攻下、破瘀、消坚等，以起泻浊扶正之效，多用于肝炎肝硬化中期，邪气实而正气不衰者。他应用补法，最注重补脾肾，包括益气健脾、温补脾肾、滋养肝肾等，多用于肝炎肝硬化晚期，正气虚弱而邪气不盛者，或肝炎肝硬化好转的恢复期。不管何法，他均强调中土的重要性，故攻、补、消法，通常不宜单独长期使用，往往需先后掺杂、间断或同时兼用。如实证，宜用攻法，但攻中应以补法佐之，反之虚证宜补，但不可纯补，以补中兼泻或消为宜。对于肝硬化腹水中晚期，多属正虚邪实，有虚不能补、攻难祛邪之虞，谌宁生认为如欲攻泻，可用大黄、芒硝等无毒之品。

在治疗重型肝炎方面，谌宁生认为，重型肝炎病情凶险，传变极快，治疗时不必按照一般辨证论治的原则，也不可用叶天士治疗温病按卫气营血发展顺序的尾随治则，而应遵照张仲景"见肝之病，知肝传脾，当先实脾"，以及《黄帝内经》"治病必求于本""审证求因"和"审因施治"的根本原则。对重型肝炎必须采取快速截断的果断治疗措施，以阻断瘟邪热毒侵入营血，扭转病机，不致内陷心包。重型肝炎证候千变万化，病机错综复杂，但其病因病理不外乎"毒""瘀"二字，毒为致病之因，毒盛必导致瘀甚，而瘀甚则必定生毒，从而加重肝脏血瘀病变，形成恶性循环，最后形成瘀毒胶结难解的局面。针对这一病因病机，他治疗重型肝炎的法则，重在解毒、化瘀，并注重通过泻浊祛腐，以起到通因通用、祛邪补土的效果。如其自创解毒化瘀汤、凉血化瘀汤，均重用大黄以祛邪扶中。

第九节　颜德馨应用补土理论治疗肝病经验

颜德馨，1939 年毕业于上海中国医学院，从医 70 余年，是中国著名的中医学家，同济大学中医研究所所长，上海中医药大学附属曙光医院终身教授，曾获得"上海市名中医"、第三届"上海市医学荣誉奖"、中国医师协会首届"中国医师奖"、中国铁道学会"铁道卫生学科带头人"等光荣称号。颜德馨教授长期从事疑难病证的研究，在学术上开拓创新，根据疑难病证的缠绵难愈、证候复杂等特点，倡导"久病必有瘀""怪病必有瘀"，提出"衡法"治则，为诊治疑难病证建立了一套理论和治疗方法，这套理论运用于心脑血管病领域，颇有成效，历年来发表论文200余篇，出版著作10余部。

对肝病的治疗，颜德馨重视中土作用。他认为，肝脾两脏关系十分密切。生理情况下，肝木需脾胃之气以培之；病理情况下，肝病最易传脾。临床所见肝病患者常有面色萎黄、胁肋疼痛、胸腹痞满、纳食欠佳、神疲乏力、大便溏薄、舌苔厚腻、脉濡弦等症状，均与肝脾相关。此时应健脾化湿，疏肝解郁，治肝从脾。若盲目补肝，迭进柔腻之品，极易加剧水留湿滞，土壅侮木。相反，若重视健脾醒脾，脾得健运，元气旺盛，湿浊不生，水谷精微充养肝木生生之气，自能保肝祛痰。

在慢性肝炎方面，他提出"保肝不如健脾，而健脾不如运脾"的调补中土理念。该理念源于1962年，颜德馨突患急性肝炎，谷丙转氨酶（ALT）高达600U。住院期间，除服清热解毒复方外，连续用葡萄糖加胰岛素静脉滴注，遂致湿困脾阳，健运失司，症见身面虚浮，胁痛绵绵，多白沫痰，清晨须咯去痰盈碗后方能纳谷，精神委顿，体重徒增，疗养数月，竟无寸进，多次复查ALT均异常，复用育阴保肝法，症情有增无减。此时他忆及许叔微《普济本事方》中述其少年时曾患悬饮，备尝温补、逐水之剂不效，自揣脾土恶湿，水留湿滞，用苍术燥湿运脾，连服三个月而愈。他从中获得启示，乃按土壅侮木案例，投五苓散加苍术，凡一月，浮肿先退，痰沫消失，胃纳大增，脸色红润，复查ALT正常。后以苍术一味研末吞服，身体大健，三十余年从未复发。由此悟及肝病之治，保肝不如健脾，而健脾不如运脾，运脾莫过于苍术，遂创制健脾疏肝饮，治疗土衰木横之肝病，疗效显著。

针对慢性肝炎、早期肝硬化，颜德馨创作健脾疏肝饮治疗，效果颇佳。该方取平胃散、二陈汤意，以健脾运、化湿浊为主。方中以苍术燥湿运脾，振奋生化之权，起废振颓；辅以郁金、木瓜、谷麦芽、白术等以疏肝郁、和胃气；加入少量桂枝温阳祛湿，以期"离照当空，阴霾自散"。全方共奏健脾燥湿、疏肝理气之功。

在肝硬化腹水方面，颜德馨认为其表现既有湿热交结肝脾之征，复有瘀血内滞脉络之象。其病理变化有三端：肝气横逆，克伐脾胃，湿从内生是其一；肝气郁结，日久化火，热毒内蕴是其二；湿热郁肝，久病入络，浸淫血分，煎熬成癖是其三。故祛湿利水及补土护胃，疏肝清热即是养阴柔肝；活血通络即是软肝散结。故治疗中虽无补土之药，却藏补土之法。其治疗既需清热利湿，又当活血祛癖。颜德馨创制犀泽汤，方中以广犀角、泽兰入血以清热解毒，活血化癖；土茯苓、大金钱草、平地木以疏肝清热，利尿化湿；败酱草凉血活血。诸药配伍，共奏清热毒、消瘀血、利湿浊之功效。

用药方面，颜德馨治疗中最喜用广犀角、苍术二味。广犀角不仅善清热凉血，且解毒力大功宏，正如李时珍所谓"犀角能解一切诸毒"，对肝病的 ALT 长期不降及 HBsAg 转阴多有殊效；苍术能解郁、燥湿、辟恶，历代诸家对其极为推崇，如刘守真谓："苍术一味，学者最宜注意。"朱丹溪谓："苍术治湿，上下中皆有可用，又能总解诸郁。"他临床每多用于肝病湿浊胶结难化者，颇获殊效。

第十节　张云鹏应用补土理论治疗肝病经验

张云鹏，江苏人，教授，博士生导师，主任医师，首届上海市名中医，享受国务院政府特殊津贴专家，"全国老中医药专家学术经验继承工作"指导老师，"全国优秀中医临床人才研修项目"上海指导组专家。张云鹏从事中医临床、教学、科研和文献研究工作 50 余年，注重兼收并蓄，融会贯通，临床实践主张多元辨证，讲求实效。

张云鹏治疗肝硬化，强调治疗时不忘保护中土胃气，兼顾标本缓急，予以攻补兼施法。其认为肝硬化在病变过程中，有寒、热、虚、实、气滞、血瘀，兼湿夹痰、脏腑虚损之不同，而肝功能生化指标亦因之而不同。所以在辨证审因的同时，重视生化指标的变化，相应选用不同的药物，才能提高疗效。遣方用药特点：退黄选用茵陈、山栀、金钱草、胡黄连、生大黄。生大黄一味，根据体质不同，可用至 4～25g，起通腑泻浊、祛邪扶正之效。日久瘀血阻络，重在活血化瘀退黄，选用水蛭、地鳖虫、三棱、莪术、赤芍。其中赤芍一味，根据热毒入侵程度，可用至 10～60g。血瘀日久而结滞不化，用散结通瘀退黄法，选用穿山甲、皂角刺、丝瓜络、石见穿、牡蛎。牡蛎可用至 20～40g。祛湿之法，初期为湿困中焦，宜芳香化湿，如藿香、佩兰；继而脾虚湿盛，宜健脾燥湿，如白术、苍术、厚朴；利水消鼓，如茯苓、泽泻、车前子等。疏肝理气宜用柴胡、广木香、枳壳、郁金等。活血化瘀要选用那些既活血又养血，既活血又利水的药物，如丹参、当归、王不留行、泽兰、益母草等。软坚散结常用鳖甲、穿山甲、地鳖虫、牡蛎之类。攻下逐水必须用逐水峻剂，如甘遂、芫花、大戟、黑丑、白丑、葶苈子等。健脾补气常用药有黄芪、党参、白术、茯苓等。滋补肝肾则常佐以生地黄、黄精、枸杞子、鳖甲、女贞子之类。温补脾肾常以淫羊藿、制附子、覆盆子与黄芪、党参、白术相配。

张云鹏认为，消除乙型肝炎病毒是治疗乙型病毒性肝炎的重要方面，但也不能忽视乙型肝炎的组织损伤是一系列免疫反应的结果。因此，他提出清解疫毒与调控免疫双管齐下的治疗思路。根据临床证候的观察，张云鹏提出乙型肝炎的病机是由实致虚，虚中夹实，虚实错杂。治疗时张老注重清解疫毒为先，调控免疫居后，清中寓补，补中有散，做到祛邪不伤正，扶正不留邪，审证求因，辨证论治。祛邪有清热、解毒、疏肝、活血等大法，常用中药有黄芩、虎杖、板蓝根、垂盆草、叶下珠、败酱草、白花蛇舌草、柴胡、佛手、广郁金、丹参、赤芍等；扶正有补气、柔肝、健脾、补肾等法，常用中药有黄芪、党参、黄精、白术、茯苓、薏苡仁、生地黄、麦冬、白芍、淫羊藿、桑椹、菟丝子、旱莲草等。最终达到消除肝炎病毒，增强机体免疫功能的治疗目的。

张云鹏治疗非酒精性脂肪肝，善从多层次、多因素、多变量、多方位考虑疾病的始因与变化，并将本病病因病机归纳为饮食失调、肝郁气滞、肝失疏泄、脾不健运、痰湿内蕴、冲任失调、气血不和、瘀阻肝络，将其病机简要概括为"痰瘀互阻、脂浊积聚、肝络不和"。强调素体肥胖是造成本病的原因之一，患者往往由于膏粱厚味，活动减少，造成体形肥胖。"肥人多痰"，痰浊中阻，脾失健运，痰湿内蕴，肝失疏泄，气滞血瘀，脏腑气化功能失常，导致代谢产物痰浊、瘀血贮积，肝之脉络不和，而成本病。因为此病以内伤脾胃为源，故补土助运为其治疗大法之一。

张云鹏根据多年的临床实践，总结出用于治疗脂肪肝的经验方——降脂理肝汤，方中除泽泻、决明子降脂理肝，海藻化痰活血，荷叶升清降浊，丹参、郁金活血通络、疏肝经之瘀，行肝中之积之外，更用莱菔子、生山楂消食理气，通腑降浊，运脾和中。诸药合用，共奏行气解郁、补土降浊、活血通络之功效。此外，张云鹏还提出合理饮食是治疗的重要环节。患者应避免进食高脂肪和高胆固醇食物，如动物内脏、蛋黄、肥肉、无鳞海鱼等，禁饮含有乙醇的饮料，减少食用薯片、奶茶、冰激凌、蛋糕等；宜多食豆制品、果蔬等，也可常食薏苡仁、绿豆、山楂，尤其适合进食海带、蘑菇、蕃茄、胡萝卜等，这些举措均体现了其重视脾胃中土的思想。

参 考 文 献

杜宇琼，车念聪，孙凤霞，等，2013. 钱英治疗黄疸学术思想探究[J]. 北京中医药，32（10）：736-737，743.

韩天雄，邢斌，施红，2007. 颜德馨教授治疗传染性肝炎的思路与方法[J]. 中国中医急症，16（8）：959-960.

蒋伟，王书杰，陈隆桂，2014. 谌宁生中医论治慢性乙型肝炎经验谈[J]. 辽宁中医杂志，41（6）：1115-1116.

黎运芳，陈斌，谌宁生，2018. 谌宁生治疗晚期肝硬化腹水经验[J]. 湖南中医杂志，34（2）：18-19.

李晓燕，吕文哲，黄小林，等，2011. 黄保中辨治病毒性肝病经验[J]. 中医杂志，52（16）：1360-1363.

刘坚，1999. 王伯祥治疗慢性肝炎经验辑要[J]. 中国中西医结合脾胃杂志，7（2）：93-94.

刘敏，李献平，2006. 关幼波治疗肝硬化腹水的经验[J]. 中医药通报，5（4）：11-12.

刘彦ները，2006. 血虚阴伤阳微，气虚是主重益气毒郁热伏湿滞，瘀血为甚必化瘀：关幼波治疗肝硬化腹水经验[J]. 中国社区医师，22（16）：40-41.

齐京，王新颖，徐春军，2012. 关幼波中医药防治脂肪肝学术思想及临床经验[J]. 北京中医药，31（11）：824-825，847.

阮清发，康旻睿，康素琼，2014. 康良石教授治疗原发性肝癌经验总结[J]. 中医临床研究，6（20）：71-72.

阮清发，林立，康旻睿，等，2014. 康良石治疗乙肝肝硬化腹水经验[J]. 世界中西医结合杂志，9（9）：923-926.

沈小珩，2006. 张云鹏治疗肝病经验撷英[J]. 上海中医药杂志，40（8）：19-20.

王灵台，2009. 王灵台肝病论治经验集[M]. 上海：上海科学技术出版社.

吴文平，2012. 黄保中主任医师治疗肝炎肝硬化用药经验[J]. 云南中医中药杂志，33（12）：7-9.

吴文平，吕文哲，2011. 黄保中治疗肝硬化腹水经验[J]. 河北中医，33（7）：967-968.

颜新，1998. 颜德馨治疗肝病经验方二则[J]. 江苏中医，30（10）：12-13.

杨华升，杨薇，李秀惠，2008. 钱英治疗慢性肝病临证思辨特点[J]. 中国中医基础医学杂志，14（6）：456-457.

杨悦娅，2006. 张云鹏治疗脂肪肝的思路与临证经验[J]. 山西中医，22（6）：5-7.

俞唐唐，贾建伟，2010. 钱英教授治疗慢性重型肝炎之学术思想浅探[J]. 中国中医药现代远程教育，8（7）：8-9.

章亭，吴剑华，张如棉，等，2014. 康良石治疗乙肝病毒携带者经验[J]. 江西中医药，45（9）：10，26.

章亭，张如棉，康素琼，等，2015. 康良石治疗重型肝炎经验[J]. 中医杂志，56（17）：1456-1457，1464.

朱文芳，谌宁生，2009. 谌宁生教授治疗重型肝炎的经验[J]. 中西医结合肝病杂志，19（6）：362-363.

朱云，2011. 汪承柏教授重用行气活血药治疗重度黄疸肝病经验[J]. 中西医结合肝病杂志，21（2）：105-108.

朱云，汪承柏，2012. 汪承柏诊治黄疸思路与方法[J]. 中医杂志，53（18）：1546-1547.

下篇　补土理论在肝病的应用案例

第四章　补土理论治疗病毒性肝炎案例

第一节　补土理论治疗慢性 HBV 携带者案例

慢性乙型肝炎病毒（HBV）感染是引起肝硬化和肝细胞癌的最主要原因。据统计，全世界慢性乙型肝炎病毒（HBV）携带者约有 2.4 亿，我国慢性 HBV 携带者达 1.2 亿左右，这是一个相当复杂的群体，包括肝组织正常至肝硬化的不同病变阶段的人群。慢性 HBV 携带者在临床诊断上的所谓"健康"，实质上大部分患者组织学上已发生了病变。据统计，慢性 HBV 携带者中仅有 10%患者电镜下肝组织接近正常，大多数患者均有不同程度的病变，随着病程的延长，慢性 HBV 携带者患者有可能演变为肝硬化、肝细胞癌。由于人数众多，且具有危害性，故慢性 HBV 携带者是医学界所不能回避的一个重要课题。近年来，众多学者对这一课题进行了大量的研究，绝大多数学者认为应重视对慢性 HBV 携带者的监测，密切注意隐匿性肝病的发展，最大限度地降低终末期肝病的发生率。

现代医学目前对慢性 HBV 携带者尚无公认有效的治疗方法。尽管近年我国最新的《慢性乙型肝炎防治指南》以及亚太地区、美国等关于慢性乙型肝炎抗病毒治疗的实践指南，逐渐放宽对慢性 HBV 携带者的抗病毒适应证，但是，抗病毒治疗毕竟有限，依然有大量的慢性 HBV 携带者未能得到有效的干预，而且这类患者难以停药。长期抗病毒治疗（甚至终身服药）带来的获益以及长期抗病毒治疗的经济负担、不良反应、心理负担等问题尚未能明确。慢性 HBV 携带者的治疗依然是难题之一。

慢性 HBV 携带者为现代医学疾病诊断名称，慢性 HBV 携带者的诊断以实验室检查为依据，由于中医病名诊断以症状诊断为主，相当一部分慢性 HBV 携带者无明显临床症状，有临床症状的慢性 HBV 携带者往往表现不一，从而加大了中医辨证的难度，甚至产生慢性 HBV 携带者"无证可辨"的说法。其实，中医辨证博大精深，除症状外，患者的舌脉象、体质特点以及其不典型的临床症状均是临床辨证的关键点，因此，慢性 HBV 携带者"无证可辨"的说法并不正确。慢性 HBV 携带者与慢性乙型肝炎同属于中医学"肝著"范畴，但是慢性 HBV 携带者不同于慢性活动性肝炎，现代有部分专家从"治未病"理论出发，把部分慢性 HBV 携带者视为慢性乙型肝炎的"未病"状态。本书编者的研究团队通过对

455 例慢性 HBV 携带者中医证候分型及中医体质分型调查显示，慢性 HBV 携带者多表现为肝郁脾虚和脾气虚等证候，体质以气郁质和湿热质为多，病位在肝脾。基于此，我们提出在补土理论的指导下，应用疏肝健脾法为主治疗慢性 HBV 携带者。

《金匮要略·脏腑经络先后病脉证》云："夫治未病者，见肝之病，知肝传脾，当先实脾，四季脾王不受邪，即勿补之。中工不晓相传，见肝之病，不解实脾，惟治肝也。夫肝之病，补用酸，助用焦苦，益用甘味之药调之。酸入肝，焦苦入心，甘入脾。脾能伤肾，肾气微弱，则水不行；水不行，则心火气盛，则伤肺；肺被伤，则金气不行；金气不行，则肝气盛。故实脾，则肝自愈。此治肝补脾之要妙也。"这是应用补土理论治疗慢性 HBV 携带者的理论根源之一。临床上，虽然慢性 HBV 携带者从临床症状、实验室检查等方面并未显示出明显的病变，但是，患者多表现为肝郁脾虚的证候，此时运用畅木扶土的治法，如疏肝健脾或健脾益气，可能是干预慢性 HBV 携带者疾病进展的有效途径。但由于慢性 HBV 携带者尚处于病程的轻浅阶段，在治疗对策上，虽应用疏肝健脾法，但更应强调调和气血，疏通经络，平调肝、脾之阴阳，重点应在"调"上，重在理气和阴阳，而不能拘泥于单纯的"补"。同时，医者也应关注肝脾的内在关系，调肝不忘实脾，脾虚当健，理脾应以疏通中焦壅滞、和达阴阳为主。

总之，慢性 HBV 携带者的中医调治，应充分发挥中医整体调节、标本兼治的优势，通过中药多靶点作用发挥保肝、免疫调节、抗肝纤维化等作用，使慢性 HBV 携带者处于免疫平衡稳定状态，并通过多层次、多环节的治疗作用，以达到预防肝炎活动、纤维化进展的目的。

1. 案例一　益气健脾交通心肾法

李某，男，47 岁，2017 年 1 月 14 日来诊。

主诉　发现 HBsAg 阳性 30 余年，失眠半年。

现病史　30 余年前体检发现 HBsAg 阳性，肝脏生化学指标检查持续正常，2016 年 6 月，适逢其子高考担忧思虑，某日行车至某下坡道时突遇轿车熄火，患者惊吓过度，当日起难以入睡，甚至彻夜不能寐，即使短时入睡，亦噩梦不断，在外院多家医院治疗无效（中药曾用柴胡桂枝龙骨牡蛎汤、黄连温胆汤、酸枣仁汤化裁，西药曾服谷维素、七叶神安片及氟哌噻吨美利曲辛片等），只有服用 2016 年 11 月 15 日方（归脾汤化裁）可收微效，服艾司唑仑有效。现症见失眠加重，彻夜难眠，白天亦无睡意，纳食可，二便尚调，舌淡暗，边有齿痕，苔薄白，脉细小滑。

辅助检查　HBsAg、HBeAg、HBcAb 均阳性，HBV-DNA $1.8×10^3$IU/ml，肝功能、AFP、血常规及腹部 B 超检查均未见异常。

中医诊断　肝著。

中医证型　肝郁脾虚。

西医诊断　慢性 HBV 携带者。

中医治法　益气健脾。

中药处方　黄芪 30g，茯神 30g，制远志 10g，炒薏苡仁 30g，生姜 10g，大枣 10g，炒酸枣仁 30g，五味子 10g，紫河车 10g，炙甘草 10g。

每日 1 剂，再煎温服，共 7 剂。

2017 年 1 月 21 日二诊

刻下症　诉服药第 1 剂后感睡眠好转，两剂安眠达旦，纳食可，二便调，舌淡红，边有齿痕，苔薄白，脉弦细，左脉小滑。

继以益气健脾为法。

中药处方　黄芪 25g，茯神 15g，制远志 10g，炒薏苡仁 30g，生姜 10g，大枣 10g，炒酸枣仁 30g（先煎），五味子 10g，紫河车 10g，炙甘草 10g。

每日 1 剂，再煎温服，共 5 剂。

2017 年 1 月 26 日三诊

刻下症　诉安眠达旦，舌脉同前，守方击鼓再进，7 剂善后。

2017 年 3 月 11 日来诊，检查 HBV-DNA 低于最低检测限，肝脏生化学指标正常。

按语

患者幼年脏气清灵，形气未充，感染湿热浊毒之邪，影响后天，导致素体脾虚。加之忧愁思虑，忧思伤脾，致虚者益虚，渐致气血生化乏源。心主血藏神，思虑劳神，心脾两伤，则心无所主。加之惊恐伤肾，心肾失之交臂之势已成，遂见彻夜难眠之状。

患者以"不得眠"为主要症状，治疗当从此入手。《灵枢·口问》提出昼夜阴阳与寤寐的关系时有如下记载："卫气昼日行于阳，夜半则行于阴……阳气尽，阴气盛，则目瞑；阴气尽而阳气盛，则寤矣"。《灵枢·营卫生会》认为不寐与营、卫二气的虚实盛衰相关，"营气衰少，而卫气内伐，故昼不精，夜不瞑。"《普济本事方》中认为不寐与肝藏魂的作用有关，肝有邪气，魂不归肝，则导致不寐。《景岳全书·理集·杂证谟·不寐》提出了失眠与思虑劳倦的因果关系，其认为思伤脾，无法化生充足的营血津液，导致肝藏血不足，魂不归肝而导致失眠发生。《辨证录》认为失眠与心、肾两脏密切相关，所谓心主神明，若肾水不能上济资心火，心火上炎扰神明则发为不寐。《沈氏尊生书·不寐多寐源流（梦魇）》提出不寐与惊吓等情志因素相关，其认为胆气虚者遇事多易产生惊恐等不良情绪，导致夜间噩梦多，故而影响夜间睡眠质量。唐容川的《血证论·失血见兼诸证·卧寐（梦寐）》则认为失眠的发生与魂不能正常归藏于肝有关，记载有"魂不入肝，则不寐"的说法。《辨证录·不寐门》提出失眠与肝脏体阴用阳的特点密切相关，其认为肝气郁结日久会暗耗肝血，血虚不能濡养心神，心神不安则发为不寐。

综观病史，患者不寐不外乎以先后天失养为基础，思虑太过、精神刺激阻碍机体气血运行，阴阳不调，脏腑功能失司，以致心神不安，神失守舍而难以入睡。

黄芪茯神汤出自宋代陈无择《三因极一病证方论》，由生黄芪、茯神、紫河车、远志、酸枣仁、生姜、大枣组成。缪问解此方曰："六癸之火，其脏为心，其发为痛。揆厥病情，无一非心血不足见端。盖心为生血之脏，血足则荣养百骸，不足则病多傍见，如胸胁臂背诸痛，甚则屈不能伸，而肩臂之络如青灵、少海诸穴，咸系于心，则止痛必专补血，从可知矣。方用黄芪走表止痛于外，茯神入心，益气于中。而即以河车，血肉有情补其心血，远志挈离入坎，育其心神。药物无多，简而赅，切而当矣。土气来复，反侵水脏，亦足防心。佐以苡米，甘淡悦脾，即有治痿之功，而又借以交通心肾。盖婴儿姹女，必媒合于黄婆。此治心肾者，所以必兼治脾也。要之，气交之病，多属脏气侵凌，非如六腑之可泻，即偶用以佐治，亦不可太过。"

本例用药寥寥数味，看似简单，实则从患者体质、病史出发，"先其所因""伏其所主"，切中病机，益气健脾之中寄寓补益心血，补益心血中又寓交通心肾，丝丝入扣，应手辄效。

2. 案例二　健脾利湿益气养阴法

梁某，男，36 岁。2014 年 6 月 20 日来诊。

主诉　发现 HBsAg 阳性 10 余年，全身皮疹伴瘙痒半年。

现病史　患者母亲及姐姐均为 HBV 携带者，10 余年前体检发现 HBsAg 阳性，肝脏生化学指标检查持续正常，2014 年春节外出旅游进食海鲜后周身皮肤起皮疹伴瘙痒，在外院皮肤科治疗但病情缠绵反复。患者因服用多种药物，恐药物诱发肝病，故来诊。现症见倦怠乏力，晨起困倦思睡，口干，尿黄，大便溏稀，查体见皮疹以下肢皮肤为甚，呈大体对称分布，密集成片，部分结痂，部分有淡黄色渗出液，舌红，前苔少，有裂纹，根苔黄腻，脉细缓。

辅助检查　HBsAg、HBeAg、HBcAb 均阳性，HBV-DNA 3.2×10^8 IU/ml，肝功能 12 项、甲胎蛋白（AFP）、血常规及腹部 B 超检查均未见异常。

中医诊断　肝著。

中医证型　脾虚湿盛，气阴两伤。

西医诊断　慢性 HBV 携带者。

中医治法　健脾利湿，益气养阴。

中药处方　黄芪 25g，党参 10g，苍术 15g，白术 15g，陈皮 5g，青皮 5g，泽泻 15g，炒黄柏 10g，葛根 20g，麦冬 10g，神曲 30g（包煎），甘草 5g，升麻 5g，五味子 5g。

每日 1 剂，再煎温服，7 剂。

2014 年 6 月 27 日二诊

刻下症 诉服药 5 剂后下肢未见新增皮疹，原有皮疹渗出明显减少，乏力口干明显改善，但大便仍不成形，舌红，边有齿痕，中有裂纹，根苔黄腻，脉细偏滑。继以健脾利湿、益气养阴为法。

中药处方 黄芪 30g，党参 10g，苍术 15g，土炒白术 15g，陈皮 5g，青皮 5g，泽泻 15g，炒黄柏 10g，煨葛根 20g，麦冬 10g，炒神曲 30g（包煎），甘草 5g，升麻 5g，五味子 5g。

每日 1 剂，再煎温服，10 剂。

2014 年 7 月 7 日三诊

刻下症 诉周身皮疹基本消退，乏力、口干十去八九，但进食生冷油腻后仍大便溏稀，舌红，中有细小裂纹，根苔腻，微黄，脉细小滑，守方击鼓再进。

2014 年 10 月国庆假期来诊，检查 HBV-DNA 定量 6.4×10^6IU/ml，肝功能 12 项检查结果正常。再以上方加减善后。

2016 年 5 月随诊，检查 HBV-DNA 低于最低检测限，乙型肝炎 5 项定量检查提示"小三阳"，肝功能正常。

按语

患者幼年感染湿热浊毒之邪，素体脾虚。因于饮食或节令，内外合邪，致脾失健运，津液不布，水湿蓄积，停滞于内，浸淫肌肤，而发湿疹。

湿疹属于中医学"湿疮""浸淫疮"的范畴，《素问·至真要大论》指出"诸湿肿满，皆属于脾"，历代医家多认为湿疹的发病与脾湿相关。《医宗金鉴·外科心法要诀》提出浸淫疮"此证初生如疥，搔痒无时，蔓延不止，抓津黄水，浸淫成片，由心火、脾湿受风而成"。《疡科心得集·辨湿毒疮肾脏风疮论》也指出湿毒疮"此因脾胃亏损，湿热下注，以致肌肉不仁而成"，均指出湿疹的发生与脾胃亏虚、湿热或湿浊内生密切相关。《素问·太阴阳明论》指出"脾病而四肢不用"，而且湿性下行，临床上湿疹多见于下肢明显。本例患者查体见皮疹以下肢皮肤为甚，密集成片，部分有淡黄色渗出液，结合舌红，前苔少，有裂纹，根苔黄腻，脉细缓。四诊合参，考虑患者脾虚湿盛，热灼伤阴。《六因条辨·伤湿条辨》云："伤湿肢体倦怠，嗜卧不食，舌腻便溏，脉虚无力，此气虚挟湿。宜用东垣清暑益气汤，升清降浊。"故采用《脾胃论·长夏湿热胃困尤甚用清暑益气汤论》中之清暑益气汤，原方由黄芪、人参、橘皮、当归、甘草、苍术、白术、泽泻、升麻、葛根、炒神曲、青皮、黄柏、五味子、麦冬组成，其功效健脾祛湿，清热养阴。考虑患者为男性，且地处南方，阳热较盛，在清暑益气汤的原方去当归进行治疗，患者诉服药 5 剂未见新增皮疹，首战告捷。二诊时，患者仍大便不成形、湿疹渗液，考虑脾虚不运致湿浊壅滞，故加大黄芪用量，白术、神曲改为炒制，葛根改煨葛根，以加强益气健脾燥湿之力，再服 10 剂，湿疹消退，再守方加减调治而收功。

本例患者慢性 HBV 携带者合并湿疹，经中医辨证发现脾虚生湿是其关键病机，由于病情反复、缠绵不愈，导致湿热伤阴，经应用清暑益气汤治疗湿疹痊愈，在随访时检查 HBeAg 血清学转换，HBV-DNA 定量阴转，看似意外收获，实则感染湿热疫毒与湿疹病由一也，清暑益气汤切中病机，扶正气，祛湿邪，一箭双雕，也正是中医整体观念的具体体现。

3. 案例三 补肾健脾益火暖土法

宋某，女，55 岁。2015 年 3 月 20 日来诊。

主诉 发现 HBsAg 阳性 30 余年。

现病史 30 余年前体检发现 HBsAg 阳性，肝功能检查持续正常，2015 年 3 月单位体检发现肝功能异常（ALT 62U/L），无明显不适，遂来我院进一步求治，检查 HBsAg、HBeAg、HBcAb 均阳性，HBV-DNA 定量 5.8×10^7 IU/ml，肝功能、AFP、血常规及腹部 B 超检查均未见异常。肝穿活检提示轻微病变。患者近 3 年来月经量多，色淡质稀，经期及经后头晕乏力。半个月前肝穿刺检查后次日月经来潮，量多色淡，至今未净。现症见头晕，腰膝酸软，纳食可，二便尚调，舌淡暗，边有齿痕，苔薄白，脉沉细。肝功能 3 项及血常规检查均未见明显异常。

中医诊断 肝著。

中医证型 肝郁脾虚。

西医诊断 慢性 HBV 携带者。

中医治法 急则治其标，以固冲摄血，益气健脾为法。

中药处方 黄芪 30g，炒白术 60g，煅龙骨 20g（先煎），煅牡蛎 20g（先煎），白芍 15g，海螵蛸 15g，茜草根 10g，五倍子 5g，棕榈炭 10g，山萸肉 30g。

每日 1 剂，再煎温服，共 7 剂。

2015 年 3 月 27 日二诊

刻下症 诉服药两剂月经干净，再服头昏头晕及乏力诸症改善，舌淡，边有齿痕，苔薄白，脉细。

继以补肾健脾，益火暖土为法。

中药处方 黄芪 25g，炒白术 30g，龙骨 15g（先煎），牡蛎 15g（先煎），白芍 15g，桑寄生 10g，盐杜仲 10g，五味子 5g，党参 10g，山萸肉 30g，淫羊藿 10g，炙甘草 10g

每日 1 剂，再煎温服，共 14 剂。

2015 年 5 月 12 日三诊

刻下症 诉守方服药至今，末次月经日期为 5 月 6～10 日，色淡，量正常，惟经期乏力，经后四末微冷，舌脉同前，上方加肉桂 3g 焗服，依法击鼓再进。

2015 年 7 月 21 日来诊检查肝脏生化学指标正常。

2016 年 4 月 19 日患者诉近 1 年间断守方服药至今，月经色质期量均正常，纳食睡眠及二便如常，拟进一步检查。1 周后辅助检查回报提示肝脏生化学指标未见异常，HBV-DNA 定量阴性，HBeAb 阳性，腹部彩超检查提示轻度脂肪肝。

按语

《黄帝内经》提出"正气存内，邪不可干；邪之所凑，其气必虚"的致病观，《金匮要略》提出"见肝之病，知肝传脾，当先实脾"之既病防变观，后世温病学家亦提出"先安未受邪之地"的治疗理念。慢性 HBV 携带者的治疗亦需遵循上述理念。

本例患者虽然是以月经过多为主要表现，属于中医学"崩漏"的范畴，从辨证上看，患者以脾肾亏虚、冲任不固为主，患者脾虚失摄，若不妥善治疗容易导致慢性乙型肝炎病情加重。《妇人规·经脉类·经不调》指出："调经之要，贵在补脾胃以资血之源，养肾气以安血之室，知斯二者则尽善矣。"故治疗以益气健脾、固冲摄血为法，采用固冲汤加减治疗。固冲汤出自《医学衷中参西录》，原方由白术、黄芪、龙骨、牡蛎、山萸肉、杭白芍、海螵蛸、茜草、棕榈炭、五倍子组成，其中重用黄芪、白术，通过补气以摄血，健脾以助健运、资生化，令脾气旺而统摄有权。《医学衷中参西录·治女科方·固冲汤》云："然当其血大下之后，血脱而气亦随之下脱，则肝气之郁者，转可因之而开。且病急则治其标，此证诚至危急之病也。"经过治疗，本例患者脾肾亏虚的情况得到改善，崩漏治愈。其后，患者间断使用本方治疗 1 年余，在后续的随访中自然清除 HBV，出现 HBeAg 血清转换，慢性 HBV 携带者的病情向愈。

从本案例可以看出，益气健脾，不但对崩漏有效，而且能够提高慢性 HBV 携带者机体免疫功能，提升患者自身免疫清除 HBV 的能力，有助于病情康复。

第二节　补土理论治疗慢性病毒性肝炎案例

慢性乙型肝炎治疗的目标是最大限度地长期抑制 HBV 复制，减轻肝细胞炎性坏死及肝纤维化，延缓和减少肝衰竭、失代偿期肝硬化、原发性肝细胞癌（hepatic cellular cancer，HCC）及其他并发症的发生，从而改善生活质量和延长生存时间。在治疗过程中，对于部分情况适合的患者应尽可能追求慢性乙型肝炎的临床治愈，即停止治疗后持续的病毒学应答，HBsAg 消失，并伴有 ALT 复常和肝脏组织病变改善。但是能实现这目标的概率不足10%，而且随着抗病毒治疗适应证不断放宽，虽然患者在一定程度上有获益，但是抗病毒治疗存在的问题也日益显现，例如停药复发、长期服药的安全性等，而且抗病毒治疗也不能阻止肝癌的发生。

中医药在我国慢性乙型肝炎诊治中发挥着十分重要的作用。自 20 世纪 80 年代至今，中医药诊治慢性乙型肝炎一直被列为我国科技攻关的重点之一，并已取得诸多研究成果，形成了慢性乙型肝炎辨证分型和治疗方案，在中西医结合治疗方面进行有益探索，初步明确了中医药治疗慢性乙型肝炎的优势环节。例如，中医药联合抗病毒治疗能够提高 HBeAg 转阴率及血清转换率，中医药能够迅速改善患者的临床症状、恢复肝功能等。但是，如何有效减少慢性乙型肝炎患者病情反复或波动，仍是难以解决的问题。对于此，中医认为是慢性乙型肝炎患者体内存有宿因，或者称其为"伏邪"。《血证论·失血兼见诸证·时复》曰："凡物有根者，逢时必发。"中医认为，肝为刚脏，体阴而用阳，喜条达而恶抑郁，感染疫毒后，肝失疏泄，肝气郁结，肝木克脾土，最终导致肝郁脾虚。在此基础上，湿邪、热邪、瘀血等病理因素常常夹杂或同时出现，导致疾病反复发作，缠绵难愈。研究表明，中医"脾"的生理功能与消化、神经、免疫、内分泌和物质代谢等系统的功能密切相关，脾虚会导致机体出现明显的免疫功能异常。而在慢性乙型肝炎的整个发展过程中，肝郁脾虚证贯穿于慢性乙型肝炎的整个病程，治疗时应注意以人为本，正确处理扶正与祛邪，应注意兼顾疏肝健脾治法，重点调整阴阳、气血、脏腑功能平衡。

1. 案例一 疏肝健脾益气通便法

唐某，女，33 岁，2016 年 8 月 1 日初诊。

主诉 发现 HBsAg 阳性 8 年，乏力伴大便不畅 2 周。

现病史 患者于 8 年前体检发现 HBsAg 阳性，当时肝功能正常，患者无特殊不适，未予重视及特殊诊治。自诉 2014 年发现转氨酶中度升高，在当地医院就诊，由于 HBV 复制活跃，应用恩替卡韦口服抗病毒治疗至今，其后间断复查肝功能正常，HBV-DNA 定量阴性，坚持门诊抗病毒治疗。2 周前患者自觉乏力，大便秘结，经休息后缓解不明显，遂来诊。现症见精神疲倦，乏力，无胁部不适，无身目黄染，口干，睡眠可，纳可，大便秘结，2～3 日一解，舌暗红，边尖红甚，边尖有齿痕，苔薄黄，脉弦滑。

体格检查 体温（T）37.0℃，血压（BP）118/78mmHg，心率（P）70 次/分，呼吸（R）18 次/分。精神疲倦，发育正常，全身皮肤黏膜及巩膜未见黄染，肝掌征（－），蜘蛛痣（－），心肺未见明显异常，腹部平坦，全腹无压痛及反跳痛，肝区叩击痛（－），肾区叩击痛（－），移动性浊音（－），肠鸣音 5 次/分，双下肢未见明显凹陷性水肿。

辅助检查 肝功能 12 项检查结果正常；HBV-DNA＜1.0×10^3IU/ml；腹部彩超：肝、胆、脾、胰未见异常。

中医诊断 肝著。

中医证型 肝郁脾虚。

西医诊断　慢性乙型病毒性肝炎。

中医治法　疏肝健脾，益气通便。

中药处方　柴胡 5g，茯苓 15g，郁金 15g，田七片 15g，枳壳 10g，甘草 5g，白芍 15g，生白术 60g，山药 15g，太子参 15g，黄芪 15g。

上药加水 800ml，煎取 200ml，温服，日 1 剂，共 7 剂。

2016 年 8 月 8 日二诊

刻下症　服药后患者大便通畅，偶感乏力，舌暗红，边尖有齿痕，苔薄黄，脉弦滑。继续以上方加减。

中药处方　柴胡 5g，茯苓 15g，郁金 15g，田七片 15g，枳壳 10g，甘草 5g，白芍 15g，生白术 30g，山药 15g，太子参 30g，黄芪 30g，桑椹 15g，百合 15g。

上药加水 800ml，煎取 200ml，温服，日 1 剂，共 14 剂。

2016 年 8 月 22 日三诊

刻下症　患者精神可，无诉乏力，无腹胀，大便通畅，舌暗红，边尖有齿痕，苔薄白，脉弦。效不更方，守上方加减。

中药处方　柴胡 5g，茯苓 15g，郁金 15g，田七片 15g，枳壳 10g，甘草 5g，白芍 15g，生白术 15g，太子参 15g，黄芪 15g，桑椹 15g。

上药加水 800ml，煎取 200ml，温服，日 1 剂，共 7 剂。

2016 年 8 月 29 日四诊

刻下症　患者诸症消失，大便改善明显，病情好转，之后坚持门诊随诊，继续抗病毒治疗，并配合中药汤剂口服治疗。

按语

现代医学针对慢性乙型肝炎的治疗主要是抗病毒治疗，该治疗措施可有效控制 HBV，并在一定程度上减少肝癌的发生，改善患者的预后。但部分慢性乙型肝炎患者临床症状较多，如乏力、胁痛、腹胀、便秘、失眠等，抗病毒治疗往往不能有效缓解这些症状，这正是中医药治疗慢性乙型肝炎的有效切入点。

本例患者在抗病毒治疗的过程中出现大便秘结，但考虑患者本有慢性乙型肝炎，存在肝郁脾虚的基本病机，故不能单用通腑泻下之法，而是在疏肝健脾的基础上兼用益气通便。白术具有益气健脾燥湿之功，首载于《神农本草经》，重用白术还可通便，盖脾为太阴之脏，藏精气而不泻，多脂多液，脾主运化，为胃行其津液，重在生化，故凡脾土本虚，胃强脾弱，耗伤脾阴，或老年腑燥，产后体虚，皆使脾气不得敷布，失其转输之能而使脾阴亏损，症见消渴便秘，治当补益脾阴，然滋阴之剂回补其阴液，不能助其生化，只有白术堪当此重任。

2. 案例二　疏肝健脾润肺降逆法

阮某，女，47 岁，2016 年 9 月 30 日初诊。

主诉　反复乏力伴右胁隐痛 4 年。

现病史 患者 10 余年前体检发现 HBsAg 阳性，无自觉特殊不适，未予重视及系统诊治。患者 2012 年 7 月开始自觉乏力、右胁隐痛，外院肝病门诊服用西药护肝、退黄等治疗，但病情未能控制，肝功能长期反复不正常，每至秋季之时肝功能波动明显，近期症状反复，遂来诊。现症见乏力，右胁隐痛，烦躁口渴，咳嗽咽痛，腹胀，便秘，小便黄赤，纳眠差，舌红少苔，脉弦细。

体格检查 T 36.5℃，BP 110/78mmHg，P 72 次/分，R 18 次/分。精神疲倦，发育正常，全身皮肤黏膜及巩膜未见黄染，肝掌征（−），蜘蛛痣（−），心肺未见明显异常，腹部平坦，全腹无压痛及反跳痛，肝区叩击痛（−），肾区叩击痛（−），移动性浊音（−），肠鸣音 4 次/分，双下肢未见明显凹陷性水肿。

辅助检查 肝功能 12 项检查：ALT 74U/L，谷草转氨酶（AST）52U/L，总胆红素（TBIL）25.2μmol/L；腹部彩超：肝内光点增粗，胆囊、胰腺、脾脏未见明显异常。

中医诊断 肝著。

中医证型 肝郁脾虚肺燥。

西医诊断 慢性乙型病毒性肝炎（轻度）。

中医治法 疏肝健脾，润肺降逆。

中药处方 柴胡 6g，白芍 12g，太子参 15g，白术 12g，桑叶 20g，北杏 15g，枇杷叶 15g，阿胶 15g（烊化），火麻仁 15g，沙参 20g，麦冬 12g，郁金 15g，甘草 6g。

共 7 剂，上方除阿胶外，加水 800ml 煎煮 50 分钟后入阿胶烊化，温服，日 1 剂。

2016 年 10 月 10 日二诊

刻下症 服药后患者自觉咳嗽咯痰减轻，大便通畅，仍感乏力，精神疲倦，纳眠一般，舌红苔薄白，脉弦细，继以疏肝健脾、润肺降逆为法，守望上方加减。

中药处方 柴胡 6g，白芍 12g，太子参 15g，白术 12g，桑叶 20g，北杏 15g，枇杷叶 15g，阿胶 15g（烊化），茯苓 15g，沙参 20g，麦冬 12g，黄芪 20g，山药 15g，甘草 6g。

共 7 剂，上方除阿胶外，加水 800ml，煎煮 50 分钟，后入阿胶烊化，温服，日 1 剂。

2016 年 10 月 17 日三诊

刻下症 患者诸症减轻，复查肝功能恢复正常，继续在原方基础上辨证加减处方，继续门诊中药调治，患者病情稳定。

按语

慢性乙型肝炎患者肝功能的异常存在季节性变化规律，秋、春两季变化明显，夏、冬、长夏等季节相对稳定，这与《黄帝内经》"五脏应四时"的理论是一致的。《素问·宝命全形论》提到"人以天地之气生，四时之法成"，故而"天有四时五行，以生长收藏，以生寒暑燥湿风，人有五脏化五气，以生喜怒悲忧恐"（《素问·阴阳应象大论》），再按照五行的理论，有"肝主春，心主夏，脾主长夏，肺主秋，肾主冬"的配属。

该患者每至秋季之时肝功能波动明显，肺的肃降功能受损。肺气通于秋气，"天气通于肺"，肺"乃清浊之交运，人身之橐龠"，秋季是全身阳气向体内潜藏的过程，阳气的潜藏不但依赖肺的肃降功能，还有赖于肝主疏泄及脾胃中土升降功能的斡旋。秋季是人体阴阳气交接之时，机体气机运动较其他季节激烈，在气机的运动过程中，若肺的肃降功能受损，则气机的运行通路受阻，机体本身可能感觉到不适，在生化学检查上也有所表现。

肝脾是脏腑生理功能活动的核心，通过气机升降来调控脏腑功能，肝郁脾虚是贯穿慢性乙型肝炎整个病程的核心病机。肝为气机之枢纽，肝气郁致气机升降失常，进而导致其他脏腑功能的失调，本病例患者正是在慢性乙型肝炎的基础上合并出现肺的肃降功能失调。因此可以通过调整脾胃中土的气机升降功能，达到执中央而运四旁，调整全身脏腑功能的目的，从而实现脏腑安和，各司其职，恢复机体的健康。本病例患者就诊时间为秋分节气，机体往往不耐燥金之气，表现出明显的"阴虚"见症，如胁痛、烦躁口渴、腹胀、便秘、小便黄赤、乏力、舌红少苔、脉弦细等症，甚至燥伤肺而出现咳嗽咽痛。治疗是在疏肝健脾中重用黄芪、山药培土生金，配合柴胡、白芍柔肝理气，斡旋气机，同时，应用清燥救肺汤清肺养阴，肃降肺气。服药2周后，患者自觉诸症减轻，后续门诊中药调治，患者病情稳定。对此类患者，根据不同的季节、不同的症状表现进行辨治，临床效果显著。

3. 案例三　健脾利湿清热解表法

李某，女，39岁，2017年8月10日初诊。

主诉　发现HBsAg阳性10余年，发热恶寒伴肢体困重3天。

现病史　患者10余年前体检发现HBsAg阳性，肝功能轻度异常，无特殊不适，曾间断在我院肝病门诊进行护肝降酶及服用中药治疗，并定期复查肝功能、HBV-DNA等相关指标，病情相对稳定。3天前患者受凉后开始出现发热恶寒，头痛，肢体困倦，自服银翘片及黄连解毒片后症状改善不明显，遂来诊。现症见乏力，发热恶寒，头痛身重，无身目黄染，脘腹胀闷不适，少许恶心，无咳嗽咯痰，口干不苦，纳差，眠一般，小便黄，大便不爽，舌偏红，苔薄白腻，脉弦滑。

体格检查　T 38.2℃，BP 110/78mmHg，P 72次/分，R 18次/分。精神疲倦，发育正常，全身皮肤黏膜及巩膜未见黄染，肝掌征（-），蜘蛛痣（-），心肺未见明显异常，腹部平坦，全腹无压痛及反跳痛，肝区叩击痛（-），肾区叩击痛（-），移动性浊音（-），肠鸣音4次/分，双下肢未见明显凹陷性水肿。

辅助检查　肝功能12项检查：ALT 82U/L，AST 69U/L，球蛋白（GLB）45g/L；

肾功能 5 项检查等未见异常；乙型肝炎 5 项定量检查：HBsAg（+），HBsAb（−），HBeAg（−），HBeAb（+），HBcAb（+）；甲型肝炎、丙型肝炎、丁型肝炎、戊型肝炎抗体均为阴性；血常规检查：白细胞（WBC）8.3×10^9/L，中性粒细胞百分比（NEU%）80.2%；腹部 B 超：肝脏、胆囊、胰腺、脾脏等未见明显异常声像。

中医诊断　肝著，外感发热。

中医证型　湿重于热。

西医诊断　慢性乙型病毒性肝炎，上呼吸道感染？

中医治法　以实则泻之为则，以清热解表利湿为法。

中药处方　杏仁 12g，滑石 30g，通草 15g，白蔻仁 15g（后下），淡竹叶 15g，川朴 12g，薏苡仁 30g，法半夏 9g，茯苓皮 15g。

共 7 剂，上药加水 800ml，煎取 200ml，温服，日 1 剂。

2017 年 8 月 17 日二诊

刻下症　服药后患者未再出现发热恶寒、腹胀等，刻诊仍感乏力，肢体困倦，少气懒言，仍感恶心欲呕，舌红，苔薄白稍腻，脉弦滑。湿热渐解，守上方加减。

中药处方　杏仁 12g，滑石 30g，通草 15g，白蔻仁 15g（后下），淡竹叶 15g，川朴 12g，薏苡仁 15g，法半夏 9g，茯苓 15g，苏叶 15g，防风 12g，白芷 12g，柴胡 9g。

上药加水 800ml，煎取 200ml，温服，日 1 剂，共 7 剂。

2017 年 8 月 24 日三诊

刻下症　服药后患者发热、肢倦、腹胀、恶心等症消失，仍有少许困倦乏力，舌淡红，苔薄白，脉弦滑。湿热已解，继续上方加减巩固效果。

中药处方　杏仁 12g，苏叶 15g，柴胡 9g，白蔻仁 15g（后下），淡竹叶 15g，川朴 12g，薏苡仁 15g，法半夏 9g，茯苓 15g，藿香 15g，甘草 6g。

上药加水 800ml，煎取 200ml，温服，日 1 剂，共 7 剂。

2017 年 8 月 31 日四诊

刻下症　患者发热、肢倦、乏力、腹胀、恶心等症消失，复查肝功能 12 项、肾功能 5 项，结果均正常，病情稳定，继续予中药巩固治疗，门诊随诊。

按语

发热，是肝脏疾病的常见症状之一。发热主要分为外感、内伤两大类。肝病早期出现发热，主要为疫毒初犯，发热一般不高，个别患者可出现高热，伴有恶寒，属于外感发热范畴。慢性活动性肝炎及肝硬化常出现不规则低热，体温一般在 37.4～38℃，午后及过劳则低热明显，也有在月经期体温较高，经期一过则体温恢复正常，类似于中医的内伤发热；若病人出现持续高热，甚则昏迷、痉搐，则为疫毒侵入营血，属于中医的温病发热范畴。

本例患者虽素有脾虚，湿热蕴于气分而发热，证属湿重于热，可按照《温病条辨》之湿温辨治。吴鞠通《温病条辨·上焦篇》言："头痛恶寒，身重疼痛，舌白不渴，脉弦细而濡，面色淡黄，胸闷不饥，午后身热，状若阴虚，病难速已，名曰湿温。"针对湿温病，吴鞠通认为："汗之则神昏耳聋，甚则目瞑不欲言，下之则洞泄，润之则病深不解，长夏深秋冬日同法，三仁汤主之。"故可予三仁汤加减治疗以清热解表利湿。三仁汤功能疏利气机、宣畅三焦、上下分消、清热利湿，主治湿温初起，邪在气分，或暑温夹湿等证，为中医治疗湿阻的代表方，岭南地区尤常用。对于肝病患者，若因湿浊中阻导致肝脾气机不利的患者，应用三仁汤清热利湿，使湿浊去，脾胃得以健运，肝气得以疏达，使疾病向愈。

第三节　补土理论治疗慢性丙型肝炎案例

中医药治疗慢性丙型肝炎最重要的原则为"辨证论治""病证结合"，有效地将辨证论治与辨病论治相结合，在辨病的基础上进行辨证论治，可以更好地把握慢性丙型肝炎的中医病机特点和转归，有针对性地处方用药，往往能取得良好疗效。传统观点认为，慢性丙型肝炎的病机中以湿热为本，治疗原则以祛邪为主，扶正为辅。但编者在实践中发现，大部分丙肝呈现慢性病程，慢性丙型肝炎由于病情迁延，缠绵难愈，患者以烦躁易怒、神疲懒言、胁肋胀痛、倦怠乏力、脘闷腹胀、抑郁烦闷、食欲不振、嗳气、口干口苦等肝郁脾虚的证候多见，脉象多见弦象，苔薄白或腻，舌体多见齿痕或见舌体较胖。几乎所有病例都出现过肝郁脾虚的证候，有的甚至贯穿病程始终，对疾病转归与结局有着至关重要的影响，"肝郁""脾虚"两组证候是慢性丙型肝炎的关键病机，因此正确把握肝脾关系是治疗慢性丙型肝炎的核心。针对慢性丙型肝炎的上述表现，可推断本病病机为本虚标实，所以治疗应以辨别虚实为主，把握"祛邪"与"扶正"两者关系。运用补土理论，总体上从肝、脾入手，以恢复脾胃肝胆正常功能为要，并抓住湿、热、虚、瘀不放，调畅气血，往往可取得满意疗效。

1. 案例一　健脾柔肝理气止痛法

冯某，女，55 岁，2015 年 5 月 4 日来诊。

主诉　发现丙肝抗体阳性 10 余年，反复右胁隐痛 1 年余。

现病史　患者 1990 年因甲状腺手术输血，10 余年前体检发现肝功能异常，当时查丙型肝炎抗体阳性，曾使用聚乙二醇干扰素 α-2a 联合利巴韦林抗病毒治疗，因难以耐受治疗的副作用而中途停药，停药后丙肝复发，而后间断反复外院护肝及中医药治疗。一年来反复出现肝区隐痛不适，当地治疗疗效不佳，遂来诊。现症见精神疲倦，乏力，懒言，肝区隐痛不适，每遇情志不畅时加重，面色萎黄，纳呆，眠差，入睡难，易早醒，小便调，大便干结不调，舌淡暗，尖红，边见齿痕，瘀斑，苔薄白，脉细涩。

辅助检查 2015 年 4 月外院查肝功能：ALT 78U/L，AST 66U/L，HCV-RNA $1.35×10^5$IU/ml；腹部彩超：肝内光点增粗。胆囊、脾脏、胰腺正常。

中医诊断 胁痛。

中医证型 肝郁脾虚，气滞血瘀。

西医诊断 慢性丙型病毒性肝炎。

中医治法 健脾柔肝，理气止痛。

考虑患者曾有聚乙二醇干扰素联合利巴韦林抗病毒治疗失败史，暂予对症护肝，等待时机成熟，可选择直接抗病毒小分子药物（DAAs）治疗。

中药处方 太子参 30g，柴胡 5g，枳壳 10g，白芍 15g，赤芍 15g，当归 5g，远志 10g，炙甘草 5g，女贞子 15g，旱莲草 15g，白术 15g，丹参 15g，郁金 15g，麦芽 30g。

水煎服，日 1 剂，共 14 剂。

并结合慢性肝病中医特色慢病管理之体质辨识及制订的中医调养方案进行中医体质调养。

2015 年 5 月 18 日二诊

刻下症 精神状态改善，肝区隐痛发作减少，面色稍见光泽，胃纳改善，睡眠质量较前好转，每日睡眠较前增加 1 小时，仍易早醒，小便调，大便溏，舌淡暗，尖红，边见齿痕，瘀斑，苔薄白，脉细稍涩。

诊断及治则同上，治法在前方基础上加强行气化瘀止痛之力。

中药处方 太子参 30g，柴胡 5g，枳壳 10g，白芍 15g，赤芍 15g，当归 5g，远志 10g，炙甘草 5g，女贞子 15g，旱莲草 15g，白术 15g，丹参 15g，郁金 15g，麦芽 30g，延胡索 15g，三棱 5g，莪术 10g。

水煎服，日 1 剂，共 14 剂。

2015 年 6 月 1 日三诊

刻下症 精神可，肝区隐痛不适仅与人争执时可见，面色较前红润，睡眠同前，二便调。舌淡暗，边见齿痕，瘀斑稍退，苔薄白，脉细。

后守方治疗月余，诸症均无再反复，此后坚持门诊随访观察，至 2016 年 9 月，自行购买索非布韦联合达卡他韦抗病毒治疗 12 周，停药后取得持续病毒学应答，至今无反复。

按语

肝区隐痛是慢性丙型病毒性肝炎的常见症状之一，中医归为"胁痛"范畴，胁痛一症，总归为"不通则痛"及"不荣则痛"两端。气郁则不通，肝体不足则不荣。肝气易郁是肝脏的一个重要的病理特点，气机不畅，疏泄太过或不及，均可导致胁痛，横逆犯脾或郁而犯脾，影响中焦脾胃之气机升降，脾胃运化不利水谷精微生化之源，耗伤肝血肝阴，导致肝体虚。

本例久患丙型肝炎，加之有治疗失败病史，心理及生理均受疾病困扰，郁而伤肝，然则，肝为阳脏，体阴而用阳，肝郁日久耗伤肝阴肝血，容易导致肝体不足，同时，肝气郁结或太过，均横逆犯脾，脾为后天之本，气血生化之源，运湿之枢纽，肝木克土，影响脾胃气机的升降出入，水谷精微运化不利，气血生化失权，反过来加重肝血亏虚，肝木失于涵养，形成"肝体愈虚，肝用愈强"这一恶性循环，终成"不通则痛、不荣则痛"这一格局。治疗上，《中医古籍珍稀抄本精选（十九）·汪艺香先生医案》云："治肝之法……治体治用治本。"即治疗肝病当以恢复肝的生理特性为要，治宜疏肝解郁，理气通络，以遵"木郁达之"之旨。用轻宣透达之味，顺肝疏达之性，意在恢复其自然生性，不可一味辛燥疏导，同时适当加入滋柔甘缓之品，以防伤肝体。故本例患者治疗初始，未敢用行气止痛之品，恐耗气伤阴，务必先以疏肝健脾为主，旨在调和肝脾，肝为藏血之脏，体阴而用阳，补肝需柔润。根据"夫肝之病，补用酸，助用焦苦，益用甘味之药以调之"之原则，用芍药甘草汤，取芍药、甘草酸甘化阴，直入肝脏，补其虚而制其火，用女贞子、旱莲草滋养肝肾之阴固肝体，待气血生化来源充裕，可加行气活血之品，如三棱、莪术、三七、赤芍等，使活血化瘀而不伤正，并与理气药合而为用，正如明代龚廷贤所云："盖气者，血之帅也，气行则血行，气止则血止，气有一息则不运，血有一息则不行。"两者相辅相成，使瘀去血行，血气条达，自然取得满意疗效。

慢性丙型病毒性肝炎的治疗是一个长期的过程，因此在治疗中，应当顺应肝的生理病理特点，重视肝脾关系，选择符合肝病发展规律的用药，应用得当，往往取得良好的疗效。需要强调的是，肝病对脾胃的影响迅速而持久，因此用药要常固护脾胃功能，才能坚持长期治疗。此外，运用慢病管理策略，指导患者充分认识身体，掌握一定的自我调节方法，如能使肝气条达，脾气健运，往往事半功倍。

2. 案例二 健脾益气补血养心法

陈某，男，42 岁，2016 年 4 月 8 日来诊。

主诉 发现丙型肝炎抗体阳性 6 年，乏力纳呆 1 月余。

现病史 患者既往 20 余年前曾有违禁药物静脉注射史，6 年前体检发现丙肝抗体阳性，未予重视及系统诊治。4 个月前患者体检发现肝功能异常，查肝功能：ALT 86U/L，AST 79U/L，HCV-RNA $1.1×10^6$IU/ml，上腹部磁共振成像（MRI）：肝胆脾胰未见明显异常。遂至我院住院治疗，排除禁忌证后予聚乙二醇干扰素 α-2a（180μg，皮下注射，每周 1 次）联合利巴韦林（300mg，口服，每日 3 次）抗病毒治疗，治疗至第 4 周取得快速病毒学应答，坚持至今。1 个月前患者逐渐出现乏力，食欲不振，脱发，伴头晕等症状，体重下降明显，查血压正常范围，来诊症见精神疲倦，乏力，恶风，面色萎黄，心悸，无胸闷胸痛，纳呆，眠差，小便调，大便稀，舌淡，边见齿痕，苔白稍腻，脉细弱。

辅助检查　血常规示红细胞（WBC）2.22×10^{12}/L，血红蛋白76g/L，血小板（PLT）88×10^9/L。肝功能检查：前白蛋白（PA）78g/L，白蛋白（ALB）30.4g/L。血脂：三酰甘油（TG）4.4mmol/L，总胆固醇（TC）1.45g/L。HCV-RNA定量＜1.0×10^3IU/ml，腹部彩超：肝胆脾胰未见异常。

中医诊断　肝著。

中医证型　心脾两虚。

西医诊断　慢性丙型病毒性肝炎。

中医治法　健脾益气，补血养心。

治疗上坚持使用聚乙二醇干扰素α-2a联合利巴韦林抗病毒治疗，配合地榆升白片及鲨肝醇片纠正骨髓抑制。

中药处方　太子参30g，茯苓15g，白术15g，黄芪30g，炙甘草10g，当归10g，制远志10g，酸枣仁30g，木香10g（后下），生姜15g，大枣15g，麦芽15g，谷芽15g，神曲15g，山楂15g。

水煎服，日1剂，共10剂。

2016年4月18日二诊

刻下症　患者面色稍红润，胃纳明显改善，体重较前增长，舌淡，边见齿痕，苔薄白，脉细小滑。

诊断及治则治法同上，前方基础上去焦三仙，加川续断、桑寄生之属补肝肾以固本。

中药处方　太子参30g，茯苓15g，白术15g，黄芪30g，炙甘草10g，当归10g，制远志10g、酸枣仁30g，木香10g（后下），生姜15g，大枣15g，川续断15g，桑寄生15g，山药15g。

水煎服，日1剂，共14剂。

2016年5月4日三诊

刻下症　精神可，面色较前红润，睡眠同前，二便调。舌淡暗，边见齿痕，脉滑。

此后坚持门诊随访观察，服中药调理，至2016年12月，抗病毒治疗至疗程结束。随访至今，未再复发。

按语

慢性丙型肝炎的经典治疗方案为聚乙二醇干扰素α-2a联合利巴韦林，但其副作用是不可忽视的，消化道反应及骨髓抑制尤为突出，往往是导致患者直接放弃治疗的重要因素。临床中观察到，绝大部分的患者接受该方案均出现不同程度的免疫力低下及白细胞减少、贫血等。干扰素主要通过调节人体免疫以实现抗病毒治疗，中医认为其能激发人体正气以祛邪，属攻伐之品，且疗程至少48周，随着攻伐用药时间长，攻邪之时，亦伤正气，中焦脾胃，首当其冲。本例患者治疗至第 20 周，正气不足，脾胃虚弱，脾失运化，水谷精微不能荣养四肢，肝血不足，母病及子则心肝同病，精血同源，血亏日久累及肾精，致肝肾不足，总体而言，病由肝起，但累及脾胃、肾、心、肺等多个脏腑功能受损，变证丛生，总体上以正气亏虚、气滞血瘀为主，病位在肝、脾、肾、心，病性以正虚为主，邪实次之，治疗上，正如《素问·三部九候论》所说"虚则补之"，宜用补益之法，宗以益气健脾为主，且未病防变，顾护肾气，防久病及肾。

本例患者辨证为心脾两虚，气血不足，治以健脾益气，补血养血，以归脾汤为底方益气健脾生血，合焦三仙健脾开胃，补之以甘温之参、芪、术，补脾益气以生血，使气旺而血生；兼以补血养心、宁心安神之当归、龙眼肉；木香辛香而散，理气醒脾，与大量益气健脾药配伍，复中焦运化之功，又能防大量益气补血药滋腻碍胃，使补而不滞，滋而不腻；姜、枣调和脾胃，以资化源，切中病机，结合焦三仙健脾开胃，食欲改善方有气血化生的前提，可取得满意疗效。且脾主生化、统血；肝主藏血、疏泄；肾主藏精生髓、化血，精血相生；久病及肾，重病及肾，重视补益脾肾，先后天之本不败，则能促进机体功能的恢复。故到二诊时，去焦三仙，加补肾之品如川断、山药之属顾护肾气，以获全功。

聚乙二醇干扰素 α-2a 联合利巴韦林抗丙肝病毒治疗，病程较长，影响因素较多，治疗过程中邪实与正虚互为因果，多番转变。总体初期邪实，中期正虚邪恋，后期正气愈衰。疾病的变化，离不开伤及肝脾，继而及肾，故治疗上，一方面，固守中焦，调和肝脾，顾护脾肾，把握气血阴阳，详细分析痰湿、瘀血等致病因素，辨证施治；另一方面，要将药物治疗与饮食调养及生活调摄密切结合起来，方能收到更好的治疗效果。

3. 案例三 泻脾透热理气止泻法

邓某，男，47 岁，2016 年 3 月 9 日来诊。

主诉 发现丙型肝炎抗体阳性 10 余年，腹泻 1 周。

现病史 患者既往曾有违禁药物静脉使用史，近 10 年因生活不遂，反复大量饮酒，2010 年发现丙型肝炎，曾使用聚乙二醇干扰素 α-2a 联合利巴韦林抗病毒治疗，疗程结束取得持续病毒学应答后停药。2013 年发现慢性丙型肝炎复发，未再次行抗病毒治疗，但患者反复出现腹泻，每于饮酒后加重，1 周前病情反复，遂来诊。现症见精神疲倦，乏力，腹胀，腹泻，动辄气喘，大便日 10 余行，初为烂便，后为黄色水样便，胃纳差，食入即感腹胀，眠差，小便黄，舌暗红，边尖齿痕，苔薄黄稍腻，脉弦滑数。

辅助检查 胃肠镜未见异常，粪便培养未见痢疾杆菌及 II 号菌生长。

中医诊断 肝著，泄泻。

中医证型 脾虚湿热瘀阻。

西医诊断 慢性丙型病毒性肝炎。

中医治法　理气健脾，清热祛湿止泻。

治疗上，西医予以护肝、护胃及补液支持治疗。

中药处方　党参 15g，黄芪 45g，白术 30g，当归 10g，柴胡 10g，陈皮 10g，升麻 10g，白芍 15g，甘草 5g，葛根 30g，黄芩 10g，黄连 10g，赤芍 15g，法半夏 15g。

水煎服，日 1 剂，共 5 剂。

2016 年 3 月 14 日二诊

刻下症　患者精神好转，乏力、疲倦等症状改善，腹胀稍缓解，动辄气喘较前减轻，但腹胀腹泻无明显改善，腹泻前偶有脐周疼痛，口干口苦，纳眠差，小便黄较前减轻，尿量较前增多，大便稀水样，每天 8 余次，无里急后重，无黏液脓血便，泻后腹胀减轻。舌暗红，边尖有齿痕，边尖红，苔薄黄稍腻，脉弦滑数。配合口服双歧杆菌三联活菌散调节肠道菌群，蒙脱石散止泻，可稍缓解症状。

患者服药后症状有所缓解，但不是太明显，结合患者舌脉证，考虑脾虚失摄兼有湿热内结，以理气健脾，泻火升阳止泻为法调整辨证处方。

中药处方　白芷 15g，藿香 15g，黄芩 10g，炒黄连 5g，石膏 30g，甘草 30g，防风 30g，葛根 30g，陈皮 10g，炒白术 15g，五指毛桃 30g，柴胡 10g，白芍 15g。

水煎服，日 1 剂，共 3 剂。

2016 年 3 月 17 日三诊

刻下症　患者腹痛消退，黄疸进行性下降，且腹泻减少至每日 5 次，每日第 1 次大便可见成形软便，守方 5 剂。

2016 年 3 月 22 日四诊

刻下症　腹胀进一步缓解，腹部松软平坦，口干口苦等症状亦随后消退。随后守方 14 剂，症状进一步减轻，大便正常，黄疸等症状亦随之减轻。

按语

本例患者长期嗜酒，加之不慎感染浊毒之邪，浊毒、酒毒伤肝，肝失疏泄，横逆犯脾，脾失健运，中焦运化失司，水湿内停，反而阻滞中焦气机，气不行则血停为瘀，瘀久化热，湿瘀热结于肝，发为"肝著"，湿热壅滞，下注大肠，发为"泄泻"。纳差乃脾胃虚弱、运化不利之象；口干口苦乃湿热伤津之象；舌暗淡提示内有血瘀，边尖有齿痕乃脾虚之征，苔薄黄稍腻乃湿热困阻中焦之象；脉弦主肝胆，滑主湿浊，数乃内热之象。

然而本例患者久患丙肝，长期大量饮酒，病情反复，脾虚已然不是一年半载，湿热为标，但其本在脾虚，此外舌淡暗，边尖有齿痕，是为佐证，肝郁脾虚是明确的，属本虚标实证。那么应当先祛邪还是先扶正，还是扶正祛邪同时处理？考虑患者病情反复缠绵。初诊时，因患者久患肝疾，加之酒毒所伤，肝郁脾虚久矣，患者 2013 年起即反复腹泻，其根本在于脾虚不运。见肝之病，知肝传脾，当先实脾。本次患者病情反复，腹泻 1 周，正气更虚，脾土运化无力。土为四维之轴，以大剂参、芪、术、草补脾以健运中土，配合二陈以化湿，冀望中轴健运，水湿自利，湿去热孤。病位在肝胆，且肝气不畅，肝体阴而用阳，和当归、芍药、柴胡之属疏肝柔肝。其中赤白芍同用，柔肝活血，且不伤正气。腹泻一证，需辨是虚或实，或虚实夹杂，本例腹泻乃淡黄色稀水样便，夹有湿热，当中合葛根芩连汤清湿热，且葛根与升麻可升脾胃之清气，脾以升为和，胃以降为顺，健脾以升清，清湿热肃降以和胃。服该方后，患者精神好转，病势得到控制，胃纳稍改善，正气得存，但腹胀、腹泻、腹痛症状改善不明显，且四诊之重大变化当属边尖红，主内热，考虑服用健脾益气之品，"气有余便是火"，然湿热之邪难去，导致内生郁热，更伤阴液，加之肝脏体阴而用阳，肝病日久，本易耗伤肝阴，本证至此，祛湿热恐伤阴，养阴生津怕碍湿，陷入两难境地。

详细分析本例患者，久患丙肝，肝气郁结，加之长期大量饮酒，必然五谷摄入不足，肝郁而化火，酒酿湿蕴，导致中焦"内生郁热"，其治疗遵温病"清、透、滋"三字诀。当前阶段，需以"清""透"之法，务使郁伏于里之热邪透达于外而解，此为"透"。宣透郁热的代表方剂乃升降散，然而升降散以僵蚕、蝉蜕为主药，且两药皆升浮宣透，从上、从表而解，但本患者之郁热在中焦脾胃，且以腹胀下痢为突出表现，升降散倒不合适，当以清泻为法，参考《小儿药证直诀》之泻黄散泻脾胃伏火，方中石膏、黄连泻脾胃积热为君；防风疏散脾经伏火为臣；藿香芳香醒脾为佐；甘草泻火和中为使。配合成方，共奏泻脾胃伏火之功，正应病机，服药 3 剂腹胀、腹泻缓解，湿热之邪得去，正气亦得存。

纵观本例慢性丙型肝炎患者，合并酒精性肝病，肝气郁结、气郁化火这一病因是持续存在并对疾病的发生、发展有重要影响的，加之内生湿热、脾胃升降不利，中焦郁热，虚实夹杂，治疗上，始终立足于中焦"脾升""胃降"这一生理特点，初诊正气虚，脾弱则胃强，脾升清不足，胃肃降太过，故见腹泻，顾护正气，补中益气之后，内有郁热，当以清热祛邪，郁热当因势利导，虚中夹实之腹泻，当遵通因通用，泄里热调气机，以实现调和肝脾的目的。

4. 案例四 疏肝健脾祛湿泻火法

黄某，女，54 岁，2015 年 10 月 20 日来诊。

主诉 发现丙型肝炎抗体阳性 1 余年，反复皮肤瘙痒 3 月余。

现病史 患者丈夫 1 年前体检发现丙型肝炎抗体阳性，因医生建议筛查，发现同样感染 HCV，当时肝功能正常，诊断为慢性丙型病毒性肝炎，遂在外院使用聚乙二醇干扰素 α-2a 联合利巴韦林抗病毒治疗，治疗至 24 周，患者血细胞三系减少，并出现情绪低落，伴有纳呆、神疲、恶风、寒热往来等，外院诊断为抑郁症，当时立即停干扰素抗病毒治疗。患者停药后症状改善不明显，至当地中医寻求治疗，考虑为"阴阳两虚"，先予大剂量红参、鹿茸、黄芪等大补元气之品，尔后胃纳改善，但随后出现大范围口腔溃疡及全身皮肤瘙痒，外院诊断为湿疹、抑郁症，先后予清热解毒、滋阴降火等药物治疗，配合服抗组胺药物，症状可得控制，但缠绵反复，遂来诊。现症见神疲，乏力，懒言，双目无神，面垢，口腔溃疡，舌溃疡，皮肤瘙痒，以四肢为主，四肢散在红色丘疹，伴瘙痒剧烈，偶可见渗血及黄色渗液，小便尚调，大便干，舌暗红，苔少，脉细数。

辅助检查　HCV-RNA 2.26×10^6 IU/ml；肝功能检查：ALT 98U/L，AST 69U/L；腹部彩超：肝胆脾胰未见异常。

中医诊断　肝著，口糜，湿疮。

中医证型　肝郁脾虚，湿瘀热结，郁火上炎。

西医诊断　慢性丙型病毒性肝炎。

中医治法　疏肝健脾，祛湿泻火。

治疗上给予左西替利嗪片（5mg，口服，每晚给药 1 次）抗过敏止痒，复方甘草酸苷片护肝治疗。

中药处方　黄柏20g，砂仁20g，甘草30g，人参15g，生地15g，天冬15g，熟地60g，山萸肉30g，白芍30g，巴戟天30g。

水煎服，日 1 剂，共 3 剂。

2015 年 10 月 24 日二诊

刻下症　服用 3 剂中药后夜间原本口腔溃疡部位逐渐修复，但舌面他处又变生溃疡面，以双侧舌红肿溃疡为主，溃疡面披黄苔，范围较前稍增大，患者不欲言语，不愿张口，张口则流涎，四肢丘疹瘙痒情况因配合消炎止痒洗剂外用及口服抗过敏药物，患者瘙痒得到控制，皮肤抓痕较前减少，余症同前。舌暗红，苔少，脉弦细。

中药处方　白芷15g，藿香15g，炒黄连5g，石膏20g，甘草30g，防风30g，薄荷5g（后下），姜黄30g，僵蚕20g，蝉蜕10g，酒大黄5g。

水煎服，日 1 剂，共 3 剂。

服上方 3 剂后患者口腔溃疡疼痛减轻，大便通畅，小便利，皮疹未见新发，守方 10 剂，皮肤湿疹及口腔溃疡均随之改善。

按语

本例患者有慢性丙型肝炎基础，以口腔溃疡缠绵伴全身皮疹伴瘙痒反复为主要矛盾，本患者初期认为阴虚火旺，从阴虚论治，肾水不固，相火妄动，虚浮于上，虚火上炎，可致口糜，以滋阴降火之法，但获益不多。二诊时，详细分析病情，患者因丈夫传染丙型肝炎，情志抑郁，加之治疗失败，聚乙二醇干扰素 α-2a 治疗至半年因抑郁症停药，肝郁脾虚之格局形成久矣，干扰素治疗后，最易伤阳耗气，更伤脾胃，中气大虚，气虚当责之于脾肾，脾肾气虚，补益脾肾治疗的过程，过用大温大热之品，中土伏火，脾胃郁热，脾主四肢，分腠理，脾胃同居中焦，径分升降，行分左右，脾气左升，胃气右降，脾胃升降失调，脾气不升，胃气失降，中土郁火，中土不运，郁火弥漫三焦，可见口腔溃疡，脾主四肢，故见四肢散在红色丘疹，脾喜燥恶湿，湿邪浸润四肢，且湿性缠绵，故见瘙痒，渗血渗液。

综上所述，患者久患丙肝，形成肝郁脾虚的格局，脾胃虚弱，加之使用干扰素攻伐病毒，损及正气，中气虚，继用苦寒药物郁遏阳气，更损脾胃，之后扶正以大温大热之剂，扶正益气之后，使阳气郁遏脾土之中，郁火上扰，反复口腔溃疡，四肢皮肤瘙痒，观其脉证，属脾胃湿热俱盛，熏蒸于肌腠所致。

治疗当遵"火郁发之"之旨，务必使郁伏于里的热邪透达于外而解，需展布气机，拟方升降散合泻黄散加减，以升降散调节气机之出入。泻黄散方中石膏、黄连泻脾胃积热为君；防风疏散脾经伏火为臣；藿香芳香醒脾为佐；甘草泻火和中为使。配合成方，共奏泻脾胃伏火之功。《医方集解》曰"治脾胃伏火，口燥唇干，口疮口臭，烦渴易饥，热在肌肉，口为脾窍，唇者，脾之外候，口燥口干，口疮口臭，皆属脾火。"升降散一方，以僵蚕为君，辛咸性平，气味俱薄，轻浮而升，善能升清散火，祛风除湿，清热解郁，为阳中之阳。蝉蜕为臣，甘咸性寒，升浮宣透，可清热解表，宣毒透达，为阳中之阳。两药皆升而不霸，无助热化燥、逼汗伤阴之弊。盖取僵蚕、蝉蜕，升阳中之清阳；姜黄、大黄，降阴中之浊阴，一升一降，内外通和，而杂气之流毒顿消矣。

本例虽以"口糜""湿疮"为主要表现，但从疾病发生发展的来龙去脉分析，不难得出"气郁而化火"这一关键病因，这种"郁火"除了源于肝气郁结，更因患有丙型肝炎，经多番诊治用药后，导致脾胃气机升降不利而产生的，因此"火、热"之邪是病机关键。脾胃共居中焦，脾主升清，运精微与津液上达；胃主降浊，降食糜与糟粕下行，黄元御于《四圣心源·劳伤解·中气》中谓："四维之病，悉因于中气。中气者，和济水火之机，升降金木之轴。"即中土脾升胃降为一身太极之枢纽，在此枢纽的升降带动下，肝木、肺金、心火、肾水四维均绕其周而旋转，共同完成人体生命的气化圆运动。故《临证指南医案·脾胃》指出"脾宜升则健，胃宜降则和"。脾升胃降对于人体全身气机的调节起的是中轴枢转作用。

5. 案例五　健脾和胃化痰利胆法

钟某，女，57岁，2016年4月23日来诊。

主诉　发现丙型肝炎抗体阳性4年，失眠3个月。

现病史　缘患者其母亲有丙型肝炎病史，患者4年前体检发现丙型肝炎，当时肝功能正常，未予重视及系统诊治，半年前其母诊断为丙型肝炎失代偿期肝硬化，肝恶性肿瘤，并因消化道出血去世，患者长期床旁服侍。4月前患者出现肝功能异常，外院诊断为丙型肝炎肝硬化，伴脾功能亢进，当地医院对症治疗后肝功能异常仍反复，未予抗病毒治疗，期间2次复查HCV-RNA定量均为10^7IU/ml。3个月前患者开始出现失眠，难入睡，易早醒，一天睡眠不足2小时，遂来诊。症见精神一般，言语喋喋，注意力难以集中，脾气暴躁，心烦不眠，多梦，易惊醒，胃脘闷痛不适，时有嗳气泛酸，月经先后不定期，夹杂血块，纳差，舌暗，边尖瘀斑，舌下络脉迂曲，苔白厚腻，中根厚腻，脉弦滑。

中医诊断 肝著。

中医证型 肝郁脾虚，胆郁痰扰。

西医诊断 慢性丙型病毒性肝炎。

中医治法 疏肝健脾，化痰利胆和胃安眠。

中药处方 柴胡 15g，半夏 15g，竹茹 15g，枳实 15g，陈皮 10g，甘草 6g，茯苓 20g，生姜 15g，大枣 15g，郁金 15g，丹参 15g。

水煎服，日 1 剂，共 5 剂。

西医治疗 给予对症护肝降酶治疗。

2016 年 5 月 10 日二诊

刻下症 自觉入睡困难得到改善，梦多、心烦改善，夜间睡眠 3 小时左右，胃脘闷痛不适减轻，无嗳气泛酸，纳稍改善，舌暗，边尖瘀斑，舌下络脉迂曲，苔厚稍腻，脉弦滑。

中药处方 柴胡 15g，半夏 15g，竹茹 15g，枳实 15g，陈皮 10g，甘草 6g，茯苓 20g，生姜 15g，大枣 15g，郁金 15g，丹参 15g，栀子 15g，淡豆豉 15g。

水煎服，日 1 剂，共 14 剂。

2016 年 4 月 29 日三诊

刻下症 精神可，二便调，夜间睡眠逐渐增加至 4～5 个小时。舌质暗，边尖瘀斑，舌下络脉迂曲，苔白稍腻，脉濡。

守上方 14 剂。

此后睡眠改善，坚持门诊随访观察，至 2016 年 8 月自行购买直接抗病毒药物治疗，丙型肝炎治愈，至今睡眠正常。

按语

本案患者久患丙型肝炎，素闻丙型肝炎"隐形的杀手"之名，却一直受制于干扰素治疗之副作用，未进行规范抗病毒治疗，最终发展至肝硬化。女子六七三阳脉衰于上，七七任脉虚，太冲脉衰少，天癸竭，古语曰女子以肝为用，肝体阴用阳，藏血主疏泄，合于胆，性喜柔，和舒畅恶烦忧室郁，肝胆同属东方，秉木之条达之性。本例患者遇病加之亲人病故打击，气机郁结，木郁乘土，脾胃升降失序，中焦湿邪内生，水津化湿，化痰，化热，致三焦气化不利，痰热扰胆经，胆失中正之性，心神不宁，发为此病，如《景岳全书·理集·杂证谟·不寐》引徐东皋语："痰火扰乱，心神不宁，思虑过伤，火炽痰郁而致不眠者多矣。"

温胆汤是治疗该症的有效方剂，以治痰见长，冠以"温胆"之名，正是基于胆的生理特点，《医学衷中参西录·医论·论肝病治法》云："肝气宜升，胆火宜降。然非脾气之上行，则肝气不升，非胃气之下行，则胆火不降。"肝胆属木，肝胆相照，肝胆相依，胆的生理功能实现，离不开肝脏功能，治肝胆，但又离不开脾胃功能，肝胆脾胃同属中焦，共同完成中土气机之升降出入，脾胃功能正常，三焦气化通畅，是为核心。故温胆汤方中半夏、陈皮性辛温，有理气和胃、燥湿化痰之功效；茯苓、甘草性甘平淡，有健脾益气和中的功效；竹茹、枳实具甘凉苦微寒之性，有清热化痰之功。全方二温、二平、二凉，均以治痰见长，被医家誉为治痰鼻祖方。

第四节　补土理论治疗肝纤维化案例

　　肝纤维化是慢性肝病过程中的一种可逆的肝组织损伤过度修复反应，但肝纤维化的持续存在，终将形成肝硬化，甚至导致门静脉高压或肝癌的发生，造成肝衰竭。中医学无肝纤维化的病名，根据肝纤维化（包括肝硬化）的病理变化和临床表现，用中医病名概括，多将其归属于"肝积""积聚""胁痛"等范畴，这种认识数十年来在临床得到普遍认同。

　　《中医古籍珍稀抄本精选（十九）·汪艺香先生医案》云："治肝之法……治体治用治本。"提示肝病应当体用同调，标本兼治，使肝恢复疏泄、条达、藏血的生理特性。在这一治疗原则的指导下，治法上重视疏肝解郁，但是"见肝之病，知肝传脾，当先实脾"，治疗时还需要防止土虚木乘和肝郁侮土两端，在疏肝解郁的同时，也非常重视健脾理气。肝纤维化病机特点表明本病为本虚标实，以邪实为主，正虚为辅。《医宗必读·积聚》指出："初者，病邪初起，正气尚强，邪气尚浅，则任受攻。"遵此原则，对于肝纤维化的治疗应以祛除邪实为主，扶正补虚为辅。治疗上，总体以调理或从肝、脾入手，并抓住湿、热、虚、瘀不放，时刻做到气畅血和。

　　具体的治法主要从病因和肝纤维化证型来考虑。针对病因，多主张祛邪；针对该病证型，各医家意见不一，其治法也有不同。例如，关幼波教授认为气虚血滞是肝纤维化之本，湿热毒邪稽留血分是其标，多用健脾益肾与活血通络之品等取效。通过对肝纤维化的证型分布进行文献调查及临床统计发现，肝郁脾虚证是慢性肝炎肝纤维化的常见证型，常与血瘀共存于整个慢性肝病发展过程中，因此疏肝健脾活血法是肝纤维化基本治则之一。有医家在临床实践中观察发现，在疏肝解郁的逍遥散基础上加用健脾、活血的药物，在改善患者症状的同时，可有效改善肝功能和纤维化实验室检查指标。我们在临床中也发现，肝郁脾虚是肝纤维化的核心病机，临床上应用疏肝健脾活血法治疗，能够有效地阻断肝纤维化进展，并已在国家"十二五"重大传染病专项课题中得到验证。由于肝纤维化病程长，临证过程中还应注意，久病入络，络病是广泛存在于慢性肝炎及肝纤维化中的病理状态，正气不足、邪毒留滞均是肝络损伤的主要因素，治疗当以"通络"为法，可于补剂中加用通络之品，以扶正祛邪，轻剂缓图，不可一味破气开结，否则易耗气伤正。

1. 案例一 疏肝健脾活血通络法

郑某，男，41岁，2016年8月5日初诊。

主诉 乏力伴右胁隐痛不适1个月。

现病史 患者1996年因体检发现乙型肝炎"小三阳"，当时肝功能正常。2013年6月因肝功能异常在当地某三甲医院就诊予恩替卡韦抗病毒至今，间断复查肝功能均正常，HBV-DNA定量阴性。1个月前自觉疲倦乏力，右胁隐痛不适，休息后症状缓解不明显，遂来诊，予行肝脏组织病理检查示慢性肝炎（G1S3）。现症见精神疲倦，肢体乏力，右胁隐痛不适，腰背酸痛，纳眠差，舌暗红，边尖有齿痕，瘀斑明显，苔薄黄稍腻，脉沉弦滑。

体格检查 精神疲倦，肝病面容，全身皮肤黏膜及巩膜未见黄染，肝掌征（+），蜘蛛痣（+），腹部平坦，全腹无压痛及反跳痛，肝区叩击痛（−），移动性浊音（−），双下肢未见明显凹陷性水肿。肝功能12项检查结果正常；乙型肝炎5项定量检查示HBsAg临界值指数（COI）5405.9、HBsAb 0.0IU/L、HBeAg COI 0.0、HBeAb COI 8.07、HBcAb COI 33.40；HBV-DNA定量＜5.0×10^{2}IU/ml；腹部彩超示肝内光点稍密集，脾脏、胆囊、胰腺未见明显异常。肝脏弹性检查报告示肝脏硬度值（LSM）9.8kPa，受控衰减参数（CAP）234db/m。

中医诊断 胁痛。

中医证型 肝郁脾虚，瘀血阻络。

西医诊断 肝纤维化，慢性乙型病毒性肝炎。

中医治法 疏肝健脾，活血通络。

中药处方 桔梗10g，赤芍10g，太子参30g，茯苓15g，白术10g，枳壳10g，山药15g，三七片15g，黄芪15g，桑椹15g，关黄柏10g，延胡索15g，仙鹤草15g，炙甘草5g。

共7剂，上药加水800ml，煎取200ml，温服，日1剂。

2016年8月12日二诊

刻下症 患者精神改善，双胁胀痛减少，睡眠较前好转，仍感肢体乏力，腰背酸痛，舌暗红，边尖有齿痕、瘀斑，苔薄黄，脉沉弦滑。

中药处方 桔梗10g，赤芍10g，太子参30g，茯苓15g，白术10g，枳壳10g，山药30g，三七片15g，黄芪30g，桑椹15g，仙鹤草15g，延胡索15g，伸筋草15g，炙甘草5g。

共14剂，上药加水800ml，煎取200ml，温服，日1剂。

2016年8月26日三诊

刻下症 患者精神可，胁痛、腰背酸痛等症状消失，未诉肢体乏力，二便正常，纳眠可，舌暗红，边尖有齿痕，瘀斑明显减轻，苔薄黄，脉弦滑。

中药处方 桔梗10g，白芍10g，太子参15g，茯苓15g，白术10g，枳壳10g，山药 30g，三七片 15g，黄芪 30g，桑椹 15g，仙鹤草 15g，鸡内金 15g，炙甘草 5g。

共 14 剂，上药加水 800ml，煎取 200ml，温服，日 1 剂。

其后患者胁痛、乏力等症状消失，继续门诊守上方加减治疗。2016 年 9 月 9 日复查肝功能正常，肝脏弹性检查报告：LSM 7.3kPa，CAP 219db/m。2016 年 12 月 16 日复查肝脏弹性检查报告：LSM 6.0kPa，CAP 187db/m。嘱继续门诊治疗，定期随访。

按语

本例患者有长期慢性乙型肝炎病史，虽然长期使用核苷酸药物进行抗 HBV 治疗，HBV 抑制效果较好，但肝脏病理学证实肝脏纤维化为 3 级，考虑存在进展性肝纤维化。肝纤维化是主动进展与动态变化的复杂病理过程，涉及多个环节与因素，治疗策略上应针对肝纤维化形成和发展的各环节多点抑制，除治疗原发病（即抗病毒、戒酒等）外，还要针对肝脏炎症及纤维化形成过程中的相关环节如肝脏胶原纤维形成与降解过程等进行治疗。本例患者已采用抗病毒治疗，炎症控制较好（肝穿刺结果显示炎症程度 1 级），但是纤维化依然明显，此时针对肝纤维化进行治疗尤其重要。而同时，本例患者虽然炎症得到有效控制，但是临床症状依然明显，以乏力伴胁痛为主症，中医辨证属肝郁脾虚，瘀血阻络，中医认为"气行则血行，气滞则血瘀"，治疗上以疏肝健脾、祛瘀通络为法，应用四君子汤合黄芪、三七、赤芍等益气活血通络。脾虚生化不足，再兼肝郁血瘀，导致肝体失养，肝用失调，故见胁痛，此时宜养阴柔肝，活血止痛，治疗上配合桑椹养肝阴、延胡索理气止痛，再合黄柏引湿热下行，助脾健运，经治疗后，患者症状改善。其后，在本方基础上，结合患者的症状进行加减治疗，监测肝硬度值（LSM）逐渐下降，提示肝纤维化有所好转。

本案例患者肝纤维化，但以乏力、胁痛为主症就诊，其病机虚实夹杂，虚中有实，实中有虚，考虑患者肝郁脾虚，脾主运化，为气血生化之源，治疗上从补土入手，紧抓益气健脾不放，配合活血通络、养阴柔肝、理气止痛等法，体用同调，使肝病逐渐痊愈。

2. 案例二　健脾理气化痰法

牛某，女，28 岁，2017 年 2 月 27 日初诊。

主诉　反复乏力 5 年余，加重伴寐不安 1 个月。

现病史　患者 5 年前体检发现 HBsAg 阳性，并反复出现乏力，当时肝功能正常，未予系统检查治疗，仅间断在我院服用中药治疗，乏力症状时有反复。2 个月前患者乏力加重，并出现烦躁，失眠，胃纳差，曾在多家中医院服用中药治疗后症状缓解不明显，遂来诊。现症见精神疲倦，肢体乏力，右胁胀闷不适，无身目黄染，恶心欲呕，口干口苦，寐不安，夜间梦多，常惊醒，胃纳差，二便正常，舌暗红，边尖有齿痕，苔黄白相间腻，脉弦滑。

体格检查 T 36.6℃，BP 108/75mmHg，P 79 次/分，R 20 次/分。精神疲倦，发育正常，全身皮肤黏膜及巩膜未见黄染，肝掌征（−），蜘蛛痣（−），心肺未见明显异常，腹部平坦，全腹无压痛及反跳痛，肝区叩击痛（−），肾区叩击痛（−），移动性浊音（−），肠鸣音 5 次/分，双下肢未见明显凹陷性水肿。

辅助检查 肝功能 12 项检查：ALT 64U/L，AST 51U/L；血常规、肝纤维化 4 项检查未见明显异常；乙型肝炎 5 项定量检查：HBsAg COI 985.0，HBsAb 0.0IU/L，HBeAg COI 17.50，HBeAb COI 0.07，HBcAb COI 28.33；HBV-DNA 定量 $7.04×10^4IU/ml$；腹部彩超：肝实质回声增粗，包膜欠光滑，脾稍大，胰腺、胆囊未见明显异常。肝脏弹性检查报告：LSM 8.7kPa，CAP 241db/m。

中医诊断 肝积。

中医证型 脾虚痰湿内阻。

西医诊断 肝纤维化，慢性乙型病毒性肝炎。

中医治法 健脾理气化痰法。

中药处方 法半夏 12g，姜竹茹 15g，枳实 12g，陈皮 6g，茯苓 15g，甘草 6g，黄连 6g，郁金 15g，柴胡 5g，白芍 10g，党参 15g，白术 15g。

上药加水 800ml，煎取 200ml，温服，日 1 剂，共 7 剂。

2017 年 3 月 6 日二诊

刻下症 患者睡眠改善，未诉梦多或夜间惊醒，偶感烦躁，诸症改善，舌暗红，边尖有齿痕，苔薄黄白相间稍腻，脉弦滑。

中药处方 法半夏 12g，姜竹茹 15g，枳实 12g，陈皮 6g，茯苓 15g，甘草 6g，黄连 6g，郁金 15g，山栀子 12g，柴胡 9g，白芍 15g，牡蛎 15g（先煎）。

上药加水 800ml，煎取 200ml，温服，日 1 剂，共 7 剂。

并配合中药足疗方：柴胡 10g，黄连 10g，生半夏 10g，姜竹茹 15g，茯神 15g，合欢皮 15g。

上药煎取 2500ml 药液，睡前足浴用，日 1 剂，共 7 剂。

2017 年 3 月 13 日三诊

刻下症 患者睡眠可，无诉烦躁，无疲倦乏力，胃纳可，舌暗红，边尖有齿痕，苔薄白，脉弦滑。

中药处方 法半夏 12g，姜竹茹 15g，枳实 12g，陈皮 6g，茯苓 15g，甘草 6g，大枣 15g，香附 12g，柴胡 9g，白芍 15g，黄芪 15g，丹参 15g，生姜 15g。共 7 剂，上药加水 800ml，煎取 200ml，温服，日 1 剂。

经治后，患者诸症消失，睡眠改善明显，继续门诊中医中药调治，定期复查。2018 年 4 月 10 日复查肝功能 12 项、肝纤维化 4 项、血常规均正常；乙型肝炎 5 项定量检查：HBsAg COI 809.5，HBsAb 0.0mIU/L，HBeAg COI 9.27，HBeAb COI 0.08，HBcAb COI 22.17；HBV-DNA 定量：$3.47×10^3IU/ml$；腹部彩超：肝实质回声增粗，包膜欠光滑，脾脏、胰腺、胆囊未见明显异常声像。肝脏弹性检查报告：

LSM 4.8kPa，CAP 230db/m。继续门诊随诊。

按语

本病患者既往有长期慢性乙型肝炎病史，本次发病以"乏力伴寐不安"为主症就诊，患者属于肝炎活动期，影像学提示肝脏包膜欠光滑，脾脏增大，瞬时弹性成像检查明确肝脏硬度值升高，存在肝纤维化的表现。结合各项理化检查，四诊合参，当属中医学"肝积"的范畴，患者感染疫毒之邪，浊毒伤肝，肝脏受损，肝失疏泄，致气机不畅，日久肝病传脾，脾失健运，运化失司，水湿不能运化，郁久生痰，痰湿互结，阻于胁部，发为肝积，首诊时证属脾虚痰湿内阻证，《备急千金要方·胆腑》谓："治大病后，虚烦不得眠，此胆寒故也，宜服温胆汤方。"故予辨证选用温胆汤加减治疗。

关于温胆汤方名之释义，《古今名医方论·温胆汤》谓："和即温也，温之者实凉之也。"温胆汤，半夏为君，降逆和胃，燥湿化痰；竹茹为臣，清热化痰，止呕除烦；枳实行气消痰，使痰随气下，佐以陈皮理气燥湿，茯苓健脾渗湿，湿去则痰消；生姜、大枣、甘草为使，健脾和胃、协调诸药。全方共奏健脾和胃、理气祛湿化痰之功效，强调的是"和"。临床上肝纤维化患者均病程较长，基本病机是虚损生积，其中脾虚是最早出现并贯穿于疾病始终的，失眠是肝病患者最常见的症状之一，根据"虚则补之，实则泻之"的原则，治疗以扶正祛邪为主，调理心肝脾，分型论治，发挥中医药治疗失眠的特点和优势，既达到了改善睡眠质量，增加睡眠时间，改善生活质量，缓解精神紧张的目的，同时其他伴随症状及肝功能亦相应逐渐改善，不会发生依赖性。值得注意的是，对肝纤维化伴失眠的中医治疗，宜深入辨证，同时随着证型的不同发展，在分型辨证的基础上调整治疗用药，有利于肝功能的改善。

3. 案例三　健脾祛湿温阳散寒法

崔某，男，46 岁，2015 年 11 月 6 日初诊。

主诉　反复乏力伴上腹胀满 3 年余。

现病史　患者 HBsAg 阳性 10 余年，未予重视及系统诊治。自诉平素工作压力大，长时间加班及熬夜，2010 年出现肝功能异常，在外院多次予保肝降酶治疗，肝功能反复异常。2012 年 8 月开始反复出现疲倦乏力，伴上腹胀满不适，吞酸时作，休息后症状缓解不明显，自服护肝片、逍遥丸、抑酸药等治疗，症状时有反复。现症见精神疲倦，肢体乏力，上腹胀满，偶有恶心，吞酸时作，纳差，眠一般，小便尚可，大便溏，舌暗淡，边尖有齿痕，苔薄白稍腻，脉沉细。

辅助检查　肝功能 12 项检查：ALT 78U/L，AST 61U/L，谷氨酰转移酶（GGT）153U/L；乙型肝炎 5 项检查：HBsAg（＋），HBsAb（－），HBeAg（－），HBeAb（＋），HBcAb（＋）；HBV-DNA 定量：2.04×10^3IU/ml；肝纤维化 4 项检查：透明质酸 550ng/ml，Ⅲ型前胶原 1581ng/ml，Ⅳ型胶原 113.0ng/ml；腹部彩超：肝内

回声增强增粗,光点分布不均匀,条索状回声增多,脾稍大;上腹部 MRI 示符合慢性肝炎肝纤维化表现。

建议患者行肝脏病理活检以明确肝脏炎症及纤维化程度,再确定下一步诊治方案,患者明确拒绝,要求门诊中医中药治疗。

中医诊断 积聚。

中医证型 脾虚气滞,寒湿内阻。

西医诊断 肝纤维化,慢性乙型病毒性肝炎。

中医治法 健脾祛湿,温阳散寒。

中药处方 柴胡 10g,酒白芍 15g,陈皮 10g,党参 20g,枳壳 10g,茯苓 15g,土炒白术 20g,黄芪 15g,丹参 15g,香附 10g,甘草 5g,法半夏 10g,桂枝 10g。

上药加水 800ml,煎取 200ml,翻煎,早晚分服,日 1 剂,共 7 剂。

另予艾灸督脉,纳入慢性肝病慢病管理系统,制订冬季中医特色慢病管理方案,如建议患者调整工作、起居习惯,推荐药膳食疗方如胡椒枸杞猪肚汤、生姜茯苓陈皮粥等。

2015 年 11 月 16 日二诊

刻下症 患者诉精神明显好转,腹胀、便溏等症状减轻,无明显嗳气反酸,仍感乏力,前方基础上辨证加减。

中药处方 柴胡 10g,酒白芍 15g,陈皮 10g,党参 30g,枳壳 10g,茯苓 15g,土炒白术 20g,黄芪 30g,丹参 15g,香附 10g,甘草 5g,法半夏 10g,桂枝 10g,鳖甲 15g(先煎)。

上药加水 800ml,煎取 200ml,翻煎,早晚分服,日 1 剂,共 14 剂。

予黄芪针交替注射双足三里穴、内关穴等,并继续予艾灸督脉,嘱坚持按原制订的中医特色慢病管理方案进行调理。

2015 年 12 月 2 日三诊

刻下症 患者诸症明显缓解,继续予上方辨证加减,黄芪针交替注射双足三里穴、内关穴等,并继续按原中医特色慢病管理方案进行调理。

2016 年 3 月 9 日复查肝功能均在正常范围内,患者继续门诊随诊治疗,并配合中医特色慢病管理方案调理。2018 年 6 月 15 日复查肝功能、肝纤维化 4 项均正常,HBV-DNA 定量$<1.0 \times 10^2$IU/ml;上腹部磁共振增强扫描提示肝、胆、胰、脾未见明显异常。目前仍坚持在我院门诊定期随诊,病情稳定。

按语

乙型肝炎肝纤维化属中医学"积聚"范畴,其病因病机多为湿热之邪未清,肝脾失调,脾虚气滞,最终导致血瘀内结。《景岳全书·积聚》指出"治积之要,在知攻补之宜",本例患者辨证属肝郁脾虚,寒湿内阻,本虚属脾虚,标实属气郁、寒湿内阻,治疗宜攻补兼施。《医方集解·攻里之剂》曰:"壮人无积,虚人则有之……故善治者,当先补虚,使气血旺,积自消。"健脾益气可资化源补肝体,然而，患者兼寒湿内阻之证，脾为气机升降之枢纽，需要温化寒湿，湿祛才有助于脾主升清的功能恢复正常，以利于肝气疏泄复常，因此，治法上采用四逆散合四君子汤加减，健脾益气与疏肝理气合用，肝脾同调，疏养结合，同时，以苓桂术甘汤温化寒湿，二陈汤燥湿健脾，辅以丹参、香附活血通络，使寒湿得去，气道得通，瘀血得散，使肝脾气机协调。

本案例遵古代医家治疗癥瘕积聚的要旨，虽是治肝，但是采用益气健脾与疏理气机、健脾祛湿、活血化瘀等法相结合，祛邪扶正相结合，以"和"为宗，以调脾为要。此外，本案例在运用中药汤剂治疗的同时，给予黄芪针穴位注射足三里等穴及督脉灸等外治法，其目的也是通过外治调节脏腑阴阳，扶助患者正气，使脾胃升清降浊的功能尽快恢复，以利于疾病康复。

第五节　补土理论治疗急性病毒性肝炎案例

急性病毒性肝炎，中医认为属于外感病范畴，多发生在春季或冬春季，且每逢春季易于复发，肝木化风，善行而数变，且易夹疫疠之气，故急性病毒性肝炎具有传染性，易造成流行，夹风夹湿，临床表现集中表现为外感症状伴随脾胃相关症状，常见症状如恶寒发热，纳差，恶心或呕吐，口苦咽干，厌油腻，胁痛，腹胀乏力，肝脾肿大及伴随排便不适等。按现代医学分析，可分类为嗜肝病毒感染及非嗜肝病毒感染，如急性甲型、乙型、丙型、戊型肝炎病毒感染及 EB 病毒、巨细胞病毒或疱疹病毒等。

分析急性病毒性肝炎，其原因不外乎内因外因，内因责之脾胃损伤，或饮食不节、情志不畅、药毒所伤，或大病后正气耗伤，外因多责之于外感湿热之邪，阻滞气机，肝失疏泄，湿热蕴结困遏脾胃，导致脾胃功能失调，内生湿、瘀等病理产物，导致一系列临床症状。"邪之所凑，其气必虚"，临床所见急性病毒性肝炎患者，或平素肝气不畅，或脾失健运，加之不慎感受外邪，气郁而伤肝，肝气不畅横逆犯脾，脾失健运，水湿内生，气不行则血停为瘀，湿瘀互结，或从寒化，或从热化，湿瘀热结于肝胆，胆汁疏泄不利，外溢肌肤，上泛目睛，发为黄疸，或湿浊之邪阻碍中焦，困遏脾胃，脾气不升，胃失和降，出现恶心呕吐，甚至腹痛腹泻纳呆症状；湿毒流注，出现湿疹、水肿等；或湿热之邪，炼液为痰，湿热内盛，入舍于血，血热互结，煎灼血中津液，成为瘀血致病。

急性病毒性肝炎，临床从辨证施治的角度，依据是否出现黄疸，一般分为黄疸型和非黄疸型，黄疸型属于中医学"黄疸"范畴，而无黄疸型急性病毒性肝炎，表现多样，临床见乏力、纳差、胁痛、恶心呕吐、大便或溏薄或黏腻不爽等症状，以辨证论治为主。治疗急性病毒性肝炎，首要分析正虚邪实的关系，正虚需辨在脏在腑，在脏重点在肝脾肾三脏，在腑多责之于胆、胃、大肠、膀胱等，邪实一般责之于湿热之邪，辨湿与热孰轻孰重。治疗上，辨别在气在血，辨别三焦部位是辨证的着眼点，立足中焦，以脾为中轴，顾护肝肾，调和气血，佐以祛湿、活血等方法，往往可取得满意疗效。

此外，急性病毒性肝炎，发病急骤，往往夹疫疠之气，涉及脏腑多，兼证多，且变证多，属"疫病"范畴，运用运气学说，往往可取得意想不到的疗效，五运六气是中国古代研究气候变化及其对人体健康和疾病关系的总说，是我国古代一种生物医学气象理论，在中医学里占有极其重要的地位，五运六气从古代自然哲学的天人相应思想出发，在中医整体观念的指导下，以阴阳五行学说为基础，运用天干地支等符号作为演绎工具，来推论气候变化对人的影响。《素问·至真要大论》称之为"天地之大纪，人神之通应也"。人生活在自然环境之中，从"天人合一"的角度进行认识、了解和掌握人与自然界相互关系及共同规律，这是医者辨别生死的重要手段，正如《黄帝内经》"得一之情，以知死生"之论。

1. 案例一　疏肝健脾利湿退黄

周某，女，30 岁，2016 年 5 月 22 日来诊。

主诉　乏力 4 天，发现转氨酶升高 1 天。

现病史　患者既往体健，4 个月前曾在当地"牙科诊所"拔牙。4 天前无明显诱因出现乏力，伴纳呆，无发热恶寒，而后逐渐出现小便黄，1 天前至我院急诊就诊，收入病房。现症见神清，精神疲倦，乏力，浑身困重，身目黄染，面垢，小便黄，无皮肤瘙痒，恶心欲呕，呕吐胃内容物，无嗳气泛酸，无腹痛腹泻，无胸闷心悸，纳差，眠差，口干口苦，大便黏腻不爽，未见陶土样便。舌淡暗，边尖有齿痕，瘀点，苔腻，黄白相间，脉弦小滑。2014 年外院乙型肝炎 5 项检查均为阴性。2016 年 5 月 21 日入院查肝功能 ALT 1878 U/L、AST 1175 U/L、TBIL 41.2μmol/L、DBIL 25.8μmol/L，乙型肝炎 5 项定量检查示 HBsAg COI 780、HBsAb 120IU/L、HBeAg COI 0.005、HBeAb COI 0.005、HBcAb COI 0.005；HBV-DNA 定量：1.2×10^4IU/ml。

中医诊断　黄疸。

中医证型　湿热并重。

西医诊断　急性乙型病毒性肝炎。

中医治法　疏肝理气，利湿退黄。

中药处方　茵陈 30g，滑石 15g，黄芩 15g，石菖蒲 15g，浙贝母 15g，通草 15g，藿香 10g，连翘 10g，豆蔻仁 10g，射干 5g，薄荷 5g（后下），柴胡 5g，赤芍 20g。

水煎服，日 1 剂，共 7 剂。

同时，给予护肝、支持治疗。

2016年5月29日二诊

刻下症 神清，精神一般，乏力较前减轻，自觉身体轻松，身目黄染较前减轻，面容稍有光泽，但胸中烦闷，间中有恶心欲呕，与丈夫争执时加重，未见呕吐胃内容物，纳一般，眠差，口干口苦，大便日2行，质黏，舌淡暗，边尖有齿痕，边尖红，瘀点，苔黄稍腻，脉弦小滑。2016年5月28日肝功能检查：ALT 790 U/L，AST 455 U/L，TBIL 35.2μmol/L，DBIL 20.8μmol/L；乙型肝炎5项定量检查：HBsAg COI 160，HBsAb 515 IU/L，HBeAg COI 0.005，HBeAB COI 0.005，HBcAb COI 0.005；HBV-DNA 定量：1.2×10^4 IU/ml。

考虑患者肝郁化火，治法调整为疏肝化瘀，清热利湿。

中药处方 茵陈30g，滑石15g，黄芩10g，石菖蒲15g，浙贝母15g，通草15g，藿香10g，连翘10g，豆蔻仁10g，柴胡5g，赤芍20g，川楝子5g，青皮5g，栀子15g，淡豆豉10g。

水煎服，日1剂，共5剂。

2016年6月4日三诊

刻下症 神清，精神尚可，少许乏力，身目黄染基本消退，面容稍有光泽，心烦减轻，偶有恶心欲呕，干呕，纳尚可，眠一般，口干无口苦，小便黄，大便正常，舌淡暗，边尖齿痕，边尖红，瘀点，苔黄，脉弦滑。2016年6月2日肝功能检查：ALT 223 U/L，AST 115 U/L，TBIL 26.5μmol/L，DBIL 18.0μmol/L，乙型肝炎5项定量检查：HBsAg COI 0.89、HBsAb>1000IU/L；HBV-DNA 定量阴性。

考虑患者应用大量清热利湿药，损伤脾胃，故调整治法为疏肝健脾，清热祛湿活血。

中药处方 茵陈30g，黄芩10g，藿香10g，连翘10g，柴胡10g，赤芍15g，白芍15g，党参15g，白术15g，茯苓15g，五指毛桃15g，延胡索15g，三棱10g，莪术5g。水煎服，日1剂。

服前方治疗至6月10日，患者复查肝功能 ALT 98 U/L，AST 45 U/L，TBIL 16.0μmol/L，DBIL 8.8μmol/L，HBV-DNA 定量阴性。

按语

本例患者因"拔牙"感染 HBV，在潜伏半年内出现急性肝功能损害，急性 HBV 感染诊断明确，所幸正气未消，奋起抗邪，临床以黄疸、咽痛兼以表证等"湿温病"表现为突出特点，结合黄疸以湿热并重为特点，病邪尚在气分，治以甘露消毒丹，该方以清热利湿兼以解表为特点，常用以治疗感受时疫、变生湿热阻于少阳三焦气分之证；纵观全方药物配伍，以宣通化解三焦湿热为组方原则，湿热之邪外犯，脾胃首当其冲，立足中焦，方中以藿香、白豆蔻、石菖蒲、薄荷芳香化浊，宣畅气机以醒脾运湿，调畅中焦，以茵陈化湿、滑石及木通利水渗湿，通利下焦，兼清内在郁热，辅以黄芩、连翘、贝母、射干清热解毒，全方共奏宣上、畅中、渗下，清热利湿，化浊解毒的效果，但甘露消毒丹成方背景中提及"时毒疠气，必应司天。癸丑太阴湿土气化运行，后天太阳寒水，湿寒合德，挟中运之火，流行气交，阳光不治，疫气乃行。故凡人之脾胃虚者，乃应其厉气，邪从口鼻皮毛而入。病从湿化者，发热目黄，胸满，丹疹，泄泻……湿邪犹在气分，用甘露消毒丹治之"，此论符合《黄帝内经》"开鬼门"宗旨，故解外在皮毛、肌腠之邪必不可少，故方中见连翘、黄芩、贝母、射干、薄荷等一众轻清上焦，利咽散结之品，诸药合用，达到"湿热之邪从中焦化、从小便而利、从肌表而散"的目的，体现"三焦气化"宣畅而治的特色。

在三焦气化理论中，脾胃是气机升降出入的重要枢纽，该患者发病虽邪从口而入，但病情的发生发展，离不开中焦气机不畅，不能运转气机这一核心病机，脾宜升，胃宜降，脾喜燥恶湿，太阴湿土，得阳始运，必须脾阳健运，胃气通降方能展布气机，而该患者"脾阳式微"，何不用温脾之品如理中、桂、附之属？恰以为，此时湿热之邪外犯，脾阳欲申不得，必有郁热于内，此时予桂枝、干姜等辛温通阳必助内热，尤重加其热，故依叶天士之所倡导"利小便以通阳""通阳不在温，在利小便"等理论，使湿有出路，湿去热孤，诸症自消。以临床所见，三焦气化失常是湿温病的核心病机，而中焦斡旋，沟通上下，地位尤其重要，叶天士同时主张以"分消走泄"之法清理三焦，针对湿热在三焦部位的不同，权衡湿与热孰轻孰重，准确判断病势的从化，以确立治则治法，以"宣上、畅中、渗下"三者合理布局，达到宣畅气机、清化湿热的目的。

2. 案例二　健脾祛湿活血退黄法

梁某，女，39岁，2014年2月13日入院。

主诉　身目黄染9天。

现病史　缘患者既往有强直性脊柱炎病史，长期当地医院服用柳氮磺吡啶片+甲泼尼龙+双氯芬酸治疗，而后激素渐减量，至2014年2月2日，患者出现身目黄染，恶心欲吐，未见呕吐胃内容物，伴乏力纳差，自行停上述药物。后出现右上腹疼痛不适，当地医院住院考虑胆囊炎，经禁食、护肝、护胃等治疗后腹痛稍缓解，黄疸改善不明显，来我院就诊，拟"黄疸查因"收入肝病科。现症见神清，精神疲倦，乏力，身目黄染，咳嗽，气促，腹胀，少许腹痛，右上腹为主，暂无发热恶寒，腰痛，活动后加重，口干，口苦，口浊，纳差，眠一般，小便黄，大便尚调。舌淡暗，边尖有齿痕，苔白腻，中根厚腻，脉弦滑。

查体：全身皮肤巩膜轻度黄染，面部可见红斑，无瘙痒，无抓痕，胸颈部可见毛细血管扩张，右侧耳后、下颌、颈前可触及肿大淋巴结，质稍硬，无压痛，表面光滑，咽充血（+），双侧扁桃体Ⅰ度肿大，左上肢、双下肢可见密集充血性皮疹，无高出皮肤表面，双下肢无浮肿。

中医诊断　黄疸。

中医证型　肝郁脾虚，湿瘀热结。

西医诊断　传染性单核细胞增多症。

中医治法　疏肝健脾，清热祛湿活血退黄。

中药处方　茵陈 45g，桂枝 5g，泽泻 15g，猪苓 15g，茯苓 15g，白术 30g，车前草 15g，党参 20g，白芍 15g，柴胡 10g，法半夏 15g，黄芩 10g，甘草 5g，生姜 10g。

水煎服，日 1 剂，共 3 剂。

西医给予护肝、补液支持治疗。

入院第 2 天出现发热，体温最高达 39.6℃，恶寒，咽痛，全身皮肤出现红色斑疹，伴腰痛，予解热镇痛药治疗体温可缓慢下降，服用上方 3 剂中药后黄疸、腰痛、皮疹、咽痛等症状无改善。结合实验室检查结果回报，确诊为急性 EB 病毒感染，传染性单核细胞增多症。考虑出疹，属温病热入营血，在前方加丹参、玄参、生地以凉血透营，患者症状仍无明显改善。

2014 年 2 月 18 日二诊

刻下症　神清，精神疲倦，乏力，发热，体温 39℃，少许恶寒，咽痛，全身皮肤出现红色斑疹，身目黄染同前，咳嗽，气促，腹胀，少许腹痛，右下腹为主，腰痛，活动后加重，口干、口苦、口浊，纳差，眠一般，小便黄，大便尚调。舌淡暗，边尖有齿痕，苔白腻，中根厚腻，脉弦滑。

结合患者辨证，治疗遵《三因极一病证方论》所载，拟方正阳汤加减。

中药处方　白薇 5g，玄参 30g，川芎 10g，桑白皮 10g，当归 10g，芍药 20g，旋覆花 5g，炙甘草 10g，生姜 15g，苦杏仁 10g，升麻 30g，石膏 30g。

水煎服，日 1 剂，共 2 剂。

2014 年 2 月 21 日三诊

刻下症　患者神清，神疲、乏力情况明显改善，发热，体温最高 37.5℃，无恶寒，身目黄染稍减轻，咽痛缓解，全身皮肤红色斑疹较前减退，无明显咳嗽气促，腹胀、腹痛已退，腰痛稍好转，口干、口苦、口浊等情况明显减轻，胃纳改善，眠一般，小便黄，大便调。舌淡暗，边尖有齿痕，苔白稍腻，脉弦滑。

治法上以疏肝健脾、活血退黄止痛为法。

中药处方　茵陈 30g，桂枝 5g，酒大黄 5g，茯苓 15g，白术 30g，党参 15g，白芍 10g，柴胡 5g，砂仁 5g（后下），苍术 10g，牛膝 15g，威灵仙 10g，苦杏仁 10g，延胡索 15g。

水煎服，日 1 剂，共 5 剂。

服药后，患者乏力、疲倦情况进一步减退，无发热，身目黄染明显减轻，皮疹消退，腰痛明显好转。继续守方加减治疗。

患者 2014 年 3 月 1 日出院，出院当时胆红素基本正常，神清，精神尚可，仍有少许腰痛，余无明显不适。腰痛一证，考虑与强直性脊柱炎相关，嘱患者继续于风湿病门诊治疗。

按语

从现代医学角度分析，本例患者因长期服用免疫抑制药物，低免疫状态情况下感染 EB 病毒，是典型的传染性单核细胞增多症，但在治疗上按西医方法却疗效甚微。从中医的角度分析，患者先天禀赋不足，不慎感受湿热之邪，加之平素情志抑郁，郁而伤肝，肝气不畅，横逆犯脾，脾失健运，水湿内生，气不行则血停为瘀，湿瘀化热，湿、瘀、热三邪结于肝胆，胆汁疏泄不利，外溢肌肤，上泛目睛，发为黄疸。本患病程短，身目黄染如橘子之色，属阳黄，兼有气血瘀滞之象，当以疏肝健脾、清热祛湿活血退黄为法，拟方茵陈五苓散合小柴胡汤加减，但按常规思路处理，症状改善不明显，二诊时考虑患者突然起病，按疫病治疗，2014 年是甲午年，患者发病值子午岁一之气，《黄帝内经》记载甲午年常位六气主病特点为"子午之岁，上见少阴"，"民病咳喘，血溢血泄，鼽嚏目赤，眦疡，寒厥入胃，心痛、腰痛、腹大、嗌干、肿上"，根据陈无择《三因司天方》，选用正阳汤（白薇、玄参、川芎、桑白皮、当归、白芍、旋覆花、炙甘草、生姜）进行调治，经过治疗后，患者发热、皮疹等情况迅速消退。但是，其后患者仍腰痛明显，结合脉证，患者仍以肝郁脾虚为本，湿瘀互结为标，需要加大健脾力度，故在茵陈四苓散的基础上，重用白术健脾，苍术运脾，使脾气健运，黄疸消退。同时，党参、苍术、牛膝配合，健脾益肾，强壮腰膝，延胡索活血止痛，患者腰痛症状明显减轻。

中医学历来重视辨证论治，补土理论与运气学说结合，绝非相互独立之非此即彼，而是相互交叉、相互交融的，从不同的角度入手分析病机，但最终的目的是恢复五脏六腑的正常功能、秩序，肝气条达，脾气健运，则诸症自消。中医学强调天、人、邪三个方面因素致病，临床上辨天时、辨人、辨病证三者结合，才能更好体现中医学"天人相应"的整体思想。抓住了运气病机，许多病证可迎刃而解。本患者平素久患腰疾，长期服药损害正气，素来正气虚，肝郁脾虚，湿瘀热结，且肾气不足，在此基础上感受外邪，郁而化火，形成"上热下清"之格局，此格局是"天"之气交，与"人"之气机紊乱，以及"邪"之攻窜三种因素相互交融共同影响导致的，本患者症见发热、皮疹、黄疸、咳嗽、气促、腹胀腹痛、腰痛，发病急，症状繁多，辨证无从入手，或从发热论治，黄疸、咳嗽、气促无从兼顾，或从黄疸论治，发热、皮疹、腹痛腹胀又是严重干扰临床思路的重要症状。《内经运气病释·陈无择《三因方》正阳汤》对正阳汤的按语云："陈氏以平气升阳二字归诸少阳相火，故于少阴君火之年以正阳名其方。"此以子午之年，少阴司天，阳明在泉，水火寒热之气见于气交，而民病焉。故宜以此方治之。而论述之症状于本病患者一一印证，而临床应用又桴鼓相应，实在令人信服。

3. 案例三　和解少阳健脾养肝法

梁某，女，21 岁，2017 年 5 月 18 日来诊。

主诉 发热 9 天，肝功能异常 1 周。

现病史 患者平素喜服冷饮，常熬夜，9 天前受凉后出现发热，体温最高 39.8℃，伴乏力，纳差，无恶心呕吐，无恶寒，至广州某三甲医院就诊，对症补液、退热等治疗，体温可下降，但症状反复。1 周前外院查肝功能提示 ALT 297U/L，AST 270 U/L，ALP 359 U/L，GGT275 U/L，TBIL 25μmol/L，遂由急诊收入院。现症见神清，精神疲倦，乏力，发热，体温 37.5℃，目稍黄，偶有恶心欲吐，恶寒，无头晕头痛，无胸闷气促，无腹痛、腹泻，纳差，眠一般，小便黄，大便调，舌暗红，边尖红，苔薄黄，脉弦。

辅助检查 EB 病毒 DNA 定量：2.35×10⁵IU/ml；ALT 297U/L，AST 270 U/L，ALP 359 U/L，GGT 275 U/L，TBIL 25μmol/L。

中医诊断 肝热病。

中医证型 肝郁脾虚，湿热瘀阻，营卫不和。

西医诊断 传染性单核细胞增多症；肝功能异常查因。

中医治法 和解少阳，调和营卫。

中药处方 桂枝 10g，黄芩 10g，党参 15g，炙甘草 6g，法半夏 15g，白芍 10g，大枣 15g，生姜 10g，柴胡 15g，黄芪 30g。

水煎服，日 1 剂，共 3 剂。

入院后体温波动在 36.8～39.2℃，服前方 3 剂，发热热峰较前下降，最高体温 38.5℃。

2017 年 5 月 23 日二诊

刻下症 患者仍咽痛明显，逐渐出现头面、四肢、后背红色片状斑疹，抚之不碍手，瘙痒，可见抓痕，目黄已退，无恶心欲吐，发热时伴少许恶风，纳一般，眠一般，小便调，大便干、硬，舌暗红，边尖红，苔薄黄，脉弦。查体咽部充血，双侧扁桃体Ⅱ度肿大，表披黄白脓苔。肝功能检查示 ALT 201U/L、AST 157 U/L、ALP 239 U/L、GGT 220 U/L、TBIL 23μmol/L。

治疗上，继续以和解少阳，调和营卫，兼以利咽为法。

中药处方 桂枝 10g，黄芩 10g，党参 15g，炙甘草 6g，法半夏 15g，白芍 10g，大枣 15g，生姜 10g，柴胡 15g，黄芪 30g，僵蚕 15g，蝉蜕 15g，姜黄 10g，酒大黄 10g。

水煎服，日 1 剂，共 3 剂。

2017 年 5 月 28 日三诊

刻下症 无发热，咽痛较前减轻，扁桃体Ⅰ度肿大，表面无脓苔，少许干咳，无痰，全身皮疹情况未见新发，头面、四肢皮疹已退，后背皮疹范围较前减少，无瘙痒不适，纳一般，眠一般，二便调，舌暗红，边尖红，苔薄黄，脉弦。肝功能检查示 ALT 110U/L、AST 86 U/L、ALP 201 U/L、GGT 180 U/L、TBIL 19μmol/L。

表证已愈，改为健脾养肝为主，佐清热疏风为法。

中药处方　柴胡 10g，白芍 15g，太子参 30g，茯苓 15g，白术 15g，枳壳 10g，炙甘草 5g，当归 10g，生地黄 15g，女贞子 15g，紫菀 15g，黄芩 10g，桑白皮 15g，地骨皮 15g。

水煎服，日 1 剂，共 3 剂。

服药 3 剂，无明显咽痛，扁桃体无肿大，咳嗽较前减轻，全身皮疹消退，纳眠正常，后门诊随诊。此后坚持门诊随访观察，病情稳定。

按语

本例患者平素体弱，常熬夜并不节饮食，喜好冷饮，正气不足，脾胃虚弱，本属营气虚、卫气弱体质，受凉后感受寒湿之邪，从肺卫入，未及时祛邪外出，进而内陷半表半里之间，症见寒热往来，发热之前有恶寒，说明病邪尚未离太阳，先人言："有一分恶寒，就有一分表证"，但对于该患者，单纯发汗，则正气愈伤，病必不愈，但表证未去，不可贸然攻里。依据伤寒六经辨证理论，为太阳与少阳两经之病，治疗当两经兼顾，正如《伤寒论·辨太阳病脉证并治下》第 146 条 "伤寒六七日，发热微恶寒，支节烦疼，微呕，心下支结，外证未去者，柴胡桂枝汤主之"，因机体正气不足，在伤寒本该太阳病经尽向愈之时，反倒出现微呕、心下支结等少阳证候，故柴胡桂枝汤为正治之方。柴胡桂枝汤由小柴胡汤合桂枝汤各半量而组成，其中小柴胡汤和解少阳枢机，调畅三焦气机，桂枝汤调和营卫，解肌散寒，两方合而为一，正合病机。患者在二诊的时候，并发化脓性扁桃体炎，伴咽痛、大便不畅，符合升降散证治特点，表证去之八九，转而缓而图本，肝郁脾虚是其体质特点，转而以疏肝养肝，健脾祛湿活血为法，此为固本之举。

4. 案例四　解表化湿理气和中法

黄某，男，22 岁，2017 年 4 月 28 日来诊。

主诉　乏力 3 周，恶心呕吐伴身目黄染 1 周。

现病史　患者 4 月 1 日与朋友到大排档吃 "夜宵"，曾进食生蚝，此后出现乏力，呈进行性加重，中间出现腹泻，非水样便，间断当地服用 "清热祛湿解毒" 类中草药治疗（具体成分未见），症状改善不明显，1 周前逐渐出现纳差，恶心呕吐，呕吐非咖啡色胃内容物，伴身目黄染，小便黄，无发热、恶寒，无腹痛、腹泻，至我院急诊就诊，收入病房。现症见神清，精神疲倦，乏力，身目黄染，小便黄，恶心呕吐，静脉补液处可见瘀斑，大便量少，未见陶土样便，舌淡，边尖红，苔白腻，脉滑。肝炎分型 6 项检查示戊型肝炎 IgM 抗体阳性，戊型肝炎 IgG 抗体阴性，甲型肝炎、乙型肝炎、丙型肝炎均为阴性；肝功能检查示 ALT 297U/L、AST 270 U/L、ALP 359 U/L、GGT275 U/L、TBIL 285μmol/L、DBIL 235μmol/L、总胆汁酸（TBA）560μmol/L。

中医诊断　黄疸。

中医证型　湿浊中阻。

西医诊断　急性戊型病毒性肝炎。

中医治法　解表化湿，理气和中。

中药处方　藿香 15g，大腹皮 15g，白芷 10g，紫苏 15g，茯苓 30g，法半夏 10g，白术 15g，陈皮 5g，厚朴 10g，桔梗 10g，炙甘草 10g。

水煎服，日 1 剂，共 3 剂。

同时，给予护肝、对症支持治疗。

2015 年 5 月 1 日二诊

刻下症　神清，精神一般，乏力较前减轻，身目黄染，小便黄，无恶心、呕吐，静脉补液处可见瘀斑，大便日 1 行，舌淡，边尖红，苔白稍腻，脉滑。

辅助检查　肝功能检查示 ALT 207U/L，AST 120 U/L，ALP 300 U/L，GGT 168 U/L，TBIL 263μmol/L，DBIL 225μmol/L，TBA 450μmol/L。

患者虽舌淡，但是舌边尖红，考虑夹有湿郁化热，治法上调整为清热祛湿、活血退黄，佐以疏肝健脾。

中药处方　茵陈 45g，酒大黄 15g，栀子 15g，茯苓 30g，猪苓 15g，白术 20g，泽泻 15g，赤芍 30g，茜草 15g，桃仁 10g，丹参 30g，川楝子 5g，五指毛桃 30g。

水煎服，日 1 剂，共 3 剂。

患者服上方后，乏力、身目黄染等症状明显好转，继续守上方加减治疗。2015 年 5 月 13 日复查肝功能 ALT 102U/L，AST 87 U/L，ALP 200 U/L，GGT 160 U/L，TBIL 180μmol/L，DBIL 126μmol/L，TBA 321μmol/L。

2015 年 5 月 17 日三诊

刻下症　神清，精神一般，乏力较前减轻，身目黄染，小便黄，无恶心、呕吐，静脉补液处可见瘀斑，大便日 1 行，舌淡，边尖红，苔白稍腻，脉滑。

虽然患者症状减轻，但是黄疸时日渐长，瘀斑仍未消退，考虑瘀血，治法上加强活血力度，予以疏肝健脾、理气活血为法。

中药处方　茵陈 45g，酒大黄 15g，栀子 15g，茯苓 30g，猪苓 15g，白术 20g，泽泻 15g，赤芍 30g，茜草 15g，桃仁 10g，丹参 30g，川楝子 5g，五指毛桃 30g，当归 10g，生地黄 15g。

水煎服，日 1 剂，共 7 剂。

服药 7 剂，精神可，诸症减轻，后门诊守方巩固 1 月余，随访至今，症状无反复。

按语

本例患者的西医诊断，最后证实是急性戊型病毒性肝炎。临床上，急性戊型病毒性肝炎多表现为急性黄疸性肝炎。疾病初期，以消化道症状为突出，检验检查见转氨酶升高，胆红素仅轻度升高甚至正常，随着治疗手段的介入，尤其是护肝降酶药物的使用，转氨酶逐渐下降，但往往随即出现胆红素进行性升高，黄疸明显，给治疗增加难度。患者发病初期，症见纳差、恶心呕吐、腹泻，发热恶寒伴黄疸，其黄疸辨证属于阳黄，但患者外有风寒，内伤湿滞，与藿香正气散辨证要点相符，然服药 3 剂，症状减轻，但黄疸却逐渐加重，四诊合参，乃湿毒之邪入于血分之象。《金匮要略·黄疸病脉证并治》认为"黄家所得，从湿得之"。黄疸的直接病因是湿邪，湿热或寒湿之邪影响了中焦脾胃运化功能，并进一步影响到人体的血液运行，伤及于血分而致发黄，湿热蕴结脾胃，浸淫肝胆，肝胆内藏相火，相火郁闷，宣泄不利，湿热夹相火，煎熬肝血，内生瘀血，阻碍气血运行，胆汁疏泄不利，外溢肌肤，上泛目睛，下注膀胱，发为黄疸，如明代龚廷贤所述"挟热毒则内瘀而发黄"。已故关幼波老师亦谓"黄疸一病，病在百脉，治黄必活血，血活黄易却"。按关幼波的观点，阳黄湿热入于血分，瘀阻血脉，蕴毒化痰，瘀阻血络，熏蒸肌肤而发黄疸，在治疗上宜重清利且偏于治血。对于本例患者而言，考虑其病理变化以湿、热、瘀为主，同时，患者急性发病，病程短，邪盛正未衰，因此，治疗重点在于祛邪，以清热解毒凉血、利湿退黄祛瘀为治疗大法。《伤寒论·辨阳明病脉证并治》第 236 条："阳明病……但头汗出，身无汗，剂颈而还，小便不利，渴引水浆者，此瘀热在里，身必发黄，宜下之，以茵陈蒿汤。"故二诊时改方为茵陈蒿汤加减，但是考虑患者湿郁于里，瘀热不除，中焦壅滞而不运，故治疗上，虽然依然以祛邪为主，但是需要顾护中州，故以茵陈蒿汤基础上，合用四苓散健脾祛湿，赤芍、茜草、桃仁、丹参凉血活血，祛瘀生新，与茵陈蒿汤合用能加强茵陈蒿汤退黄之力，少佐以川楝子疏理肝气，使气机条达，与大量五指毛桃合用，扶助正气、助脾健运，使祛邪而不伤正，也符合张仲景"见肝之病，知肝传脾，当先实脾"的思想。

第六节　补土理论治疗淤胆型肝炎案例

　　胆汁淤积性肝病是一组以胆汁淤积为主要表现的疾病，包括原发性胆汁性胆管炎（primary biliary cholangitis，PBC）、原发性硬化性胆管炎（primary sclerosing cholangitis，PSC）、原发性胆汁性胆管炎-自身免疫性肝炎（primary biliary cholangitis-autoimmune hepatitis，PBC-AIH）重叠综合征、妊娠期肝内胆汁淤积（intrahepatic cholestasis of pregnancy，ICP）与药物性胆汁淤积性肝病等。胆汁淤积是胆汁形成、分泌、排泄异常的病理过程，可分为肝内、肝外胆汁淤积，肝细胞性与胆管性胆汁淤积。胆汁淤积的生化学标准：AKP＞1.5ULN（正常值上限）并且 GGT＞3ULN。胆汁淤积持续超过 6 个月称为慢性胆汁淤积。常见成人胆汁淤积性肝病分为肝细胞性胆汁淤积和胆管细胞性胆汁淤积，前者主要包括各型病毒性肝炎、酒精或非酒精性脂肪肝、药物或胃肠外营养介导的胆汁淤积、ICP、脓毒血症、内毒素血症以及良性复发性肝内胆汁淤积（benign recurrent intrahepatic cholestasis，BRIC）、进行性家族性肝内胆汁淤积症（progressive familial intrahepatic cholestasis，PFIC）等，后者包括原发性胆汁性胆管炎、原发性硬化性胆管炎 PBC、PSC-AIH 重叠综合征、IgG4 相关性胆管炎、药物介导胆管病、移植物抗宿主病、继发性硬化性胆管炎（各种形式的胆结石和缺血性胆管病变）以及艾滋病及其他形式免疫抑制相关的感染性胆管炎。熊去氧胆酸（UDCA）、激素和免疫抑制剂、S-腺苷-L-蛋氨酸、内镜逆行胰胆管造影（ERCP）和内镜下治疗、肝移植、血液净化治疗、其他改善胆汁淤积的药物如托尼萘酸片等。

　　胆汁淤积性肝炎属于中医学"黄疸"的范畴，病因病机复杂，不同病例或同一病例的不同发展阶段，其临床表现不尽相同：湿热内蕴中焦，熏蒸肝胆，肝失疏泄，胆汁外溢，是基本病因病机，一般认为，早期多以湿热内蕴为主，晚期多以瘀热痰阻为主。目前医家公认其病机特点为痰湿瘀结，肝胆络脉阻滞。胆汁淤积性肝炎的临床表现，主要特征为病程长，血瘀重，里热盛，本病可出现于阳黄或阴黄之中，初期多属阳黄，系湿热与痰瘀蕴结，胆汁泛溢；后期多属阴黄，为寒湿痰瘀胶结，正气渐损。《伤寒明理论·发黄》中指出"黄家为热盛，而治法亦自有殊"。《证治准绳·杂病·杂门·黄疸》中亦指出"治疸须分新久……久病又当变法也"。胆汁淤积性肝炎病位主要在肝胆、脾胃，病久亦可及肾。常用清热利湿、活血化瘀、凉血、化痰等方法，辨证论治是主要原则。

　　治疗方面，在参照黄疸辨证施治的基础上，常加入活血行瘀、化痰散结、利胆通络之品。活血行瘀药物如赤芍、桃仁、莪术、丹参、虎杖、当归等；化痰散结药物如法半夏、橘红、莱菔子、胆南星、苍术等；利胆通络药物如炮山甲、广郁金、金钱草、路路通、鸡内金、芒硝、山楂等。此外，黄疸日久不退，只要热象不显著，即可酌加桂枝（或肉桂）、干姜、附子等温通之品，有助于化痰湿，通胆络，退黄疸。正虚者宜加入补气健脾、养肝益肾药物，以扶正祛邪。

1. 案例一　温阳健脾利湿退黄法

曾某，男，34 岁，2011 年 12 月 29 日初诊。

主诉　身目尿黄 1 月余。

现病史　患者 1 月余前无明显诱因出现身目黄染，伴周身皮肤瘙痒，厌油腻，纳差，在当地服用中草药，症状未见明显改善，遂于 2011 年 12 月 21 日至当地医院就诊，检查 ALT 122U/L，AST 65 U/L，TBIL 218.8μmol/L，DBIL 135.2μmol/L，GGT 84 U/L，HBV 标志物阴性，丙型肝炎抗体、甲型肝炎抗体、戊肝抗体均阴性，腹部 B 超提示肝脏稍大，胆囊壁稍厚，予护肝、退黄、降酶治疗后症状未见改善，于 2011 年 12 月 29 日至我院求治。现症见精神疲倦，乏力，身目黄染，周身皮肤瘙痒，纳差，夜眠差，尿黄，舌质淡暗，边尖有齿痕，苔薄白，脉弦细。上腹部磁共振胰胆管成像（MRCP）及 ERCP 检查未见明显异常。肝穿刺组织病理学检查提示中度小叶内炎，重度肝内淤胆，汇管区、血管周围及肝血窦壁纤维化。

中医诊断　黄疸（阴黄）。

中医证型　寒湿困脾。

西医诊断　淤胆型肝炎。

中医治法　温阳健脾利湿退黄。

中药处方　茵陈 30g，白术 15g，熟附子 10g（先煎），地肤子 15g，炒枳实 10g，甘草 5g，茯苓 15g，太子参 30g，酒大黄 5g，紫草 10g，泽泻 10g，赤芍 15g。

水煎服，每日 1 剂，共 3 剂。

西医治疗　熊去氧胆酸胶囊口服改善淤胆，复方甘草酸苷静脉滴注护肝。

2012 年 1 月 2 日二诊

刻下症　患者皮肤瘙痒夜间尤甚，影响睡眠。患者诉每于夜间自觉皮下如蚁爬，奇痒难忍，肌肤间灼热，但无汗出，每晚不能入睡，每于凌晨 5～6 时方能少寐片刻。舌脉同前。

中药处方　熟附子 10g（先煎），桂枝 10g，当归 10g，细辛 3g，干姜 5g，党参 30g，花椒 3g，炒黄连 5g，炒黄柏 10g，乌梅 15g。

1 剂后诉睡眠及皮肤瘙痒有所改善，夜间 11 时入睡，可睡至凌晨 5 时许，再服 3 剂，睡眠逐渐正常，周身皮肤瘙痒明显改善，后续服前方，黄疸亦逐渐消退，2 周后肝脏生化学指标接近正常出院，至 2012 年 2 月 22 日随访检查血清总胆红素降至 35.5μmol/L，余肝脏生化学指标均未见异常。

按语

患者初诊以黄疸论治，应用茵陈术附汤合地肤子、紫草、赤芍等凉血清热止痒，但效果不佳。二诊时考虑厥阴病，寒热不调，予乌梅丸原方加减。乌梅丸为《伤寒论》厥阴病上热下寒证主方。《伤寒论·辨厥阴病脉证并治》第 338 条"伤寒脉微而厥，至七八日肤冷，其人躁，无暂安时者，此为脏厥，非蛔厥也。蛔厥者，其人当吐蛔。今病者静，而复时烦者，此为脏寒。蛔上入其膈，故烦，须臾复止；得食而呕，又烦者，蛔闻食臭出，其人当自吐蛔。蛔厥者，乌梅丸主之。又主久利"。乌梅丸集酸甘苦辛、大寒大热之品于一体，效土木两调，清上温下之大法，被后世医家广泛用治各种杂病，正如蒲辅周先生所言："外感陷入厥阴，七情伤及厥阴，虽临床表现不一，谨守病机，皆可用乌梅丸或循其法而达异病同治。"

患者以"黄疸"及"皮肤瘙痒"为突出症状，《金匮要略·黄疸病脉证并治》指出"黄家所得，从湿得之"，《素问·至真要大论》病机十九条所列"诸痛痒疮，皆属于心"，湿为阴邪，易阻遏气机，损伤阳气，心与火相通，火热为阳邪，其性炎上。故本病一方面表现为肝木乘脾，脾虚不能运化，为湿邪所困；另一方面，火郁于内，为湿所遏，郁于肌肤之间，表现为皮肤瘙痒，肌肤灼热，但无汗出；营卫失和，阳不交阴，表现为夜不能寐，夜间皮肤瘙痒尤甚。本病病机在于"寒热错杂"，故用乌梅丸有效，如《伤寒论十四讲·第三讲试论六经为病提纲证的意义》载："凡临床见到的肝热脾寒，或上热下寒，寒是真寒，热是真热，又迥非少阴之格阳、戴阳可比，皆应归属于厥阴病而求其治法。"本例患者黄疸、皮肤瘙痒，其内有郁热，而临床症状倦怠、乏力、纳差、舌暗淡等表现却反映湿浊困脾，寒热错杂，故抓住厥阴病"寒热错杂"这一纲领，应用乌梅丸治疗，使肝脾枢机运转，肝主疏泄、脾主健运的功能恢复正常。这也是我们学经典用经典的意义所在。

2. 案例二 温补脾土化湿退黄法

李某，男，74 岁，2011 年 6 月 17 日来诊。

主诉 身目黄染 3 月余。

现病史 2009 年 12 月因咳嗽在广州市某医院诊断为肺癌，于 2010 年 1 月 4 日行右上肺癌根治术，2011 年 3 月无明显诱因出现身目尿黄，伴乏力、稍咳，肿瘤专科诊断"肺恶性肿瘤（右上肺中分化腺癌术后）；病毒性肝炎慢性乙型；肝转移癌待排"，于 2011 年 3 月 29 日因"持续黄疸、反复腹胀"转入我科，诊断为"乙型肝炎后失代偿期肝硬化"，予护肝、抗病毒、利胆退黄及免疫调节等综合治疗（门冬氨酸鸟氨酸、拉米夫定、熊去氧胆酸、胸腺肽等）。中药先后予苍牛防己黄芪汤、茵陈五苓散、茵陈术附汤、柴芍六君汤等方化裁。其间肝功检查提示血清 TBIL 波动于 142.6～334.5μmol/L，DBIL 波动于 103.0～242.2μmol/L，两月余后病情稳定出院。院外间断静脉滴注人血白蛋白，坚持抗 HBV 治疗，间断口服熊去氧胆酸胶囊，黄疸仍反复，后因皮肤瘙痒予盐酸西替利嗪片、糠酸莫米松乳膏等对症处理无效。皮肤科会诊：诊断为皮肤瘙痒症，考虑与高胆汁酸呈相关性，建议予苯海拉明肌内注射、西替利嗪口服，症状仍改善不明显，伴有鼻衄。现症见身黄、目黄，面色晦暗微浮，反复鼻衄，反复周身皮肤瘙痒，四肢皮肤脱屑，小便黄赤，夜尿频多，4～5 次，大便溏薄，舌暗，尖偏红，边有齿痕，苔白稍腻，脉沉细，尺脉尤甚。肝功能检查示 ALT 17.0U/L、AST 53.0U/L、TBIL 121.8μmol/L、DBIL 95.1μmol/L、ALB 28.2g/L、TBA 339.1μmol/L；凝血酶原的活动度（PTA）60.0%。

中医诊断 黄疸。

中医证型 脾肾两虚，湿热互阻。

西医诊断 乙型肝炎后失代偿期肝硬化，胆汁淤积性肝炎。

中医治法 温补脾肾，化湿退黄。

中药处方 五味子 10g，熟附子 5g（先煎），巴戟天 10g，鹿茸 5g，山萸肉 30g，熟地黄 15g，盐杜仲 10g，生姜 10g，远志 10g，檀香 5g（后下），天冬 15g，白术 15g，白芍 15g，甘草 5g。

水煎服，每日 1 剂，共 3 剂。

2011 年 6 月 24 日二诊

刻下症 皮肤瘙痒改善，未见鼻衄，再服诸症改善，舌脉同前，击鼓再进，后随症加减，黄疸减退，诸症减消。守上方加减，继续服用。

半月后复查肝功能：ALT 27.0U/L，AST 40.0U/L，TBIL 43.7μmol/L，DBIL 27.8μmol/L，ALB 32.5g/L，PTA 67.0%，并于门诊间断静脉滴注人血白蛋白，而后随诊病情稳定。

按语

患者因于黄疸求诊，然苦于周身皮肤瘙痒，既往医治罔效，并见小便黄赤，夜尿频多，大便溏薄，更见鼻衄一症，诸症错杂其中，但从"湿"邪一端，实似难理其要，综观前之处方遣药，无论健脾利水，利湿清热，健脾化湿，抑或疏肝健脾皆难奏全效。《黄帝内经》曰"谨守病机，各司其属""审察病机，无失气宜""谨候气宜，无失病机""必伏其所主，而先其所因""必折其郁气，先资其化源，抑其运气，扶其不胜"，可见治本必求其本，另外必须发挥中医天人合一的整体优势，从此理论出发，本例所见各种复杂病象亦即不难解释。患者病见于辛卯之纪，是年岁水不及，湿乃大行，"民病腹满，身重濡泄，寒疡流水，腰股痛发"，是年阳明燥金司天，少阴君火在泉，气化运行后天，初之气"其病中热胀、面目浮肿、善眠、鼽衄、嚏欠、呕、小便黄赤、甚则淋"。概括之，患者所有见症，因于湿邪，脾失健运，肾失温煦，加之流年君火上炎，滋疟为害。故方用五味子汤合审平汤尽收全效。《内经运气病释·陈无择〈三因方〉五味子汤》引谬问对五味子汤的方解为："辛年主病，身重、濡泄、寒疡、足痿、清厥等症，皆涸流之纪，肾虚受湿也。然而淡渗逐湿则伤阴，风药胜湿益耗气，二者均犯虚虚之戒矣。盖肾中之阳弱，少火乏生化之权则濡泄。肌肉失温煦之运则湿不行，因而入气分则为身重，入血分则为寒疡。肾中之阴弱，则痿痛而烦冤，即《内经》所称内舍腰膝，外舍溪谷，皆湿之为害也。故君以五味子之酸收，收阴阳二气于坎中。臣以直入坎宫之附子，急助肾阳，遍走经络，逐阴霾，破竹之势有非他药可及者，再佐以熟地甘苦悦下之味，填补肾阴，助五味子固护封蛰。治肾之法，无遗蕴矣。巴戟甘温入阴，除痹有效，鹿茸咸温补血，益髓称神。精不足者，补之以味是也。"再配合审平汤（檀香、天冬、远志、白术、白芍、山萸肉、生姜等）咸寒以抑火、辛甘以助金，全方共奏温补脾肾，补火生土，助土胜湿，助土运湿，共达温补脾肾、清热祛湿之功。

从本例可见，同为温补脾肾，尽管"脾阳根于肾阳"，但因病象以及流年不同，治法遣方不尽相同，"必先岁气，毋伐天和"，以此为要，遵《黄帝内经》之旨，灵活运用，方显成效。

3. 案例三 解郁疏土化痰退黄法

梁某，女，68 岁，2016 年 6 月 16 日来诊。

主诉 反复肝功能异常 2 年，加重伴身目黄染 1 周。

现病史 2013 年 3 月患者因右侧胸痛在外院明确诊断为"右中、下肺恶性肿瘤"，服用吉非替尼靶向治疗，后定期复查瘤体较前缩小，2014 年检查发现肝功能异常，考虑吉非替尼靶向治疗副作用，继续服用吉非替尼并予护肝治疗，2015年5月停服靶向药物，检查肝功能仍反复异常，1周前继而出现身目黄染，遂来求治。现症见身目黄染，乏力，偶有胸背部疼痛，咳嗽，咯少量白色黏痰，咯痰不利，纳食及睡眠尚可，尿黄似浓茶水样，大便偏溏。舌淡暗，边有齿痕，苔白腻，脉沉细。

辅助检查　生化：ALT 96.0U/L，AST 122.0U/L，TBIL 176.8μmol/L，DBIL 156.6μmol/L，GGT 1087.0U/L，ALP 832.0U/L，TBA 416.8μmol/L，总胆固醇（TCH）8.42mmol/L；免疫6项检查：IgG 28.32g/L，IgM 9.0g/L；肝脏自身抗体：抗线粒体抗体（AMA）阳性，抗核抗体（ANA）阳性，效价1∶320，抗M2-3E（BPO）抗体（+++），上腹部MRCP检查未见明显异常征象，胸部X线片示右肺中叶、右肺下叶纤维灶。

中医诊断　黄疸。

中医证型　肝郁脾虚，痰浊瘀阻。

西医诊断　原发性胆汁性肝硬化。

中医治法　解郁疏土，祛湿化痰退黄。

中药处方　香附10g，川芎10g，苍术15g，炒栀子10g，炒六神曲30g（包煎），猪苓15g，茯苓15g，白术15g，泽泻15g，炒山楂15g，防风10g，秦艽10g，淫羊藿10g，荆芥穗5g（后下），当归10g，制首乌15g。

上方水煎服，每日1剂，共7剂。

2016年6月23日二诊

刻下症　诉服药后乏力及咳嗽咯痰明显改善，大便成形，纳食可，舌脉同前。

效不更方，继遵前法。

2016年7月21日三诊

刻下症　诉自服上方诸症平稳，尿黄诸症减轻，遂守方至今。现患者巩膜皮肤黄疸明显消退。复查肝功：ALT 47.0U/L，AST 52.0U/L，TBIL 45.8μmol/L，DBIL 32.4μmol/L，GGT 206.0U/L，ALP 335.0U/L，TBA 116.8μmol/L，TCH 7.56mmol/L。守上方加减继续治疗。

后续随访，患者病情稳定，肝功显著改善，继续门诊中药调理。

按语

《吴门曹氏医案·黄疸》载"目黄者曰黄疸，溺黄赤者，亦曰黄疸。重者一身尽黄，其愈以十八日为期。今月余未瘥，得于痛呕之后。肤痒隐疹，少纳苔白，并不知干，此亦郁中之土郁也。黄以明者易瘥，今色黯不明，恐久为黑疸，症期重矣。宗丹溪法，越鞠丸、四苓散、炒楂、防风、秦艽、淫羊藿、荆芥、当归、首乌"。

肝病患者常见肝郁之证，但是土郁也不少见。郁是结滞壅塞气不通畅的意思。《素问·六元正纪大论》曰："土郁之发……故民病心腹胀，肠鸣而为数后，甚则心痛胁䐃，呕吐霍乱，饮发注下，胕肿身重。"《证治汇补·内因门·郁证》提出

"肝郁胁胀嗳气，脾郁中满不食""食滞中焦，痰凝脾藏，热壅肠胃，皆土郁也"。土居中州，气、血、痰、火、湿、食一种或多种病因均可导致脾失健运，痰湿积滞，壅滞不通，脾主运化升清的功能失常，而肝木需要脾土的滋养才能疏泄条达，脾失健运，则肝木失荣，其疏泄功能失常，故胆汁外溢，发生黄疸。只有脾运得健，肝脾才能调和，人体的冲和之气才能升降正常。关于土郁的治疗，《素问·六元正纪大论》提出"土郁夺之"的治疗法则，《证治汇补·内因门·郁证》也提出土郁"治宜夺之。夺者，攻下也，劫而衰之也……或行或通，以致其平，皆夺之之义也"。可见，行气、化痰、祛湿等均属于土郁的治疗，其目的在于使脾气健运。本例患者，不但脾虚，而且痰浊瘀滞，脾为生痰之源，《读医随笔·痰饮分治说》言："痰则无论为燥痰，为湿痰，皆由于脾气之不足，不能健运而成者也……治之之法，健脾仍兼疏理三焦，以助其气之升降运化，是治本也；宣郁破瘀，是治标也。"遵经典旨意，对本例患者的治疗，我们选用越鞠丸合四苓散为主方进行加减。

越鞠丸出自《丹溪心法》，又名芎术丸，吴谦等《医宗金鉴·删补名医方论·越鞠汤丸》中论及："夫人以气为本，气和则上下不失其度，运行不停其机，病从何生。若饮食不节，寒温不适，喜怒无常，忧思无度，使冲和之气升降失常，以致胃郁不思饮食，脾郁不消水谷，气郁胸腹胀满，血郁胸膈刺痛，湿郁痰饮，火郁为热，及呕吐恶心，吞酸吐酸，嘈杂嗳气，百病丛生。故用香附以开气郁，苍术以除湿郁，抚芎以行血郁，山栀以清火郁，神曲以消食郁。"由于越鞠丸偏于理气宣郁，而本例患者以黄疸为主症，水湿痰浊是其主要致病因素，故以越鞠丸合四苓散兼顾湿邪，佐防风、荆芥、秦艽等疏风之品更助祛湿，当归、何首乌养血以防疏散太过，淫羊藿温补肾阳，全方共奏解郁疏土，祛湿化痰退黄之效。

第五章 补土理论治疗脂肪肝案例

第一节 补土理论治疗非酒精性脂肪肝案例

非酒精性脂肪肝是一种与胰岛素抵抗和遗传易感性密切相关的获得性代谢应激性肝损伤，疾病谱包括单纯性非酒精性脂肪肝、非酒精性脂肪性肝炎、肝硬化及肝癌。该病除直接或通过促进并存的其他肝病进展，导致肝衰竭、肝细胞癌和肝移植后复发外，还参与非胰岛素抵抗依赖性糖尿病和动脉粥样硬化的发病，随着社会老龄化以及病毒性肝炎等其他肝病的有效控制，非酒精性脂肪肝现在是我国慢性肝病或肝酶异常最为常见的原因。

非酒精性脂肪肝是我国最常见的肝脏疾病之一。临床上患者可出现全身乏力、肝区隐痛、右上腹不适或胀满感、食欲减退、恶心等非特异性症状。在中医学归属于"肝癖病""积聚""肥气""痰浊""胁痛"等范畴。非酒精性脂肪肝主要以肝体用失调、脾虚痰瘀互结为主要特点。肝脾两脏功能失调，脾失健运是关键，痰湿、痰瘀是本病的病理基础。肝体、肝用受损，则疏泄条达不畅，脾失健运，使痰浊、血瘀等病理产物产生，进而气血痰瘀互结，瘀阻肝络，损害肝体，形成恶性循环。治疗常可运用补土理论，立足中土，鉴别临床特征，从脾胃气机升降入手，把握肝脾、脾胃的关系，恢复五脏六腑各自生理状态，肝气条达，脾胃升降有序，肾脏气化得利，水湿津液得以正常输布，痰浊瘀血无以变生之源，则自然可取得满意疗效。

1. 案例一 疏肝健脾祛湿活血法

赵某，女，33 岁，2016 年 12 月 30 日来诊。

主诉 反复乏力 3 年余，加重伴脘腹胀闷不适 1 周。

现病史 缘患者 2013 年无明显诱因出现乏力，伴肝功能异常，外院诊断为"非酒精性脂肪肝"，予护肝降酶等治疗症状改善，间断外院治疗，乏力反复，近 1 周症状加重，伴脘腹胀闷不适，遂来我科就诊。既往史：2004 年外院诊断为抑郁症，曾服用帕罗西汀、丙戊酸钠等药物治疗，近 2 年停药。平素月经先后不定期，夹杂血块，痛经时作。检查肝功能正常，病毒性肝炎相关指标均为阴性。现症见神清，精神疲倦，乏力，怠惰嗜卧，偶有上腹部胀闷不适，情绪变化时候明显，口干，无口苦，纳眠一般，二便尚调。舌暗红，边尖有齿痕，瘀点，苔薄白稍腻，脉弦细。

中医诊断　肝癖。

中医证型　肝郁脾虚，湿浊瘀阻。

西医诊断　非酒精性脂肪肝。

中医治法　疏肝健脾，祛湿活血。

中药处方　党参 15g，白芍 15g，柴胡 10g，法半夏 15g，黄芩 10g，甘草 5g，陈皮 10g，苍术 15g，厚朴 15g，生姜 10g，大枣 10g。

水煎服，日 1 剂，共 7 剂。

2017 年 1 月 10 日二诊

刻下症　服药后乏力明显改善，上腹部胀闷较前减轻，口干口苦明显改善，胃纳可，眠一般，二便尚调。舌暗红，边尖有齿痕，苔薄白，脉弦细。

效不更方，继续调肝气，健脾祛湿活血治疗，前方基础上加当归、生地和黄芪以益气养血养肝体、涵肝用，当归、黄芪合用取益气养血之功。

中药处方　党参 15g，白芍 15g，柴胡 10g，法半夏 15g，黄芩 10g，甘草 5g，当归 10g，生地 15g，黄芪 20g，陈皮 10g，苍术 15g，厚朴 15g，生姜 10g，大枣 10g。

水煎服，日 1 剂，共 7 剂。

服药后患者症状进一步改善，此后守方治疗约 1 个月症状基本消失，嘱配合饮食、运动，随访半年，症状无反复。

按语

非酒精性脂肪肝的发生发展与不良生活方式密切相关，饮食不节与多坐少动等是较为常见的因素，而本例中情志因素也是一个极为重要的因素，忧思伤脾，恼怒、抑郁伤肝，肝之为病，常表现为肝用太过，这种"太过"，一方面表现为肝气不畅，如肝区疼痛、喜太息等；另一方面如肝木克土相应的表现，正所谓"肝为之实，脾为之虚"，脾胃损伤，脾胃气机升降失常，则清阳之气不能上升，浊阴之气不能下降，脾胃之病由是而生。再有，胃为水谷之海，饮食不节是非酒精性脂肪肝发病的另一重要因素。与脾胃关系最为密切的致病因素，首当其冲是湿邪，亦是临床治疗起来最为缠绵难解者。湿有内湿、外湿之别，土有阴阳之分，脾为阴土，胃为阳土，湿邪在五行中也属于土。湿土之气，同类相召，故外湿最易侵犯脾胃，而脾胃运化失常，也最容易产生内湿。湿为阴邪，留驻中焦，阻遏气机，影响脾胃的升降而发病，若湿郁日久化热，湿热相合，如油入面，治疗起来更加棘手，正如吴鞠通在《温病条辨·上焦篇·湿温、寒湿》曰："湿为阴邪，自长夏而来，其来有渐，且其性氤氲黏腻，非若寒邪之一汗即解，温热之一凉即退，故难速已。"

肝气不畅、饮食不节、感受湿邪是本例脂肪肝患者的病机关键，拟方柴平汤加减，针对肝气不畅，以小柴胡汤疏肝理气，调理肝用肝体的关系，用平胃散以燥湿运脾兼以行气和胃消食，湿去则脾胃自健，情绪舒畅则病无反复。《医宗金鉴·删补名医方论》认为平胃散"名曰平胃，实调脾承气之剂欤"！平胃散具有燥湿健脾、消胀宽胸、理气化痰、调和脾胃的作用，主治土不及，脾胃不能克制，湿淫中焦所致的"积饮""痞膈""中满"等症，土虚致湿是核心。详细追踪本例患者，其脾气虚，正是致湿的原因，予平胃散健脾祛湿，贯穿治疗全过程；但是患者仍夹有肝木乘土这一重要因素，因此，患者的临证表现虽以脾胃功能失调突出，其根本仍在肝，抑郁伤肝，病程持久，肝体虚难以涵养肝用是其重要致病基础。在初诊时判断患者在肝气不畅阶段，以小柴胡汤与平胃散合用疏肝理气，健脾祛湿；在湿困脾改善后，转而重视补肝血，以黄芪、当归、生地、芍药等以益气养血柔肝，达到持续改善症状，控制疾病的目的。

2. 案例二 补肾健脾温阳祛湿法

刘某，男，69 岁，2015 年 9 月 29 日来诊。

主诉 反复肝区隐痛 10 年余，加重 2 个月。

现病史 缘患者 10 年前体检发现脂肪肝，当时出现肝区隐痛不适，未系统诊治。2 个月前出现肝区隐痛不适，伴乏力，少许胸闷，无胸痛，头晕，无天旋地转感，无恶心呕吐，外院对症治疗症状改善不明显，遂来诊。既往有高血压 3 级（很高危组）、糖尿病、腰椎间盘突出等病史。现症见神清，精神疲倦，乏力，肝区隐痛不适，胸闷，无胸痛，头晕，无天旋地转感，形体肥胖，腰痛，有重着感，口唇紫暗，胃纳一般，困倦，二便尚调。舌紫暗，边尖有齿痕，苔白厚腻，脉弦涩。

中医诊断 肝癖。

中医证型 脾肾阳虚，寒湿血瘀。

西医诊断 非酒精性脂肪肝。

中医治法 补肾健脾，温阳祛湿，活血化瘀。

中药处方 熟地黄 20g，茯神 15g，木瓜 20g，炙甘草 10g，熟附子 10g（先煎），生姜 10g，泽泻 15g，防风 10g，天麻 15g，怀牛膝 15g，苍术 15g。

水煎服，日 1 剂，共 7 剂。

2015 年 10 月 8 日二诊

刻下症 精神尚可，乏力明显缓解，肝区隐痛不适、胸闷、腰痛均发作减少，口唇紫暗，胃纳一般，二便尚调。舌紫暗，边尖有齿痕，苔白厚腻，脉弦涩。

效不更方，继续补肾健脾，祛湿活血，并加强祛湿活血作用。

中药处方 熟地黄 20g，茯神 15g，木瓜 20g，炙甘草 10g，熟附子 10g（先煎），生姜 10g，泽泻 15g，防风 10g，天麻 15g，怀牛膝 15g，苍术 15g，砂仁 5g（后下），薏苡仁 30g，三七 10g。

水煎服，日 1 剂，共 7 剂。

坚持服药巩固治疗 3 周，而后患者症状明显改善，肝区隐痛一症消失，腰痛、胸闷亦基本无发作，嘱配合饮食、运动，随访半年，症状无反复。

按语

本例非酒精性脂肪肝患者，症见肝区隐痛，胸闷，头晕，体胖，腰痛，有重着感，口唇紫暗等表现，累及肝、脾、肾三脏，病理产物涉及湿、瘀等，四诊合参，久病及肾，久病伤阳，故出现脾肾阳虚，间杂血瘀、湿浊为患，治疗从中土入手，以"寒、湿、瘀"为立足点，祛寒以温补肾阳脾阳当先，祛湿当以健运中土为要，化瘀离不开养血柔肝。考虑患者久病达 10 年，且兼杂多病，运用运气学说分析，患者丙戌年生人，水运太过之年，且太阳寒水司天，太阴湿土在泉，从运气体质分析属于"寒、湿"体质，正值 2015 年乙丑年，丑未之岁，亦是太阴湿土司天、太阳寒水在泉这一格局，故可以考虑应用运气学说指导治疗。《三因极一病证方论·六气时行民病证治》指出备化汤"治丑未之岁，太阴湿土司天，太阳寒水在泉，病者关节不利，筋脉拘急，身重，痿弱，或温疠盛行，远近咸若，或胸腹满闷，甚则浮肿，寒疟，血溢，腰痛。"患者症见肝区隐痛不适、腰痛、重着、胸闷等症与之正好相应，结合年运，考虑应用备化汤进行治疗。备化汤由木瓜、茯神、牛膝、附子、覆盆子、熟地黄、生姜及甘草组成，正好切合患者"脾肾阳虚，寒湿血瘀"这一病机。方中以附子大辛大热之品，逐寒祛湿，配以熟地黄滋阴补血，益精填髓，并制附子辛烈之性；茯神宁心利水，覆盆子甘、酸、温，归肾、膀胱经，益肾固精，与茯苓相配，一渗一敛。牛膝补肝肾，强筋骨，逐瘀通经，引血下行；木瓜平肝舒筋，和胃化湿；两者相合，补肝肾、通利关节。生姜、甘草为佐使，调和诸药。考虑患者湿浊明显，故去原方的覆盆子，配合泽泻、天麻、防风、苍术，加强健脾祛湿、调和肝脾、祛风通络之功。用药 1 周后，患者症状明显改善。

本例患者应用备化汤虽是应用运气学说指导治疗，但是从组方来看，主要还是从调和肝脾进行论治。患者非酒精性脂肪肝，其本在肝脾，久病及肾，兼夹寒湿瘀等病理因素，因此，治疗上从调和肝脾，活血散寒祛湿着手。患者在非酒精性脂肪肝这一原发病的基础上合并腰痛重着，腰痛属于筋病，脏腑归结于肝肾，应用备化汤补肾健脾祛湿的基础上，重用天麻、防风，祛风通络，平肝息风，加用泽泻、苍术，健脾祛湿，使中土恢复健运，肝脾气机条达而诸症改善。

3.案例三　健脾化痰疏肝通络法

阮某，男，35 岁，2014 年 8 月 14 日来诊。

主诉　乏力 1 年，加重伴动则汗出 1 个月。

现病史　缘患者 1 年因乏力，上腹部胀满不适在外院体检发现"脂肪肝"，外院口服易善复护肝降酶治疗，症状反复。近 1 月乏力加重，面色萎黄，遂来诊。现症见形体肥胖，乏力，身倦无力，面色萎黄，腹部胀满，浑身困重感，双膝关节活动不利，有重着感，纳差，小便正常，大便溏稀，日 4 行，舌淡，胖大，苔薄白，脉缓。

中医诊断　肝癖。

中医证型　肝郁脾虚，痰湿阻络。

西医诊断　非酒精性脂肪肝。

中医治法　疏肝健脾，健脾祛湿化痰通络。

中药处方　党参 30g，茯苓 30g，白术 30g，山药 30g，砂仁 5g（后下），薏苡仁 30g，陈皮 10g，法半夏 15g，木香 10g（后下），柴胡 5g，枳壳 10g，甘草 5g，升麻 10g。

水煎服，日 1 剂，共 7 剂。

2014 年 8 月 22 日二诊

刻下症　服药后乏力明显改善，腹胀改善，大便逐渐改善，成形烂便，日 3 行，胃纳改善，关节活动不利同前，余症同前。舌淡，胖大，苔薄白，脉沉弦。

治疗上，继续目前治疗思路及治则治法，前方去薏苡仁、山药、升麻及木香，加葛根、木瓜、秦艽、牛膝以健脾祛湿通络。

中药处方　党参 30g，茯苓 30g，白术 30g，山药 30g，砂仁 5g（后下），秦艽 15g，木瓜 15g，煨葛根 30g，陈皮 10g，法半夏 15g，柴胡 5g，枳壳 10g，甘草 5g，牛膝 15g。

水煎服，日 1 剂，共 10 剂。

服药后患者症状基本消失，嘱配合饮食、运动，随访半年，症状无反复。

按语

脂肪肝患者往往合并代谢紊乱，而出现倦怠乏力、纳差、面色萎黄、形体肥胖、腹胀腹泻等"脾虚证"表现。人体中的正常津液代谢，高度依赖脾胃功能的正常运作，依赖肝气的条达，如果肝气不畅，加之本身脾胃虚弱，或摄入过多，脾胃不能正常运行，其精微物质输布异常，会化生水湿、痰饮，甚至化瘀化热，正如"既是病理产物，又是致病因素"这一论断所述，各种原因产生的痰、湿、浊、瘀、热蕴结体内，气机紊乱，脏腑功能失调，更加重其病，痰饮水湿留滞肝经，脉络不通，发为脂肪肝，有形之邪更伤肝络，肝木犯脾，脾病及肾，形成恶性循环。

本例患者以乏力，身倦无力，面色萎黄，腹部胀满，浑身困重感，双膝关节活动不利，重着感，纳差，大便溏稀等症状为突出，肝气不畅表现不明显，反而脾虚湿盛的表现为主，尤其以湿浊困阻下注为特点，故以参苓白术散加减健脾益气、和胃渗湿。汪昂《医方集解·补养之剂·参苓白术散》所述"治脾胃者，补其虚、除其湿、行其滞、调其气而已"，应用本方正好切中病机，此外，参苓白术散体现培土生金之法，《黄帝内经》"饮入于胃，游溢精气，上输于脾，脾气散精，上归于肺，通调水道，下输膀胱……"这一论断指出肺脏在水湿代谢中的重要作用，在水湿代谢紊乱中，自古有"脾为生痰之源，肺为贮痰之器"之说，肺为华盖，主治节，治疗水湿代谢疾病，重视肺脏通调水道的作用十分重要，参苓白术散的高明之处，即充分利用了肺与大肠相表里，用桔梗上浮，载脾上输之清气，向上转入华盖来滋润肺气，是其独到之处。二诊后患者大便改善，以关节不利为主，适当配合木瓜、秦艽等，取健脾祛湿通络之功。

4. 案例四　健脾活血化痰祛瘀法

龙某，男，26 岁，2016 年 11 月 2 日来诊。

主诉　反复乏力 2 个月。

现病史　缘患者 2 个月前出现乏力，休息后缓解不明显，至外院完善上腹部 CT 提示脂肪肝，当时肝功能轻度异常，外院予甘草类药物及苦参碱护肝，硒酵母片及三七脂肝丸口服，症状反复，遂来诊。现症见神清，精神疲倦，乏力，纳一般，眠差，二便调。舌淡暗，边尖齿痕，苔白稍腻，脉弦滑。

中医诊断　肝癖。

中医证型　肝郁脾虚，痰瘀互结。

西医诊断　非酒精性脂肪肝。

中医治法　疏肝健脾，活血化痰祛瘀。

中药处方　柴胡 10g，牡蛎 25g（先煎），黄芪 15g，太子参 15g，白术 15g，茯苓 10g，丹参 15g，山楂 15g，鸡内金 15g，决明子 15g，荷叶 15g。

水煎服，日 1 剂，共 7 剂。

2017 年 1 月 10 日二诊。

刻下症　服药后乏力明显改善，诉偶有肝区隐痛不适，继续以疏肝健脾、祛湿活血、行气止痛为法，加大黄芪益气，加延胡索 15g，三棱 5g，莪术 10g。

中药处方　柴胡 10g，牡蛎 25g（先煎），黄芪 30g，太子参 15g，白术 15g，茯苓 10g，丹参 15g，山楂 15g，鸡内金 15g，决明子 15g，荷叶 15g，延胡索 15g，三棱 5g，莪术 10g。

水煎服，日 1 剂，共 7 剂。

服药后患者症状基本消失，嘱配合饮食、运动，随访半年，症状无反复。

按语

本例患者肝失疏泄，脾失健运是根本，痰、湿、瘀三种病理产物夹杂是致病因素，饮食无节，致脾胃受伤，痰饮结聚，水湿内停，凝痰聚饮造成气机不畅，肝气郁滞，瘀血阻络。肝气不畅是始动因素，脾失健运是关键环节，湿困日久而热蒸生痰，入于肝经，阻于血络，形成血瘀；抑或由于情志不畅，气失条达，肝气郁滞，木克脾土，脾虚失运，痰瘀交阻，气结于肝。治以疏肝健脾，活血化痰祛瘀，方中柴胡、牡蛎共用，柴胡疏肝理气，牡蛎化痰软坚，一轻一重，升降合用，起疏肝平肝、清肝软肝之效，配合茯苓、白术、荷叶等健脾化湿，山楂配伍鸡内金、决明子可以起到消积化瘀的功效，配伍黄芪、太子参健脾益气，气行则血行，配合延胡索、三棱、莪术行气破癥，化肝内之癥。

　　脂肪肝是由于各种原因导致肝脾功能失调、痰瘀阻络，肝脾失调为本，痰瘀为标。而对于脂肪肝患者痰瘀的治疗，应当从肝脾入手。肝主疏泄，气行则血行，气滞则血瘀，肝的气机正常，才能气畅络通。"脾为生痰之源"，《素问·经脉别论》曰："饮入于胃，游溢精气，上输于脾，脾气散精，上归于肺，通调水道，下输膀胱，水精四布，五经并行。"饮食水谷入胃，胃之腐熟和"游溢"，加之脾的输布"散精"，肺之通调水道，肾之温煦，形成生理的津液输布；显而易见，其核心环节在于中焦脾胃。《医宗必读·肾为先天本脾为后天本论》提出"脾为后天之本""谷入于胃，洒陈于六腑而气至，和调于五脏而血生，而人资之以为生者也"。脾位居中焦，交通上下，不仅是人体气机升降运动的枢纽，更是水液代谢的中心。"胃为水谷之海"，脾主运化而为胃行其津液。脾健胃和，运化正常，津液和调，化生水谷之精微以滋养人体。如果脾胃虚弱，运化失职，制水无权，脾不能为胃行其津液，致"水谷津液不行，即停聚而为痰饮"（《赤水玄珠·痰饮门》）。《医宗必读·痰饮》亦云："脾土虚湿，清者难升，浊者难降，留中滞膈，郁而成痰。"说明脾虚失运是痰饮形成的重要原因，因此，健运脾胃，脾运化水湿的功能正常，水湿自化，痰饮自消。因此，对于脂肪肝患者的治疗，注重调和肝脾，使脾胃功能正常、肝气条达是取得良好疗效的基础条件，牢牢把握该核心理念，方能取得满意疗效。

第二节　补土理论治疗酒精性脂肪肝案例

　　酒精性脂肪肝是指因长期大量饮酒引起的肝细胞内脂质蓄积的肝损害性疾病，是酒精性肝病的初期阶段，积极防治可阻止肝损害进一步发展为酒精性肝炎、酒精性肝纤维化、酒精性肝硬化，甚至肝衰竭或肝癌。随着生活水平的提高、交际应酬的增多、生活模式的改变，我国酒精性脂肪肝的发病率呈逐年上升趋势。

　　目前西医对酒精性脂肪肝尚无特效疗法，其主要措施为戒酒、营养支持、相关药物治疗，治疗效果并不理想。酒精性脂肪肝之名未见于中医古代医籍，但根据其病因、发病特点、临床表现、演化转归，本病属中医学"酒癖""伤酒""酒积""胁痛""胁胀""积聚"等范畴。现代医家多认同"酒癖"作为酒精性脂肪肝的病名。《诸病源候论·癖诸病·酒癖候》首次提出酒癖的病名，指出"夫酒癖者，因大饮酒后，渴而引饮无度，酒与饮俱不散，停滞在于胁肋下，结聚成癖，时时而痛，因即呼为酒癖。其状，胁下弦急而痛"。中医认为酒精性脂肪肝的病因明确，即酒食不节，但其病机演变复杂，临床症状变化较多，证型重叠交错，长期嗜酒，首伤脾胃，累及肝脏，气血不和，痰湿内生，气、血、痰、湿相互搏结，停于胁下，若迁延日久，可形成积块甚至鼓胀。

在治疗方面，中医也认同必须先戒酒，此外，由于酒毒损伤肝脾，在辨证论治的基础上，适当配合解酒毒药物。金元时期补土派的鼻祖李东垣对长期饮酒所引起的疾病进行详细论述，在其《脾胃论·论饮酒过伤》指出"夫酒者大热有毒，气味俱阳，乃无形之物也。若伤之，止当发散，汗出则愈矣；其次莫如利小便，二者乃上下分消其湿。今之酒病者，往往服酒癥丸大热之药下之，又用牵牛、大黄下之者，是无形元气受病，反下有形阴血，乖误甚矣！酒性大热以伤元气，而复重泻之，况亦损肾水。真阴及有形阴血俱为不足，如此则阴血愈虚，真水愈弱，阳毒之热大旺，反增其阴火，是以元气消耗，折人长命；不然则虚损之病成矣。酒疸下之，久久为黑疸。慎不可犯"，并提出葛花解醒汤、枳术丸、橘皮枳术丸、半夏枳术丸、和中丸、交泰丸、三棱消积丸等方药以治疗酒食所伤的相关病证，多种方药至今仍在临床中广泛应用。现代医家治疗酒精性脂肪肝，也认为从肝脾论治是其重要治法，酒食入胃，损脾伤肝，湿、热、瘀互结，或炼津成痰，病变早期可见肝郁气滞、肝胆湿热之实证，对于素体脾虚或患病日久则多见肝郁脾虚或夹湿，或夹热，或夹痰，或夹瘀之虚实夹杂证候。因此，对于酒精性脂肪肝的治疗，除调治肝恢复其疏泄条达、藏血的功能外，还要恢复脾土之气化功能，以推动四维的转动，因此在临证中应紧紧围绕肝脾进行遣方用药，同时兼顾湿热痰瘀等病理因素，扶正祛邪方可能达到效如桴鼓之效。

1. 案例一　健脾祛湿消补兼施法

吴某，男，38 岁，2014 年 6 月 11 日来诊。

主诉　反复右胁胀痛半年，加重 1 周。

现病史　缘患者平素喜饮酒，日均啤酒 3 瓶，且嗜食肥甘厚腻，迄今 6 年余，半年前出现右胁胀痛，饮酒后症状加重，数日未饮酒后症状有所缓解，遂未予重视及系统诊治。1 周前醉酒后右胁胀痛明显加重，患者来诊，时有恶心欲呕，胸闷，腹胀，纳差，口苦，大便烂。舌暗红，边尖有齿痕，苔薄黄腻，脉弦滑。

辅助检查　肝功能检查示 ALT 39U/L，AST 75U/L，GGT 136U/L；血脂：TC 6.7mmol/L，TG 2.9mmol/L；病毒性肝炎标志物均为阴性；上腹部 CT 示肝脏体积均匀性增大，肝实质大部分密度均匀降低，肝/脾 CT 值比值 0.8，CT 诊断为中度脂肪肝。

中医诊断　酒癖。

中医证型　肝郁脾虚，湿热蕴结。

西医诊断　酒精性脂肪肝。

中医治法　疏肝健脾，清热祛湿兼解酒毒。

中药处方　葛花 15g，白豆蔻 10g，砂仁 5g，干姜 10g，六神曲 15g，泽泻 15g，生白术 15g，陈皮 10g，猪苓 10g，党参 15g，茯苓 15g，木香 5g，青皮 10g，金钱草 15g，延胡索 15g。

上方每日 1 剂，水煎服，连服 7 天，并嘱患者严格戒酒，清淡低脂饮食，适当加强运动锻炼。

2014 年 6 月 18 日二诊

刻下症　右胁胀痛明显改善，无恶心欲呕，胸闷、口苦、大便烂诸症减轻，仍纳差。舌暗红，边尖有齿痕，苔薄黄腻，脉弦滑。

遂调整处方，上方去干姜、陈皮，改予山楂 15g，鸡内金 15g，续予 7 剂。

2014 年 6 月 25 日三诊

刻下症　诸症消失。

患者症状消失，继续守上法随证加减，连服中药 3 个月，复查肝功能、血脂正常，上腹部 CT 示肝脏体积正常，肝实质密度均匀，肝/脾 CT 值比值 1.2，CT 诊断：肝脏未发现明显异常，脂肪样变消失。嘱其继续戒酒，清淡低脂饮食，适当加强运动锻炼，随访 1 年，各项检查正常。

按语

本例患者饮酒过度所致酒精性脂肪肝，属中医学"酒癖"之范畴。酒属湿热之品，侵犯人体，可滋生湿热之邪，湿热之邪阻碍脾胃运化之功，导致运化失司，湿浊内生，影响机体正常气机升降，气机阻滞，气滞血瘀，脉络不通；若酒湿浊毒蕴而不化，聚而为痰，酒湿痰浊又可进一步阻滞气血运行，气、血、痰与湿热酒毒相互搏结，发为酒癖，其基本病机为湿热内停、脾胃虚弱。

本案例长期饮酒，酒毒损肝脾，导致反复右胁疼痛不止，辨证属肝郁脾虚，湿热蕴结，以李东垣《脾胃论》中记载的葛花解醒汤加减进行治疗。葛花解醒汤充分地体现了李东垣治酒病"散渗结合、攻补兼施"的治疗特色，原方组成：莲花青皮（去穰，三分），木香（五分），橘皮（去白）、人参（去芦）、猪苓（去黑皮）、白茯苓各一钱五分，神曲（炒黄色）、泽泻、干生姜、白术各二钱，白豆蔻仁、葛花、砂仁各五钱。主治饮酒太过导致的呕吐痰逆、心神烦乱、胸膈痞塞、手足战摇、饮食减少、小便不利等症。在临床具体应用中，对于脾虚湿盛者可加炒白术、苍术燥湿健脾；湿热偏盛，加黄连、黄芩、炒栀子以清热燥湿，通利三焦；烦渴喜饮者，加白茅根生津止渴；若瘀滞较明显，或易神曲为红曲，或加路路通以活血化瘀。同时，还可以酌情加用枳椇子等加强解酒毒之力。本例患者首诊时右胁疼痛明显且湿热偏盛，故加用金钱草清热祛湿，延胡索理气止痛，经治疗好转，湿象明显减退但脾虚之象更为明显，故去干姜、陈皮，加用山楂、鸡内金健脾助运而诸症消退。从本例案例的治疗可以看出，患者虽是右胁疼痛，病位虽在肝胆，但是，患者因脾虚而导致气机疏泄失常、湿热壅滞，属于土虚木乘之证，此时不能只是疏肝理气止痛，而是要重视健脾清热祛湿，助脾健运，才能恢复肝脾气机的和调，络脉通畅，通则不痛，胁痛自愈。

2. 案例二 疏肝健脾祛湿化浊法

刘某，男，33 岁，2013 年 7 月 3 日初诊。

主诉 乏力并失眠 2 月余。

现病史 患者饮酒 15 年，每天白酒 1 斤或啤酒 1～2 打。近 2 月，患者常自觉乏力，困倦，失眠，严重时彻夜不能睡，饮酒后能稍入睡，但 1～2 小时即醒，醒后无法入睡。舌暗淡、胖，苔白厚腻、中部见少许黄苔，脉沉、重按濡滑。体格检查未见阳性体征。肝功能检查示 ALT 135U/L、AST 79U/L、GGT 165U/L；彩超示肝稍大，脂肪肝，胆脾胰未见明显异常。

中医诊断 酒癖。

中医证型 肝郁脾虚，湿浊中阻证。

西医诊断 酒精性脂肪性肝炎。

中医治法 疏肝健脾，祛湿化浊。

中药处方 柴胡 10g，牡蛎 15（先煎），党参 15g，黄芪 15g，炒白术 15g，白芍 10g，茯苓 10g，枳壳 10g，山楂 30g，郁金 15g，藿香 10g，布渣叶 30g，砂仁 5g，紫苏叶 10g。

7 剂，每日 1 剂，水煎，分 2 次温服。

同时，对患者进行心理疏导及纳入中医特色慢病管理并嘱戒酒。

2013 年 7 月 10 日二诊

刻下症 患者诉服药后乏力、困倦减轻，但仍不自觉想喝酒，仍感失眠，难入睡，入睡后可睡 2～3 小时，舌暗淡胖，边尖有齿痕，苔薄白腻，脉沉濡滑。

中药处方 柴胡 10g，牡蛎 15g（先煎），党参 15g，黄芪 30g，炒白术 20g，白芍 10g，茯苓 15g，枳壳 10g，山楂 30g，郁金 15g，砂仁 5g（后下），白蔻仁 10g（后下），炒薏苡仁 30g，决明子 15g，楮实子 10g，葛根 15g。

7 剂，每日 1 剂，水煎，分 2 次温服。

继续对患者进行心理疏导，并嘱心理睡眠专科进行心理治疗，并嘱戒酒。

2013 年 7 月 17 日三诊

刻下症 患者诉服药后乏力、困倦进一步减轻，可入睡 4 小时左右。已到心理科进行治疗，饮酒欲望有所减轻。舌暗淡胖，边尖有齿痕，苔薄白稍腻，脉沉弦滑。

继续守上方加减治疗 1 月余。继续进行心理疏导，并嘱心理睡眠科继续心理治疗。

2013 年 8 月 28 日四诊

刻下症 患者诉无明显乏力、困倦，睡眠明显好转，可睡 5～6 小时，但仍时有梦多，舌暗淡胖，边尖有齿痕，苔薄白，脉沉弦滑。复查肝功能 ALT 45U/L，GGT 65U/L。

继续在原方基础上加减调治。同时，加强心理疏导及中医特色慢病管理，嘱务必戒酒，必要时继续心理治疗。

按语

本案例患者虽是青年男性，但已大量饮酒 15 年，已经酒精成瘾，本次诊断为酒精性脂肪性肝炎。戒酒是本病治疗的重要任务，因此，对本例患者，除采用中药治疗外，还联合心理疏导及中医特色慢病管理，结合在心理科进行心理治疗，多管齐下，提高患者的疗效。

在中药治疗方面，患者因酒毒长期损伤肝脾，导致肝郁气滞，脾失健运，水湿痰浊内生，而出现乏力、困倦、失眠等症。在治疗上，采用疏肝健脾、祛湿化浊法。患者正值暑月来诊，湿浊困脾的征象明显，在疏肝健脾的基础上，重用藿香、布渣叶、砂仁、紫苏叶等祛湿化浊。布渣叶是岭南特色草药，其性味淡、微酸、平，具有清暑、消食、化痰等功效，与白术、黄芪等药共用，能够健脾祛湿化浊，对酒精性脂肪性肝炎或是脂肪肝属于湿重者具有较好的效果。二诊时，患者湿浊明显减退，但是出现舌边有齿痕，脾虚之象逐渐明显，因此，减少祛湿化浊药物的应用，加强大黄芪、炒白术用量，以健脾益气，使中土健运。同时，患者酒瘾难除，加用枳实子、葛根等中药加强解酒之力。通过调理中焦肝脾气机，气血运行逐渐恢复正常，患者不但困倦、乏力的症状得到明显改善，而且失眠的症状也逐渐好转。

湿邪属于阴邪，患者发病时正值溽暑 7 月，湿热蒸腾，加上患者长期饮酒，损伤脾胃，脾虚失运明显，内湿与外湿相合，阻滞气机，加重肝郁脾虚的证候，故出现乏力、困倦等症状加重，同时，气机阻滞，脾虚不运，后天生化无源，心神失常，故出现失眠。肝郁脾虚为本，湿浊壅阻为标。脾为阴土，喜燥恶湿。只有湿邪得化，才能中阳健运，肝脾气机才能疏达，因此，本例患者在疏肝健脾的基础上，重用祛湿化浊，再逐渐加重健脾益气的力度，使脾土的气机得以健运，肝气得以疏达，恢复肝脾相生相克的协调和谐，收到了良好的效果。

3. 案例三 健脾利湿化痰祛瘀法

蔡某，男，32 岁，2009 年 11 月 23 日初诊。

主诉 右胁胀闷不适 2 月余。

现病史 患者近 5 年来，因工作的缘故经常饮酒，每周 3～4 次，每次饮酒量半斤至 1 斤。2007 年体检发现轻-中度脂肪肝，肝功能正常，未重视。2 个月前因事与家人吵架后出现右胁胀闷不适，经休息不能自行缓解，遂来就诊。症见右胁胀闷不适，偶有胀痛，口臭，大便黏腻，舌暗红、边有瘀斑、齿痕，苔黄白相间腻，脉弦滑。辅助检查：ALT 49U/L。彩超：中度脂肪肝。

中医诊断 酒癖。

中医证型 肝郁脾虚，痰瘀热结。

西医诊断　酒精性脂肪肝。

中医治法　疏肝健脾，清热祛湿，活血化痰。

中药处方　太子参15g，白术15g，白芍10g，茯苓20g，枳壳10g，山楂30g，郁金15g，丹参15g，决明子30g，柴胡10g，延胡索15g，三棱5g，莪术10g，姜竹茹10g，石菖蒲10g，薏苡仁15g。

7剂，每日1剂，水煎，分2次温服。

2009年11月30日二诊

刻下症　服上药后右胁胀闷不适、胁痛、口臭均减轻，仍大便黏腻，舌暗红，边有瘀斑、齿痕，苔薄黄稍腻，脉弦滑。

中药处方　太子参15g，白术15g，白芍10g，茯苓20g，枳壳10g，山楂30g，郁金15g，丹参15g，决明子30g，柴胡10g，牡蛎15g（先煎），黄芩10g，厚朴10g，石菖蒲10g，楮实子10g。

14剂，每日1剂，水煎，分2次温服。

2009年12月14日三诊

刻下症　服上药后诸症明显改善，二便调，舌暗红，舌边瘀斑较前明显消退，仍边尖有齿痕，苔薄白稍腻，脉弦滑。

中药处方　太子参30g，炒白术20g，白芍10g，茯苓20g，枳壳10g，山楂30g，郁金15g，丹参15g，决明子30g，柴胡10g，牡蛎15g（先煎），黄芪15g，白蔻仁10g（后下），白扁豆15g，楮实子10g。

14剂，每日1剂，水煎，分2次温服。

其后继续此方加减治疗3个月，患者诸症消失，复查肝功能正常。嘱患者戒酒，继续门诊治疗酒精性脂肪肝。

按语

患者长期饮酒，损伤脾胃，酿湿成痰；再兼与家人吵架，肝郁气滞，气行则血行，气滞则血瘀，痰瘀互结；气有余便是火，患者气滞化火，与痰瘀互结，进一步阻滞气机，导致右胁胀闷难解，甚至胁痛，并兼夹口臭、大便黏腻。此时脾虚是本，肝郁气滞、痰瘀热结为标。治疗上当根据急则治其标的原则。患者初诊时标证明显，治疗用药时在疏肝健脾的基础上重用清热祛湿，化痰通络，应用延胡索、三棱、莪术活血通络止痛，姜竹茹、石菖蒲、薏苡仁清热祛湿。广东省名中医池晓玲教授认为，对于肝失疏泄的气滞胁痛，宜用延胡索、三棱、莪术对药，但由于此药活血通络，久用恐有破气之弊，临床应用时应当注意顾护中州脾土，同时需要做到中病即止，避免过用伤正，故处方中应用太子参、白术、茯苓、甘草四君子汤健运脾土，顾护中州。二诊时，标证明显改善，但仍有气机不畅，气滞化火，因此治疗上，去延胡索、三棱、莪术，加用牡蛎、黄芩，与柴胡相配，一升一降，一清一散，疏散少阳枢机，清肝胆郁热，加用厚朴行气化痰，使脾土气机恢复健运。三诊时，患者郁热、痰瘀之征象明显减退，脾虚之象更为明显。

因此，加用黄芪与四君子汤相合，同时加大太子参、白术的用量，以加强培土之力，去厚朴，加用白蔻仁、白扁豆加强健脾祛湿，益气健脾与健脾化湿相合，使脾胃健旺，避免肝气损伤。如此治疗 3 个月，患者诸症消失，肝功能恢复，疾病向愈。

酒精性脂肪肝患者由于酒毒长期损伤，大多合并脾土不足之证，但是临床上患者可能出现不同的症状、不同的证候，临床治疗时，应当注意辨别标本主次，时时不忘顾护脾胃。

第六章　补土理论治疗肝硬化案例

　　肝硬化是我国肝胆系统常见病，男性多于女性，并发症及死亡率高。肝硬化是各种慢性肝病进展至以肝脏弥漫性纤维化、假小叶形成、肝内外血管增殖为特征的病理阶段，根据肝功能储备情况可分为代偿期肝硬化和失代偿期肝硬化。代偿期可有轻度食管静脉曲张，但无腹水、肝性脑病或上消化道出血；失代偿期以门静脉高压和肝细胞炎症损伤为特征，患者常因并发腹水、消化道出血、脓毒症、肝性脑病、肝肾综合征和癌变等导致多脏器功能衰竭而死亡。

　　根据肝硬化患者的临床表现，肝硬化归属于中医学"积聚""癥积""鼓胀"等范畴。中医学认为，积聚、癥积、鼓胀等病证之间是相关联的。积聚多因体虚复感外邪、饮食情志所伤及他病日久不愈引起正气亏虚，脏腑失和，气滞、血瘀、痰浊蕴结腹中而形成。积聚日久，或失治，则最终致肝、脾、肾三脏功能失调，气滞、血瘀、水停于腹中，而形成鼓胀。可见，此类病证，主要病变部位在肝脾，久则及肾，以肝郁脾虚、肾脏虚损为本，气滞、血瘀、水停为标。

　　对中医治疗肝硬化的既往文献研究发现，在药物归经频数的统计中，主要治疗方法分别为疏肝健脾、散寒除湿、清热利湿、活血化瘀、温阳利水及滋阴利水六大类，应用频率前5位的是补虚药、利水渗湿药、活血化瘀药、理气药及清热药，药物以归肝经、脾经及肾经为主，病变病机脏腑涉及肝、脾、肾、肺。此病应用治则为"攻补兼施"，故肝硬化患者在临床治疗上当攻补兼施，在行气、活血、利水的同时配以疏肝健脾，温补或滋补脾肾之法，促使患者自身的正气恢复，与外力共同抵御病邪，使病情向愈。其中，肝与脾胃的关系非常密切，木克土，这是木土关系的直接作用规律。在正常情况下，肝克脾胃是指肝对脾胃功能具有克制和制约的作用。《金匮要略·脏腑经络先后病脉证》云："夫肝之病，补用酸，助用焦苦，益用甘味之药调之。酸入肝，焦苦入心，甘入脾。脾能伤肾，肾气微弱，则水不行；水不行，则心火气盛，则伤肺；肺被伤，则金气不行；金气不行，则肝气盛，则肝自愈。此治肝补脾之要妙也。肝虚则用此法，实则不在用之。"指出宜用甘味药物调和肝脾。甘药入脾，甘味之药能调和中气，实脾治水，火盛而金平，而使肺金不伤肝木，肝自愈，且土能荣木，脾气健旺，有助于改善肝虚的病变，说明补土法在肝硬化患者中应用的重要性。

　　李东垣力倡脾胃论，他强调脾胃虚则九窍不通，从而变生诸多疾病，创立了补中益气汤、调中益气汤、升阳除湿汤、清暑益气汤等系列方剂，至今也常在肝硬化的治疗中应用，效果显著。

第一节 补土理论治疗肝硬化代偿期案例

临床上，一般将肝硬化分为肝功能代偿期和失代偿期，但往往两者的界限难以截然分开。根据 2019 年版的《肝硬化诊治指南》，代偿期肝硬化虽可有轻度乏力、食欲减少或腹胀等症状，但无明显肝功能失代偿的表现，血清白蛋白可降低，但仍大于 35g/L，胆红素小于 35μmol/L，凝血酶原活动度多大于 60%，血清 ALT 及 AST 轻度升高，AST 可高于 ALT，GGT 可轻度升高，可有门静脉高压症，如轻度食管静脉曲张，但无腹水、肝性脑病或上消化道出血。肝功能代偿期往往缺乏特异性，患者症状较轻，以早期食欲减退和乏力为突出表现，亦伴有恶心、腹胀、上腹不适或隐痛、轻微腹泻等症状，常呈间歇性出现，查体可发现肝脏轻度肿大、质地偏硬，无或有轻度压痛，肝功能检查多数正常或轻度异常。

根据其临床症状，代偿期肝硬化属于中医学的"胁痛""积聚""癥积""痞块"等范畴，以"积聚""胁痛"为常见。代偿期肝硬化的形成无非虚与实，以胁痛为例。《医学入门·外集·杂病·外感·胁痛》有记载："胁痛本是肝家病（痛引小腹，善怒），宜分左右审实虚。"胁痛的病机变化可归结为"不通则痛"和"不荣则痛"两类，病性有虚实之分。实者不外乎气滞、血瘀、湿热三者。脾主升清，胃主降浊，脾胃为人体气机的枢纽，升清降浊。脾胃健运则气机升降正常，如此则气滞得消，亦有利于肝气疏泄，情志恢复正常；"气为血帅"，脾胃健运则清升浊降，气机得以通畅，气机通畅则瘀血无从以生；脾为阴土，湿为阴邪，同气相求，脾胃虚弱运纳失职则往往容易滋生痰湿。虚者一般为阴血不足，肝络失养。《黄帝内经素问注证发微·灵兰秘典论》云："脾胃属土，纳受运化，乃仓廪之官。"脾胃为后天之本，仓廪之官，受纳腐熟水谷以化生精微，以生气血津液，供养全身。如《程杏轩医案·谢翁证治并答所问》所言："以为凡病皆生于郁，但土为万物之母，试以五行言之，木虽生于水，然江河湖海无土之处，则无木生。是故树木之枝叶萎悴，必由土气之衰。一培其土，则根木坚固，津汁上升，布达周流，木欣欣以向荣矣。"脾胃健运则后天资生有缘，得以滋培灌溉肝木，肝血得以化生，气血自荣。

1. 案例一 疏肝健脾运脾化湿法

蔡某，男，61 岁。2016 年 10 月 26 日来诊。

主诉 乏力 1 年余。

现病史 患者自诉 1996 年体检发现乙型肝炎表面抗原（HBsAg）阳性，HBeAg阴性，既往肝功能反复异常，未行系统诊治。家人肝病病史不详。近 1 年多来自觉乏力，2016 年 7 月患者于外院体检发现 ALT 208U/L，AST 95U/L，未予诊治。2016 年 10 月 18 日至我院门诊复查 ALT 251U/L，AST 194U/L，予复方甘草酸苷片、多烯磷脂酰胆碱胶囊等护肝降酶处理。10 月 26 日入住肝病科，检查 HBV-DNA 定量：1.91^6IU/ml，上腹部 MRI 示肝硬化，脾轻度增大，肝右叶小囊肿，诊断为"肝炎后肝硬化（乙型肝炎，代偿期），慢性乙型病毒性肝炎"。既往有慢性胃炎病史，否认药物过敏史。现症见常感乏力，寐不安，难入睡，多梦，口干，舌暗红，中有裂纹，瘀斑瘀点，边尖有齿痕，少苔，脉沉弦涩滑。

中医诊断 积聚。

中医证型 肝郁脾虚。

西医诊断 肝炎后肝硬化（乙型肝炎，代偿期），慢性乙型病毒性肝炎，肝囊肿，慢性胃炎。

中医治法 疏肝健脾，柔肝安神。

治疗上，西医予以恩替卡韦抗病毒治疗，并予异甘草酸镁注射液保肝治疗。

中药处方 柴胡 10g，白芍 15g，太子参 30g，白术 15g，茯苓 10g，甘草 5g，丹参 15g，郁金 15g，枳壳 10g，五指毛桃 30g，茯神 15g，酸枣仁 30g，夜交藤 30g，牡蛎 15g（先煎）。

水煎服，每日 1 剂，共 3 剂。

2016 年 10 月 29 日二诊

刻下症 患者自觉乏力、口干改善，睡眠较前好转，梦减少，舌暗红，中有裂纹，瘀斑瘀点，边尖有齿痕，少苔、水滑，脉沉弦涩滑。

治疗上，加强运脾化湿之力，上方去牡蛎，白术改为炒白术。

水煎服，每日 1 剂，共 4 剂。

2016 年 11 月 2 日三诊

刻下症 患者 11 月 1 日复查肝功能，ALT 85U/L，AST 46U/L，患者自觉乏力、口干较前好转，睡眠进一步改善，舌暗红，中有裂纹，瘀斑瘀点，边尖有齿痕，舌上少许薄苔微腻，脉沉弦滑。

治疗上，在上方基础上，加用砂仁 5g 以运脾化湿，并予以出院门诊治疗。2017 年 1 月复查肝功能正常，HBV-DNA 阴性，继续在门诊随访治疗。

按语

从本医案的体征、脉证等可以看出，该患者为虚、滞、湿、瘀四者合杂，气机郁滞，脉络瘀阻，木旺乘土，湿浊内生。其病虽在肝脾，但其关键在于肝郁脾虚，应注重脾虚为主。强壮脾胃，以治气虚，则此病可消。

"见肝之病，知肝传脾，当先实脾"。肝气郁滞，肝脾不和，肝横逆克脾，脾气怯弱，治疗上应当注重实脾，选用四君子汤（太子参、白术、茯苓、甘草）合五指毛桃益气健脾。《时方歌括·补可扶弱》注解四君子汤："四君子气分之总方也。人参致冲和之气，白术培中宫，茯苓清治节，甘草调五脏，诸气即治，病安从来？然拨乱反正，又不能无为而治，必举夫行气之品以辅之，则补品不致泥而不行，故加陈皮以利肺金之逆气，半夏以疏脾土之湿气，而痰饮可除也。加木香以行三焦之滞气，缩砂以通脾肾之元气，膹郁可开也。四君得四辅，而补力倍宣，四辅有四君，而元气大振，相须而益彰者乎。”

二诊时，患者症状改善，但出现水滑苔，考虑脾虚运化不力。《脾胃论·天地阴阳生杀之理在升降浮沉之间论》云：“盖胃为水谷之海，饮食入胃，而精气先输脾归肺，上行春夏之令，以滋养周身，乃清气为天者也；升已而下输膀胱，行秋冬之令，为传化糟粕，转味而出，乃浊阴为地者也。”脾胃为升降的枢纽，脾胃健运则有利于维持“清阳出上窍，浊阴出下窍；清阳发腠理，浊阴走五脏；清阳实四肢，浊阴归六腑”的正常升降运动。故在原有四君子汤合五指毛桃益气健脾的基础上，将白术易为炒白术，加强健脾运化之力，气损及阳，升发不及，故去牡蛎，使脾胃中枢气机升降逐渐复常，因此三诊时薄苔渐生，预示脾胃功能恢复。另外，脾虚失运，水谷精微运化无力，湿浊内生，加用砂仁，健脾燥湿，助脾健脾，更有助于脾胃功能恢复。经过调治，患者中州运化正常，病情逐渐康复。

本医案中，患者虚、滞、湿、瘀四者合杂，病因交错、病机复杂，本医案抓住脾胃虚弱这一重点，以顾护脾胃为主，兼以疏肝理气活血，养血柔肝安神之法，组方配伍逻辑清晰，沉疴得解。

2. 案例二 健脾行气活血法

何某，男，60 岁，2014 年 10 月 6 日来诊。

主诉 疲倦乏力伴肝区不适半月余。

现病史 缘患者有糖尿病、乙型肝炎肝硬化病史多年，在外院应用降糖药、抗病毒药物治疗。近半月以来，自觉疲倦乏力，右胁不适，2014 年 9 月 12 日查上腹部 MRI：肝硬化，S4、7 段结节，考虑为肝硬化结节，未除外 S4 段结节癌变，建议复查，肝 S3 段小囊肿，右肾囊肿。肝功正常，AFP 正常，HBV-DNA ＜500IU/ml。现症见疲倦乏力，注意力不集中，右胁不适，口干口苦，二便调。舌质红，舌苔白，脉细。查体：慢性肝病面容，肝掌征阳性。

中医诊断 积聚。

中医证型 脾虚夹瘀。

西医诊断 肝炎后肝硬化，2 型糖尿病。

中医治法 健脾行气活血。

中药处方 枳壳 15g，郁金 15g，地龙 15g，桃仁 15g，怀牛膝 30g，延胡索 15g，厚朴 15g，粉葛 20g，淫羊藿 20g，续断 15g，黄芩 10g，仙鹤草 30g，白术 15g。

水煎内服，每日 1 剂，共 7 剂。

2014 年 10 月 13 日二诊

刻下症 患者口干口苦症状好转，精神好转，肝区不适好转。舌质红，舌苔白，脉细。

中药处方　柏子仁 15g，郁金 15g，地龙 15g，桃仁 15g，怀牛膝 30g，夜交藤 20g，厚朴 15g，淫羊藿 20g，续断 15g，仙鹤草 30g，白术 15g，党参 20g，酸枣仁 30g。

水煎内服，每日 1 剂，共 7 剂。

患者不间断中药调理近 2 年，2016 年 9 月乙型肝炎 5 项定量检查：HBsAg COI 6316，HBeAg COI 0.119，HBeAb COI 0.002，HBcAb COI 0.006；HBV-DNA 定量 <500IU/ml；肝纤维化 4 项检查结果正常，肝功能正常，AFP 正常。上腹部磁共振平扫与磁共振增强扫描：肝硬化，增强扫描动脉期肝内异常强化结节，考虑为肝硬化结节，注意复查，肝多发小囊肿，胆囊小结石，右肾囊肿。

2016 年 11 月 24 日复诊，诸症消失，病情稳定。

中药处方　郁金 15g，地龙 15g，怀牛膝 20g，续断 15g，仙鹤草 30g，三七片 10g，瓜蒌皮 15g，柴胡 10g，黄芪 30g，瓜蒌仁 20g，桃仁 15g，丹参 30g，土鳖虫 10g，山药 30g，百合 30g。

水煎内服，每日 1 剂，共 8 剂。

患者此后门诊间断随访，病情一直稳定。

按语

本例患者有乙型肝炎肝硬化病史多年，时有肝区不适，属于中医学"积聚"范畴。《难经·五十五难》云："故积者，五脏所生；聚者，六腑所成也。积者，阴气也，其始发有常处，其痛不离其部，上下有所终始，左右有所穷处。聚者，阳气也，其始发无根本，上下无所留止，其痛无常处，谓之聚。故以是别知积聚也。"可见，聚证以气滞为主，积证以血瘀为主。本案例之证是由机体长期气机阻滞、瘀血内结而来，故重在补脾疏肝、行气活血。《赤水玄珠·虚损治法》记载"治虚损之症，吃紧处工夫只在保护脾胃为上"。本案例取拨乱反正之意，在顾护脾胃的同时，主用攻伐之法，行气消滞、活血化瘀，祛除积聚，使得脾胃逐渐恢复正常功能，机体自然亦恢复正常。

早在《难经·七十七难》即提出"所谓治未病者，见肝之病，则知肝当传之与脾，故先实其脾气，无令得受肝之邪，故曰治未病焉"。肝脏疾病日久势必会影响脾胃，故治疗这类疾病要从健脾入手。又有《脾胃论·大肠小肠五脏皆属于胃胃虚则俱病论》言："脾为死阴，受胃之阳气，能上升水谷之气于肺，上充皮毛，散入四脏；今脾无所禀，不能行气于脏腑，故有此证，此则脾虚九窍不通之谓也。"因为脾胃为气血生化之源，胃主腐熟水谷，其化生的营气经脾的转运输布于五脏。脾胃的腐熟、运化，任何一个环节出现问题，都将影响五脏六腑，导致五脏六腑皆受虚损。本例患者初诊见神疲乏力，脾胃已伤，健运脾胃必不可少。积聚的形成，总与正气不强有关。《杂病源流犀烛·积聚癥瘕痃癖痞源流（息积病）》曰："壮盛之人，必无积聚。必其人正气不足，邪气留着，而后患此。"正气充实，邪实自去，固培正气对治疗积聚具有重要意义。加之先天之源之脾胃在协调五脏六腑中的重要性，故诊疗过程多添加补脾益气之白术、健脾厚肠胃之淮山药、补脾益气之党参以及补气之黄芪等补益脾胃药，不忘培土，旨在补益脾胃，恢复正气。基于久病及肾和肾命门阳气对生命活动的主宰作用，本案例的治疗过程中亦使用补肾阳、强筋骨之淫羊藿以及补肝肾、强筋骨之续断和牛膝以达扶正补肾的目的。

本例患者体弱久病，在补益脾土的同时，充分衡量正邪的力量后，适当辅助以攻伐之法，以行气消滞、活血化瘀。虽然《难经·五十五难》中提出了"五脏积"，但是积聚的病位主要在肝脾，故用入脾经之枳壳、厚朴相配共行脾胃之气，借以恢复全身气机的升降正常；主用入肝经之郁金，入脾、肝经之桃仁、延胡索、仙鹤草等药共奏活血行气、疏利肝胆、化瘀止痛之功；再配以通经活络之地龙，增强活血化瘀的功效，如是则气滞得解，瘀血得消，积聚自然无处而来。本病例以疏肝健脾、行气活血为法，未病先防，既病防变，故能收良效。

3. 案例三 疏肝健脾活血通络法

李某，女，70 岁，2015 年 7 月 22 日来诊。

主诉 右胁部隐痛不适 3 月余。

现病史 缘患者发现 HBsAg 阳性 20 余年，未予重视及系统诊治。2015 年 4 月患者劳累后出现乏力，右胁部隐痛不适，无身目黄染，2015 年 7 月查上腹部 CT 平扫与 CT 增强扫描：早期肝硬化，门静脉高压侧支循环形成，肠系膜多个淋巴结增大。肝功能正常，丙肝抗体阴性，血常规正常。现症见自觉精神疲倦，乏力，时有右胁部隐痛不适。舌质暗红，舌苔黄微腻，脉弦细。查体：全身皮肤黏膜及巩膜未见黄染，肝脾肋下未触及，双下肢无浮肿。

中医诊断 积聚。

中医证型 肝郁脾虚。

西医诊断 肝炎后肝硬化。

中医治法 疏肝健脾活血通络。

中药处方 柴胡 5g，党参 30g，苍术 10g，茯苓 15g，甘草 5g，三七片 10g，枳壳 15g，黄芪 30g，春砂仁 5g（后下），续断 15g，淫羊藿 15g，地龙 15g，猫爪草 15g，郁金 10g。

水煎内服，每日 1 剂，共 7 剂。

2015 年 8 月 10 日二诊

刻下症 患者肝区不适好转，继续予前方加减治疗。

中药处方 柴胡 5g，党参 30g，苍术 10g，浙贝母 10g，甘草 5g，三七片 10g，枳壳 15g，黄芪 30g，续断 15g，地龙 15g，蕲蛇 10g，制蜂房 10g，猫爪草 15g，郁金 15g，莪术 5g。

水煎内服，每日 1 剂，共 7 剂。

服上药后患者胁部隐痛症状消失，之后坚持服用中药继续治疗，病情未见反复。2015 年 12 月复查腹部彩超：肝实质回声稍增粗（未提示肝硬化），胆脾胰未见异常，腹部淋巴结未见异常。

2017 年 1 月 11 日三诊

刻下症　近期因家庭矛盾，劳心，睡眠差，余无特殊不适，舌暗红，苔薄白，脉弦。复查肝功能正常，上腹部 CT 平扫与 CT 增强扫描：肝胆脾胰未见明显异常。

中药处方　柴胡 5g，党参 15g，三七片 5g，枳壳 15g，龙齿 20g（先煎），地龙 10g，夜交藤 30g，柏子仁 15g，酸枣仁 15g，丹参 30g，太子参 30g。

水煎内服，每日 1 剂，共 7 剂。

服上药后睡眠改善，继续门诊随诊治疗。随访至今，病情稳定。

按语

本案例患者有长期慢性乙型肝炎病史，已发展至早期肝硬化，即中医学"积聚"范畴，证属肝郁脾虚。《景岳全书·心集·杂证谟·积聚》中指出："若积聚渐久，元气日虚，此而攻之，则积气本远，攻不易及，胃气切近，先受其伤，愈攻愈虚，则不死于积而死于攻矣……故凡治虚邪者，当从缓治，只宜专培脾胃以固其本，或灸或膏，以疏其经，但使主气日强，经气日通，则积痞自消。斯缓急之机，即万全之策也。"而早在《金匮要略·脏腑经络先后病脉证》中就已经提出"见肝之病，知肝传脾，当先实脾"。脾胃乃后天之本，气血生化之源，若脾脏气血运化动力不足，可致积证，当治以健脾益气。正如《医学衷中参西录·论肝病治法》有言："欲治肝者，原当升脾降胃，培养中宫，俾中宫气化敦浓，以听肝木之自理。"临床上有肝病传脾，伤及脾胃，亦有脾胃之功能失调致肝之疏泄、藏血功能失司。脾胃虚弱之时，易感湿热疫毒之邪，湿热熏蒸肝胆，疫毒侵犯肝之脉络，导致肝气郁结、瘀血阻留、水饮停滞，以致积证。所以，疏肝健脾是治疗积聚的要法。

《难经·五十五难》云："病有积、有聚，何以别之？然：积者，阴气也；聚者，阳气也。故阴沉而伏，阳浮而动。气之所积名曰积，气之所聚名曰聚。故积者，五脏所生；聚者，六腑所成也。积者，阴气也，其始发有常处，其痛不离其部，上下有所始终，左右有所穷处；聚者，阳气也，其始发无根本，上下无所留止，其痛无常处，谓之聚。故以是别知积聚也。"明确指出了积证的病位在五脏，多因阴血瘀积于脏而成，配合动物类药物搜经刮络，可治久积。本病例在疏肝健脾的基础上，配合活血通络之品，如蕲蛇、蜂房、地龙等。其中蕲蛇，为甘、咸、温有毒之品，专入肝经，性善走窜搜剔，能内走脏腑、外达肌表而透骨搜风，起祛风、通络、止痉之用；蜂房，甘平，质轻，性善走窜，为攻毒杀虫、祛风止痛之品，擅于治疗疮疡肿毒、癌肿等证；地龙，咸寒，归肝、脾、膀胱经，性善走窜，长于通经活络。本案例中，运用蕲蛇、制蜂房以及地龙等非本草类药，配合活血化瘀、理气止痛之郁金、莪术等，搜经刮络，祛除血积，积证方消。

第二节 补土理论治疗失代偿期肝硬化案例

肝硬化失代偿期有明显的肝功能异常或失代偿征象，如血清白蛋白小于35g/L，白球比值小于1.0，血清总胆红素大于35μmol/L，ALT和AST升高，凝血酶原活动度小于60%等。患者可出现腹水、肝性脑病及门静脉高压症引起的食管、胃底静脉明显曲张或破裂出血，其中腹水为最突出的体征之一。肝性脑病是失代偿期肝硬化最严重的并发症，也是最常见的死亡原因。失代偿期肝硬化属于中医学"鼓胀""积聚"等范畴，当出现肝硬化腹水时，可应用鼓胀的病名，若无腹水可采用积聚病名，若出现消化道出血、昏迷等病证时，则属于"血证""昏迷"等范畴。

肝硬化腹水是失代偿期肝硬化最为常见的病证。早在《黄帝内经》就对此病临床表现有所描述，如《灵枢·五癃津液别》曰："邪气内逆，则气为之闭塞而不行，不行则为水胀。"对鼓胀的症状，《灵枢·水胀》曰："鼓胀何如？腹胀身皆大，大与肤胀等也，色苍黄，腹筋起，此其候也。"认为腹部胀满如鼓、面色苍黄、肢体消瘦、小便不利、腹壁脉络暴露是其主症。由于鼓胀难治，被列为"风、痨、鼓、膈"四大顽症之一。多因七情、饮食、黄疸以及邪毒等多种因素，导致肝失疏泄、脾失运化、肾失输化，迁延不愈，肝、脾、肾三脏功能失调，三焦气化失常，或气滞，或湿阻、或血瘀、或水蓄而形成积聚、鼓胀。

失代偿期肝硬化多属于本虚标实之证，纯虚证或纯实证比较少见，虽历来众多医家对肝硬化的治疗众说纷呈，但主要可归纳为攻、补及攻补兼施三种方法，常根据病人的实际情况灵活运用寓补于攻，寓攻于补之攻补兼施的方法。《脾胃论·脾胃胜衰论》指出"百病皆由脾胃衰而生也"，《景岳全书·肿胀》又云："单腹胀者，名为鼓胀，以外虽坚满，而中空无物，其象如鼓，故名鼓胀。又或以血气结聚，不可解散，其毒如蛊，亦名蛊胀。且肢体无恙，胀惟在腹，故又名为单腹胀，此实脾胃病也。"明确指出鼓胀可以从脾论治。肝硬化往往由各种病理因素长期作用造成肝脏损害，在此过程中，不但与肝关系密切，与脾胃虚弱、正气怯弱也有很大关系。脾胃为人体气机之枢纽，脾胃怯弱，则清阳不升，浊阴不降，清浊相混，隧道壅塞，气血津液代谢失常，渐积可成鼓胀等。而且，中医对疾病预后判断非常注重胃气，失代偿期肝硬化病情重、变证多，其预后也与脾胃之气的盛衰有很大关系。《兰室秘藏·饮食劳倦门·脾胃虚损论》曰："安谷者昌，绝谷者亡。"脾胃健运，后天资生有源，正气得复，有利于失代偿期肝硬化患者的恢复。因而，补土派的思想可灵活用于治疗失代偿期肝硬化，如纯用健脾益气治疗脾胃怯弱引起的鼓胀，或针对脾胃虚弱，瘀血内生之证采用健脾祛瘀之寓攻于补方法。

1. 病例一 健脾化痰活血软坚法

黄某，男，65 岁，2012 年 9 月 27 日来诊。

主诉 发现肝脏占位性病变 2 月余，乏力半个月。

现病史 缘患者既往长期慢性乙型病毒性肝炎病史，自诉无特殊不适，未予重视及系统诊治。2012 年 7 月 4 日在外院查上腹部磁共振平扫与磁共振增强扫描：①肝 S6、S7 段结节，均考虑为肝硬化结节恶性变可能性大，其中肝 S7 段结节较前稍增大，建议穿刺活检。肝内多发小囊肿。②慢性胆囊炎，胆囊小结石，脾稍大。HBV-DNA 定量 4.54×10^5IU/ml，肝功能检查示 ALT 42U/L，ALB 32.5g/L。2012 年 8 月 1 日外院查上腹部 CT 示肝 S6/8 段病变，怀疑为炎性假瘤，也不排除肝癌可能。门诊予恩替卡韦口服抗病毒治疗，半个月前患者自觉乏力，遂来诊。现症见精神疲倦，肢体乏力，面色黧黑，眠差，舌质暗红，舌体瘀斑，舌苔薄黄，脉弦细。

中医诊断 积聚。

中医证型 脾虚痰瘀。

西医诊断 失代偿期肝硬化。

中医治法 健脾化痰，活血软坚。

中药处方 柴胡 5g，枳壳 15g，仙鹤草 50g，三七片 10g，川红花 10g，莪术 10g，白术 20g，延胡索 15g，壁虎 10g，地龙干 15g，白花蛇舌草 20g，甘草 5g，鸡内金 20g，淮山药 45g，半枝莲 15g，灵芝 30g。

水煎内服，每日 1 剂，共 10 剂。

之后坚持门诊随诊治疗，守前方加减。2013 年 2 月 21 日查 HBV-DNA 定量 <500IU/ml；乙型肝炎 5 项定量检查：HBsAg COI 5639，HBeAg COI 0.097，HBeAb COI 0.006，HBcAb COI 0.007；肝功能检查：TBA 16.9μmol/L，DBIL 7.4μmol/L；AFP、癌胚抗原（CEA）均正常。上腹部磁共振平扫与磁共振增强扫描较前未见变化。

2013 年 3 月 21 日二诊

刻下症 患者无自觉特殊不适，面色黧黑明显消散，睡眠好转，舌淡红，舌黄微腻，脉弦滑。

中药处方 法半夏 15g，苍术 15g，僵蚕 10g，香附 10g，川芎 10g，六神曲 15g，酸枣仁 30g（打碎），炒莱菔子 15g，厚朴 15g，夏枯草 15g，地龙 15g，土贝母 20g，仙鹤草 50g，壁虎 10g，陈皮 15g，茯苓 30g，八月札 10g，枳壳 15g，鸡内金 20g。

水煎内服，每日 1 剂，共 7 剂。

继续坚持使用恩替卡韦抗病毒并守上方加减治疗。2014 年 5 月查腹部彩超：肝内多发异常高回声团，较大 32mm×34mm、22mm×21mm。胆囊炎，胆囊结石，脾大。2014年8月查肝纤维化4项及肝功能12项检查结果均正常，HBV-DNA定量<500IU/ml；乙型肝炎5项定量检查：HBsAg COI 3732，HBeAg COI 0.093，HBeAb COI 0.004，HBcAb COI 0.004。2015年5月查AFP正常，腹部彩超：肝实质回声增粗增强，肝内数个高回声结节，较大约17mm×12mm、20mm×18mm（较前明显缩小），胆囊结石，脾肿大，肾结石。

2016年12月22日三诊

刻下症　患者少许口苦，无肝区不适及腹胀，舌暗红，苔薄白微腻，脉弦细。2016年10月查AFP正常，B超：肝内多发稍高回声结节，胆囊结石。

中药处方　三七片10g，地龙15g，鸡内金15g，猫爪草15g，郁金15g，苍术10g，柴胡5g，淫羊藿15g，黄芪30g，仙鹤草30g，党参20g，续断10g，白芍15g，甘草6g，茯神15g，浙贝母15g。

水煎内服，每日1剂，共7剂。

服上药后诸证消失，继续门诊随诊至今，病情稳定。

按语

本案例历时较长，主要分为三个阶段。第一阶段，因怀疑肝癌的可能，故以培土顾护正气为主，佐以活络散结、抗癌解毒；第二阶段，AFP等指标正常，故以疏土达木为主；第三阶段，机能逐渐恢复，主在疏肝健脾。

中医认为，癌总属本虚标实之症，多因虚致实，因虚而得病，正所谓"正气存内，邪不可干""邪之所凑，其气必虚"，其发病总与正气不足相关，其治疗往往以扶正祛邪、抗癌解毒为主。第一阶段，主要予健脾胃益气血的灵芝、补益脾胃之白术和淮山药、健脾消食之鸡内金等培土扶正；攻邪方面，予治疗癌症常用的壁虎、白花蛇舌草、半枝莲等药以清热解毒、活络散结；再加上活血化瘀的延胡索、红花、莪术、三七等，共行健脾理气疏肝、活血软坚化痰之效。

肝五行属木，主生发，喜条达而恶抑郁，主藏血，主疏泄，"肝为刚脏，体阴而用阳"，肝病日久，久病入络，气机不舒，甚则血行不畅，瘀血积滞。脾属阴，其体淖泽，其性板滞，滞则易郁，必需依赖肝的开散疏泄之性，才能正常地发挥功能。木能克土，土重木折，补土并非一味施以补药，疏土达木亦属于补土派之学术思想。本案例中，患者脾土本虚，肝木亢递，故采用疏土达木治法，以防土重木折，反添掣肘，临床常用的香附即为疏土达木之要药，香附辛苦甘平，归肝、脾、三焦经，"乃气病之总司，女科之主帅"，善于疏肝解郁，理气和中。故第二阶段中，以茯苓、苍术、莱菔子、神曲健脾消滞等药为主，在疏土的过程中兼以达木，加以香附、厚朴、陈皮、法半夏等药，再佐以通络散结的壁虎、清热解毒的夏枯草、散结消肿的土贝母等药预防肝癌。如是疏利气血，理气化痰，以期诸症得消。第三阶段，机体逐渐得到恢复，大部分症状缓解，故以疏肝健脾为主。在固护脾土的同时，疏肝活血，再兼以补益肝肾，如此则取得良效。

2. 病例二　健脾益气活血利水法

颜某，女，68 岁，2015 年 9 月 24 日来诊。

主诉　乏力伴腹胀 1 月余。

现病史　缘患者既往有长期慢性乙型肝炎病史，自诉无特殊不适，未予重视及系统诊治。2015 年 8 月患者劳累后出现乏力，腹胀，于 2015 年 9 月 2 日至我院查肝功能：ALT 243U/L，AST 305U/L，ALP 184U/L，GGT 159U/L，TBA 15.7μmol/L；血脂：TC 5.89mmol/L；乙型肝炎 5 项定量检查：COI HBsAg 5358，HBeAg COI 0.122，HBeAb COI 0.005，HBcAb COI 0.009；AFP：27.73ng/mL；HBV-DNA：9.3×10^5IU/ml；血常规检查：WBC 3.31×10^9/L，PLT 83×10^9/L；上腹部 MRI 平扫：肝硬化，少许腹水，脾稍大，胆胰双肾未见明显异常。现症见精神疲倦，肢体乏力，腹胀，无腹痛，胃纳一般，嗳气泛酸，无恶心呕吐，小便黄，无身目黄染，纳眠可，二便调。舌质红，舌苔白微腻，脉弦滑。

查体：慢性肝病体征未见，肝脾区叩击痛阴性，双下肢无凹陷性水肿。

中医诊断　鼓胀。

中医证型　脾虚水困夹瘀。

西医诊断　乙型肝炎后失代偿期肝硬化。

中医治法　健脾益气，活血利水。

中药处方　枳壳 15g，珍珠草 30g，三棱 5g，牛膝 20g，丹参 15g，黄芪 15g，茯苓皮 30g，三七片 10g，防己 20g，醋鳖甲 15g（先煎），地龙 15g，白茅根 30g，苍术 10g。

水煎内服，每日 1 剂，共 14 剂。

西医处方：恩替卡韦分散片 0.5mg，口服，每日 1 次。

养生保健建议：①辨证施膳，清淡饮食，严禁饮酒；饮食均衡，忌酒类、狗肉、羊肉、辣椒、油炸食品、荔枝、杧果、菠萝等燥热食物；②健康教育，注意休息，避免熬夜及劳累，保持心情舒畅。

服用中药后，诸症好转，无身目黄染，无恶心呕吐，纳眠可，二便调，之后坚持门诊随诊，中药调治。2016 年 4 月复查肝功能正常，HBV-DNA 定量＜100IU/ml；腹部彩超：肝硬化，未见腹水，脾稍大，胆胰双肾未见明显异常。

按语

朱丹溪在《丹溪心法·鼓胀》中提出了"清浊相混，隧道壅塞，郁而为热，热留为湿，湿热相生，遂成胀满"的思想，指出水湿内阻滞，酿生湿热是鼓胀的重要病机。脾为后天之本，脾胃为人体气机升降的调节中枢。朱丹溪治疗鼓胀还主张"宜大补中气行湿，此乃脾虚之甚……大剂人参、白术，佐以陈皮、茯苓、苍术之类""理宜补脾，又须养肺金以制木，使脾无贼邪之患；滋肾水以制火，使肺得清化。"因此，对于肝硬化腹水的治疗，健脾祛湿非常重要，但是在健脾的基础上，疏理肝气、调理肺气，使气机条达，水湿的输布才能正常，故治疗肝硬化腹水常常理气与健脾同用。叶天士在《临证指南医案·肝郁犯脾》中提出"治胀名家，必以通阳为务"。气行则血行，气滞则血瘀，反之，瘀血停滞，也阻滞气机的运行，不利于脾气健运，气畅、脾健、湿化、瘀消、络通才能使鼓胀更易消退。因此，在治疗肝硬化腹水时，还应当注重活血祛瘀。

本案例患者有长期慢性乙型肝炎病史，慢性肝病体征未见，亦未见胁痛、身目黄染等症状，主要以嗳气泛酸、疲倦乏力、舌苔白微腻、脉弦滑等症状为主，提示其脾失健运，输精、散精无力，水湿不运，故生鼓胀。辨证属脾虚湿困夹瘀证，治法应以健脾益气，活血利水为原则。治疗上以健脾行湿为主、活血利水为辅，用药上舍弃较为滋补之人参、白术等药，使用健脾燥湿之苍术以及辛温补气之黄芪平补脾胃；佐以利水消肿之茯苓皮、清热利湿之珍珠草以及祛风胜湿之防风以求祛湿；再加清热生津之白茅根、补益肝肾之牛膝共奏健脾益气、活血利水之效。使用三七粉、丹参、醋鳖甲、醋三棱等药，活血化瘀止痛，取治病求本之意，祛除标实。

患者病程长，除用药治疗，调护也至关重要。朱丹溪提出肝硬化的调护应当"却浓味，断妄想，远音乐，无有不安"。《格致余论·鼓胀论》也提出鼓胀的调摄需要注重"却盐味以防助邪，断妄想以保母气，无有不安"。本例患者在积极用药治疗的过程中，配合辨证施膳进行调养，相辅相成，提高疗效。通过积极治疗，患者腹水消退，鼓胀好转，病情稳定。

3. 病例三　健脾祛湿活血利水法

冯某，女，78 岁，2018 年 5 月 29 日来诊。

主诉　反复腹胀 1 年，再发 1 周。

现病史　患者 2013 年在我院外科行胆囊切除术，术中发现肝硬化，患者未重视，未系统诊治。2017 年 2 月因腹胀在我院住院治疗，诊断为失代偿期肝硬化（自身免疫性肝病可能性大），予护肝、利尿及中医药综合治疗，病情好转后出院，出院后坚持门诊治疗，腹胀时有反复，1 周前腹胀再发来诊。现症见腹胀，伴乏力，双下肢浮肿，身黄，目睛不黄，右手麻木，舌淡暗，边尖齿痕，苔薄白，脉弦细。查体：巩膜无黄染，肝掌征阳性，腹部膨隆，移动性浊音阳性，双下肢凹陷性浮肿，扑翼样震颤阴性。2018 年 3 月我院上腹部磁共振平扫与磁共振增强扫描：①肝硬化，脾大，门静脉高压，食管下段-胃底静脉曲张；少量至中等量腹水，较前增多。②胆外胆管增宽，请结合临床。③胆囊术后缺如。

中医诊断　鼓胀。

中医证型　脾虚湿瘀。

西医诊断　失代偿期肝硬化（自身免疫性肝病可能性大）。

中医治法　健脾祛湿，活血利水。

中药处方　苍术 30g，牛膝 15g，防己 10g，黄芪 30g，白术 60g，泽泻 10g，

猪苓 10g，车前草 15g，大腹皮 15g，仙鹤草 30g，秦艽 15g，桑枝 15g。

水煎服，每日 1 剂，共 7 剂。

同时配合脐饼Ⅱ号利水方敷脐，并配合红外线灯照射脐部，每次 45 分钟，每日 1 次。

2018 年 6 月 5 日二诊

刻下症　患者感乏力、腹胀减轻，双下肢浮肿明显减轻，纳眠可，右手无麻木感，仍身黄。舌淡明显，边尖有齿痕，舌苔薄白，脉弦细。

中药处方　中药效不更方，于前方去秦艽、桑枝，黄芪加量至 45g，车前草加量至 30g，加用柴胡 5g，白芍 10g，女贞子 15g，旱莲草 15g。

水煎服，日 1 剂，共 14 剂。

服药后，患者腹水消退，诸症改善明显，其后长期门诊随诊。

按语

本例患者主要表现为腹部胀满，腹部膨隆，皮色苍黄，符合中医学"鼓胀"的范畴。鼓胀的中医病机在于肝气郁结，失于疏泄，克脾犯胃，以致木贼土虚，脾气亏虚，健运失司，中焦水湿运化不畅，气、血、水搏结，互结停留腹中，病位涉及肝、脾、肾三脏，首重在脾。本例患者腹胀、乏力明显，舌淡，边尖有齿痕，脉细为脾虚之象，身黄为脾虚本色，腹部膨隆、双下肢浮肿为湿聚水停之征，肢体麻木、舌暗为血瘀之象，脉弦为肝郁之征。病证相参，舌脉相合，属于脾虚湿瘀之证，处方用药时重用黄芪、白术、苍术等健脾药物，重在补土制水，使脾土健运，水湿自去。

经一诊治疗，患者右手麻木感消失，二诊之时去秦艽、桑枝；腹胀、乏力、双下肢浮肿明显减轻，但患者舌淡明显，考虑脾虚仍较重，继续予以大剂量白术、黄芪健脾益气；同时考虑患者肝郁之象，予以少量柴胡疏导肝气，同时结合患者脉细之脉象，考虑患者本体阴血虚之底，予以白芍柔肝养肝，女贞子、旱莲草补益肝肾之阴，慎防利水伤阴，以免陷入"阴虚鼓胀难疗"之境地。

第七章 补土理论治疗重型肝炎 （肝衰竭）案例

重型肝炎（肝衰竭）是多种因素引起的严重肝脏损害，导致其合成、解毒、排泄和生物转化等功能发生严重障碍或失代偿，出现以凝血机制障碍和黄疸、肝性脑病、腹水等为主要表现的一组临床症候群。中医学并无肝衰竭之病名，根据其证候表现，本病可归属于中医学"黄疸""急黄""瘟黄"之范畴，合并出血、肝性脑病、腹水时，则分属"血证""肝厥""鼓胀"等范畴。1997年国家标准《中医临床诊疗术语》记载并规范其中医病名为"肝瘟"。

《金匮要略·黄疸病脉证并治》云："脾色必黄，瘀热以行。"在《诸病源候论·黄诸病·急黄候》中巢元方就记载了"脾胃有热，谷气郁蒸，因为热毒所加，故卒然发黄……"，提出了热邪是黄疸的致病因素。临床上慢性肝病患者大部分具有家族性、聚集性及慢性等特点，此类患者素有脾胃虚弱，脾为湿土之脏，胃为水谷之海，湿土之气，同类相召，湿热疫毒之邪外侵，肝胆脾胃郁滞，湿热熏蒸肝胆，肝主疏泄，气机不畅，则肝气郁滞，胆汁疏泄不畅，泛溢肌肤，发为黄疸。

肝衰竭主要临床表现为高度乏力、腹胀、厌食和黄疸，都是由脾胃运化失常导致的主要症状，正是肝病传脾的表现。中医理论认为，脾胃五行属土，共居中焦，脾主运化、主升清，胃主受纳腐熟、主降浊，为气机升降之枢，气血生化之源；肝体阴而用阳，主疏泄，其性升达，五行属木。肝脾之间气机相调，营血互养而相互为用，生机互助，肝脾共荣。肝主疏泄，脾土依赖肝木疏泄条达才能气机健运，而脾主运化，肝木也需要依靠脾土健运化气血才能得以濡养。然木气亢盛，疏泄太过，则可乘土，可见肝气横逆、犯胃、乘脾而出现恶心、呕吐、腹胀、乏力、便溏等"木旺乘土"的病理现象；若木之升发不及，失于疏泄、条达，亦可影响脾胃而发病，可见纳呆食滞，脘胁痞满不舒，湿蕴化热生黄等"木不疏土"的表现。正如叶天士《临证指南医案·木乘土》所言："肝病必犯土，是侮其所胜也。"

现代医学认为，慢加急性肝衰竭引起的严重消化道症状是由多种因素复合作用所致，与胃酸分泌减少、胆汁合成或排泄障碍以及胃肠道黏膜充血、水肿、糜烂、通透性增加等炎症改变有关。可见，肝病传脾引起的脾气虚弱或脾虚湿盛是慢加急性肝衰竭患者出现食欲不振、恶心呕吐等脾胃运化失常表现的主要原因，而严重的消化道症状一定程度上影响病情的发展和转归，脾胃运化功能失常又可加重慢加急性肝衰竭病情。

目前肝衰竭内科治疗缺乏特效药物和手段，强调早期诊断、治疗，在对因治疗和营养支持基础上综合治疗，重视并发症的防治，有条件者早期行人工肝和肝移植等治疗。肝移植是治疗中晚期肝衰竭最有效的挽救性治疗手段，肝移植一年后的生存率超过 80%，但是肝源有限和高额医疗费用限制了其在临床的广泛应用。虽然人工肝也有利于降低急性肝衰竭的死亡率，但是肝脏替代功能目前仍不够完善和血浆紧缺也限制了该技术的广泛应用。

早在《素问·经脉别论》有言"饮入于胃，游溢精气，上输于脾，脾气散精，上归于肺，通调水道，下输膀胱，水精四布，五经并行，合于四时、五脏，阴阳揆度，以为常也"。李杲在《脾胃论·脾胃虚实传变论》中说："脾胃之气既伤，而元气亦不能充，而诸病之所由生也。"认为"内伤脾胃，百病由生"。脾胃运化、输布的水谷精微就是人体所必需的营养物质，营养和代谢障碍在一定程度上是由脾胃功能受损，运化失职，气血生化不足所致，可以说脾主运化水谷精微是营养支持治疗的基础。因此，在治疗肝衰竭患者的过程中，治疗时辨证施以益气健脾、健脾化湿、行气降逆等中药，对于恢复脾胃运化功能，改善患者消化道症状，促进食欲，增加营养物质的吸收有十分重要的作用，下面通过医案举例说明。

1. 案例一 疏肝健脾清热退黄法

郭某，男，50 岁，2022 年 8 月 12 日初诊。

主诉 乏力、腹胀伴身目尿黄 1 月余。

现病史 患者有乙型肝炎病史 20 余年，肝功能正常，未详细评估与治疗。2022 年 6 月下旬因肝功能异常，HBV-DNA 5.24×10^5 IU/ml，在当地医院护肝治疗 10 天，病情加重，遂于 7 月 5 日转到某三甲医院治疗进行护肝联合恩替卡韦、丙酚替诺福韦抗病毒治疗。2022 年 7 月 12 日外院复查肝功能：ALT 867U/L，AST 674U/L，ALB 28.8g/L，TBIL 187.2μmol/L，DBIL 172.5μmol/L，较前明显升高，考虑病情继续进展，诊断考虑：慢加亚急性肝衰竭、慢性乙型病毒性肝炎，征得患者及家属同意后，2022 年 7～8 月共行 5 次人工肝血浆置换，并予以白蛋白、熊去氧胆酸胶囊、注射用腺苷蛋氨酸、还原型谷胱甘肽、呋塞米、螺内酯等对症支持治疗，但是患者病情未见明显好转，TBIL 依然波动于 356～486μmol/L。外院建议患者寻求中医治疗。现症见慢性肝病面容，面色黧黑，极度疲倦，乏力，懒言，身目重度黄染，黄色尚鲜明，腹胀，但胃纳尚可，大便 1～2 天一行，小便浓茶色，下肢轻度浮肿。舌暗淡，边尖有齿痕，苔薄白，脉沉弦滑、重按有力。2022 年 8 月 11 日外院肝功能检查示 ALT 86U/L，AST 108U/L，ALB 34.3g/L，TBIL 430.8μmol/L，DBIL 358.6μmol/L。凝血功能检测：PT 22.3 秒，PTA 33.9%。彩超：腹水。

中医诊断 急黄。

中医证型 肝郁脾虚，湿热中阻。

西医诊断 慢性亚急性肝衰竭，慢性乙型病毒性肝炎，鼻咽恶性肿瘤个人史。

中医治法 疏肝健脾，清热祛湿退黄为法。

西医治疗 考虑患者病情重，建议患者住院治疗，但是经反复劝说，患者及家属均签字拒绝住院，坚决要求在门诊进行中医治疗。西药继续服用恩替卡韦、富马酸丙酚替诺福韦片、熊去氧胆酸胶囊、丁二磺酸腺苷蛋氨酸、还原型谷胱甘肽片、呋塞米、螺内酯治疗。

中药处方 茵陈 15g，酒大黄 10g，炒栀子 10g，柴胡 10g，赤芍 45g，山楂 30g，郁金 15g，茯苓 10g，薏苡仁 15g，山药 30g，太子参 30g，甘草 5g，鸡内金 15g，黄芪 45g，桂枝 5g，砂仁 5g（后下）。

水煎服，日 1 剂，共 4 剂。

2022 年 8 月 16 日二诊

刻下症 药后感大便少，精神较前好转，说话较前有力，仍极度疲倦乏力，身目重度黄染，腹胀，胃纳可，白天尿少，夜间尿多，无肢肿。舌暗淡，边尖有齿痕，苔薄白稍水滑，脉沉弦滑、重按有力。2022 年 8 月 15 日当地医院检查肝功能：ALT 122.25U/L，AST 144.78U/L，ALB 37.67g/L，TBIL 438.02μmol/L，DBIL 314.70μmol/L。凝血功能检测：PT 21.1 秒，PTA 37.0%。

中药处方 虽然胆红素较前轻微升高，但是肝酶及 ALB 较前上升，凝血功能有好转。考虑方药对症，但是病重药轻，加强健脾燥湿助运，并加大祛湿退黄力度。茵陈 30g，酒大黄 10g，炒栀子 10g，柴胡 10g，赤芍 45g，山楂 30g，郁金 15g，茯苓 15g，薏苡仁 10g，太子参 30g，甘草 5g，鸡内金 15g，黄芪 60g，桂枝 5g，砂仁 5g（后下），土炒白术 30g。

水煎服，日 1 剂，共 14 剂。

2022 年 8 月 30 日三诊

刻下症 服药后，胃纳差，晨起恶心，头晕，体位改变时明显，大便 2 天一行，但体力较前好转，说话较前有力，身目黄染明显减轻，肢肿消失，腹胀明显减轻，舌暗淡，边尖有齿痕，苔薄白稍水滑，脉沉弦滑、重按有力。2022 年 8 月 29 日当地医院检查肝功能：ALT 127.39U/L，AST 129.39U/L，ALB 34.23g/L，TBIL 266.94μmol/L，DBIL 205.67μmol/L。凝血功能检测：PT 18.3 秒，PTA 50.0%。

中药处方 效不更方。患者胃纳差，恶心欲呕，头晕，考虑大剂量寒凉药应用时中阳不振加重，遂加强补土健脾、温阳益气之功，前方加杜仲 10g，土炒白术用量增至 50g。同时，考虑患者大病后，脾阳不足，予以五苓散中药足浴，并给予艾灸中脘、气海、关元、神阙穴，其后，艾灸床治疗 2 次。

西药停服还原型谷胱甘肽片、呋塞米，螺内酯减量改为 20mg，每日 1 次，口服。

2022 年 10 月 11 日四诊

刻下症 患者诸症明显改善，身目黄染继续减轻，说话有力，可在庭院散步及做家务，但仍夜尿 2～3 次，舌暗淡，边尖有齿痕，苔薄白，脉沉弦滑。2022年 10 月 10 日当地医院检查肝功能：ALT 44.87U/L，AST 61.12U/L，ALB 28.6g/L，TBIL 73.9μmol/L，DBIL 53.81μmol/L。凝血功能检测：PT 15.9 秒，PTA 59.0%。

中药处方　考虑黄疸明显消退，余邪未尽，减少清热退黄药物剂量，脾阳不足，继续加大健脾温阳的力度以助祛湿退黄。茵陈 15g，酒大黄 10g，炒栀子 10g，柴胡 10g，赤芍 30g，郁金 15g，茯苓 20g，党参 30g，甘草 5g，鸡内金 15g，黄芪 60g，桂枝 10g，砂仁 5g（后下），土炒白术 80g，杜仲 15g，白芍 15g。

水煎服，日 1 剂，共 14 剂。

同时，中医特色慢病管理，继续随访。西药停服丁二磺酸腺苷蛋氨酸。

其后，继续守上方加减治疗。2022 年 11 月 10 日肝功能检查：AST 46U/L，TBIL 48μmol/L，ALB 30g/L。凝血功能检测：PT 14.9 秒，PTA 69%。

按语

患者为中年男性，久患肝病。本次急性起病，病程较短，但是病情急转直下，发展为急黄，西医诊断为慢加亚急性肝衰竭，在外院行 5 次人工肝，疾病缓解不理想，寻求中医治疗。初诊时患者虽然面目鹜黑，但身目黄染色尚鲜明，胃纳尚可，脉虽沉却有力，表示正气尚足；但舌边尖有齿痕，脉沉，提示脾虚，中土不运。广东省名中医池晓玲教授认为大部分急黄患者在早期虽然邪气盛，但是往往容易出现脾土不足甚至脾阳虚的表现，在应用大剂量祛邪、退黄药治疗本病时，应当注重补气祛湿、活血退黄，尤其是要补气健脾，可以在茵陈蒿汤、茵陈四苓散等基础上，重用黄芪、白术、鸡内金、砂仁、赤芍等。本例患者初诊时辨证考虑仍属于阳黄，选用茵陈蒿汤这一治疗阳黄的经典代表方进行加减，但是脾虚明显，恐茵陈等清热退黄药有伤脾胃之弊，故从小剂量开始应用，并应用大剂量黄芪、太子参等健运脾土，助运祛湿，加强退黄之力。二诊时患者黄疸仍有轻度上升，但较其之前在外院住院期间的上升幅度明显减慢，加之凝血功能好转，考虑病重药轻，遂加大清热活血祛湿退黄药物剂量，同时加大黄芪用量，加用土炒白术，加强健脾补气之力。随着清热退黄药物应用时间越长，在黄疸消退的同时，患者脾虚症状越加明显，并出现中阳不振、脾阳不足的征象，遂加用杜仲温阳益气，并黄芪用量增至 60g，土炒白术剂量增至 80g，并加用艾灸，加强温阳运脾化湿之力。《素问·五常政大论》云："大毒治病，十去其六；常毒治病，十去其七；小毒治病，十去其八；无毒治病，十去其九。"四诊时，患者退至中度黄疸，病情向愈，因此清热活血退黄药物减量，并加大温阳健脾益气力度，扶正祛邪。经过治疗，患者黄疸基本消退。

从本医案中可得到以下 3 点启示：①中医治疗黄疸疗效显著，学好经方及名医经验，临证时更有底气；②治疗黄疸，不仅是清热活血祛湿退黄，顾护中州、扶助正气、健脾助运，更有助于消退黄疸，提高疗效；③内外治相结合，疗效相得益彰。

2. 案例二 疏肝健脾祛湿退黄法

郭某，男，28岁，2012年1月11日初诊。

主诉 身目尿黄伴乏力2周余。

现病史 患者幼年发现HBsAg阳性，间断检查肝功能正常，未重视。年底工作繁忙、熬夜，2周前自觉出现小便黄，也未重视，1周前自觉皮肤、目睛黄、乏力，在当地医院就诊，予以护肝治疗，但是症状逐渐加重，遂来求诊。现症见乏力，皮肤黄、目黄、尿黄，腹胀，面色晦暗，纳差，厌油腻，嗳气，大便溏，舌暗红，边尖有齿痕、瘀斑，舌苔薄白腻，脉沉濡有力。2012年1月11日肝功能检查：ALT 845U/L，AST 511U/L，GGT 82U/L，ALP 169U/L，TBIL 311.3μmol/L，DBIL 240.1μmol/L，TBA 302.5μmol/L。凝血功能检测：PT 20.1秒，PTA 35%。HBV-DNA定量$6.03×10^8$IU/ml。

中医诊断 急黄。

中医证型 肝郁脾虚，湿瘀互结证。

西医诊断 慢加急性肝衰竭，慢性乙型病毒性肝炎。

中医治法 疏肝健脾，祛湿活血退黄。

中药处方 茵陈蒿30g，炒栀子5g，酒大黄5g，党参15g，炒白术15g，桂枝5g，茯苓15g，鸡内金15g，田基黄15g，连翘5g，砂仁5g（后下），郁金15g，枳壳10g，甘草5g。

水煎150ml，温服，每日1剂，共3剂。

西医予以护肝、退黄及恩替卡韦抗病毒治疗，并补充新鲜血浆支持治疗。

2012年1月14日二诊

刻下症 患者诉乏力稍有恢复，腹胀、嗳气减轻，仍纳差，厌油腻，尿黄，大便3~4次/天，第1~2次成型质软，第3~4次大便烂，舌暗红，边尖有齿痕、瘀斑，舌苔薄白，脉弦滑。复查肝功能：ALT 438U/L，AST 296U/L，GGT 102U/L，ALP 225U/L，TBIL 323.6μmol/L，DBIL 275.4μmol/L，TBA 363.5μmol/L。凝血功能检测：PT 22.3秒，PTA 31.5%。

中药处方 茵陈蒿45g，炒栀子5g，酒大黄5g，党参15g，炒白术20g，桂枝5g，茯苓15g，鸡内金15g，田基黄15g，砂仁5g（后下），赤芍30g，枳壳10g，甘草5g，麦芽30g。

水煎150ml，温服，每日1剂，共3剂。

2012年1月17日三诊

刻下症 患者诉乏力、腹胀、嗳气减轻，仍纳差，厌油腻，尿黄，大便3~4次/天，成型质软，舌暗红，边尖有齿痕、瘀斑，舌苔薄白，脉弦滑。复查肝功能：ALT 286U/L，AST 105U/L，GGT 92U/L，ALP 196U/L，TBIL 284.2μmol/L，DBIL 202.3μmol/L，TBA 296.7μmol/L。凝血功能检测：PT 19.6秒，PTA 36.4%。

中药处方　患者病情出现转机，黄疸开始消退，凝血功能较前好转。效不更方，继续治疗。并在此方基础上根据症状加减治疗。

2012年1月31日四诊

刻下症　患者仍有乏力，少许腹胀，胃纳尚可，但仍厌油腻，尿黄，大便1～2次/天，舌暗红，边尖有齿痕、瘀斑，舌苔薄白，脉弦滑。复查肝功能：ALT 92U/L，AST 58U/L，GGT 86U/L，ALP 66U/L，TBIL 64.3μmol/L，DBIL 42.5μmol/L，TBA 86.8μmol/L。凝血功能检测：PT 14.3秒，AT 52.6%。HBV-DNA定量：1.03×10^3IU/ml。患者肝功能明显恢复，带药出院继续门诊治疗。

中药处方　柴胡5g，白芍10g，党参20g，白术20g，茯苓15g，山药30g，郁金15g，甘草5g，丹参15g，枳壳15g，茵陈15g，鸡内金10g，麦芽30g。

患者坚持门诊治疗并随访，病情稳定。2021年11月检查肝功能、凝血功能、AFP、血常规均正常，HBV-DNA定量：$<1.0 \times 10^2$IU/ml。彩超：肝内回声密集增粗，脾稍大。

按语

《金匮要略·黄疸病脉证并治》提出"黄家所得，从湿得之"。湿为阴邪，易耗阳气，可从寒化也可从热化。本例患者由于劳累、熬夜，导致正气不足，湿从寒化，虽身患急黄，却表现为肝郁脾虚湿瘀互结之证，因此中药以茵陈四苓散合四君子汤、枳术丸加减治疗，二诊时，患者黄疸仍有上升、凝血酶原时间延长，考虑患者瘀血明显，于是去清热之郁金、连翘，重用活血之赤芍，并加用麦芽疏肝健脾，加强四君子汤健脾助运之力。《医学衷中参西录·大麦芽解》云："大麦芽性平，味微酸……若与参、术、芪并用，能运化其补益之力……虽为脾胃之药，而实善舒肝气。"其后患者病情出现转机，黄疸开始消退，效不更方，继续治疗。2周后患者复查肝功能基本恢复，继续以疏肝健脾，祛湿退黄为法在门诊治疗。

《医学衷中参西录·论肝病治法》中言："肝于五行属木，木性原善条达，所以治肝之法当以散为补。散者即升发条达之也。"又言："欲治肝者，原当升脾降胃，培养中宫，俾中宫气化敦厚，以听肝木自理，即有时少用理肝之药，亦不过为调理脾胃剂中辅佐之品。"急黄虽然邪气壅盛，但是对本例患者来说，肝郁脾虚是本，因此，在治疗过程中一直不忘疏肝健脾，但是疏肝之药多用容易耗气伤血，因此，在应用疏肝药的同时使用健脾之法，使肝气条达、脾土健运，在急黄早期应用大剂量祛湿退黄药、活血药也会伤及正气，但加上健脾药，反而起到扶正祛邪，"先安未受邪之地"的效果。

3. 案例三　温阳健脾祛湿退黄法

陈某，男，39岁，2022年11月8日初诊。

主诉　反复乏力、身目尿黄2个月。

现病史　患者于 2 个月前剧烈运动后出现乏力、身黄、目黄、尿黄，伴低热，体温 37.8℃，自服感冒后症状未见缓解，8 月 15 日患者在当地医院住院治疗，查肝功能：ALT 1516U/L，AST 1580U/L，TBIL 254.5μmol/L，HBsAg 阳性。凝血功能检测：PT 20.9 秒，PTA 39.2%。CT 增强：肝硬化，多发肝硬化结节形成，胆囊炎性改变。诊断为慢加急性肝衰竭、乙型肝炎后失代偿期肝硬化，慢性乙型病毒性肝炎，予以抗病毒、保肝、退黄治疗，并于 8 月 18～22 日行 3 次人工肝血浆置换，治疗后患者出现意识模糊、对答不切题，考虑肝性脑病，予积极抗肝昏治疗，但患者住院期间仍反复低热，降钙素原（PCT）等炎症指标升高，予头孢曲松等抗感染治疗，但效果不理想。2022 年 10 月 7 日转广州某三甲医院继续行抗病毒、保肝退黄、抗感染及 4 次人工肝血浆置换、胆红素吸附等治疗，感染好转但黄疸仍反复难以消退，遂来求治。现症见神志清楚，疲倦乏力，身黄、目黄，烦躁易怒，畏寒，腹胀，纳一般，大便正常，尿黄，舌暗淡，边尖有齿痕，苔白腻，脉沉滑。自发病以来体重下降 12kg。2022 年 11 月 7 日肝功能检查：ALT 125U/L，AST 225U/L，ALB 38.1g/L，ALP 199U/L，GGT 71U/L，TBIL 240.0μmol/L，DBIL 197.0μmol/L。凝血功能检测：PT 20.6 秒，PTA 34.8%。

中医诊断　急黄。

中医证型　肝郁脾虚，湿浊中阻。

西医诊断　慢加急性肝衰竭，乙型肝炎后失代偿期肝硬化，慢性乙型病毒性肝炎。

中医治法　疏肝健脾，祛湿退黄。

中药处方　白术 15g，厚朴 10g，生姜 10g，甘草 5g，茯苓 15g，防风 10g，青皮 5g，法半夏 10g，茵陈 30g，车前子 15g（包煎），砂仁 5g（后下）。

水煎服，日 1 剂，共 4 剂。

西医治疗继续以抗病毒、保肝退黄治疗，并择期行人工肝血浆置换术。

2022 年 11 月 12 日二诊

刻下症　患者服药后烦躁易怒明显减轻，仍乏力，胃纳不佳，大便烂，畏寒加重，舌暗淡，边尖有齿痕，苔白腻，脉沉滑。

中药处方　考虑患者脾阳不足，在原方疏肝健脾、祛湿退黄的基础上，佐以温阳健脾，原方去防风、生姜，加桂枝 10g，炮姜 5g。

水煎服，日 1 剂，共 4 剂。

服药后患者乏力、大便烂、畏寒改善，黄疸逐渐减退。效不更方，继续上方治疗。11 月 22 日复查肝功能：AST 90U/L，ALB 39.3g/L，ALP 181U/L，TBIL 118.2μmol/L，DBIL 101.0μmol/L。凝血功能检测：PT 18.4 秒，PTA 41.0%。

2022 年 12 月 2 日三诊

刻下症　患者仍乏力，身目尿黄，大便正常，寐差，舌暗淡，边尖有齿痕，苔薄黄白相间腻，脉沉弦滑。12 月 2 日复查肝功能：AST 61U/L，ALP 177U/L，

TBIL 80.2μmol/L，DBIL 68.4μmol/L，TBA 570.9μmol/L。凝血功能检测：PT 16.6
秒，PTA 47.9%。予四苓散合四君子汤加减带药出院门诊治疗。

中药处方 白术 15g，甘草 5g，茯苓 15g，党参 20g，桂枝 5g，黄芩 10g，白
芍 10g，柴胡 10g，砂仁 5g（后下），酸枣仁 15g，茵陈 15g。

按语

本例患者因剧烈运动而起病，劳则伤气，正气不足，伏邪侵袭机体而发为急
黄，其病性属于正虚邪实。其后经过近 2 个月的治疗，患者正气日虚但邪实依然
明显，黄疸缠绵难愈，遂求助中医。初诊时，考虑患者外感余邪未尽、正气不足，
因此，在疏肝健脾祛湿退黄的基础上，加用生姜、防风，但服药后患者出现胃纳
不佳、大便烂，并出现畏寒加重，考虑患者经过长时间治疗后并不存在外感，而
是脾阳不足、正气亏虚导致，应用祛湿退黄药后损伤脾胃，胃气更虚，因此二诊
时调整治疗方法，去解表之生姜、防风，加桂枝、炮姜以温阳健脾，《金匮要略·痰
饮咳嗽病脉证并治》指出"病痰饮者，当以温药和之"，在大剂量茵陈祛湿退黄的
基础上，应用苓桂术甘汤温阳健脾，炮姜温中散寒，经过调整，方药对症，患者
乏力、纳差、大便烂等症状缓解，黄疸开始消退。

"邪之所凑，其气必虚"，急黄的形成，既有外感因素，又有正气内伤，以致
肝失疏泄，脾失健运，湿热或湿浊内蕴，并成瘀、成痰；急黄的形成、演变及其
预后都与肝脾功能失调密切相关，其中肝失疏泄，脾失健运为病机之关键。故治
疗上，宜先疏肝健脾。本例患者先有正气不足，又兼久病导致正气日虚，《临证指
南医案·产后》提出"胃土大虚，中无砥柱，俾厥阴风木之威横冲震荡"，因此，
患者在外院治疗过程中出现肝性脑病的表现。在我院治疗的过程中，应用茵陈、
车前子等苦寒药后，正气不足更明显，并出现脾阳不足之证，此时，单纯健脾已
难以奏效，因此加用温阳健脾之法后迅速奏效。从本病案可以看出，对于急黄的
治疗，顾护正气是关键，而顾护正气之中，固护脾胃之气，健脾利湿、温运中州
是其重要方法。

第八章 补土理论治疗自身免疫性肝炎案例

现代医学认为，自身免疫性肝炎（autoimmune hepatitis，AIH）目前仍是一种病因不明，以高球蛋白血症及有多种自身抗体和汇管区呈碎屑样坏死为特征的肝脏炎症性病变，以汇管区大量浆细胞浸入并向周围实质侵入形成界板炎症为典型病理组织学特征。本病是自身免疫性疾病，可在环境、药物、感染等因素激发下起病，大部分 AIH 患者隐匿起病，多数 AIH 患者无明显症状或仅出现乏力等非特异性症状。少部分患者为急性发作，其中部分为慢性 AIH 的急性加重，甚至发展为急性肝衰竭。目前非特异性免疫抑制：泼尼松（龙）联合硫唑嘌呤治疗或者泼尼松（龙）单药治疗是中重度 AIH 的标准治疗方案，其适应证：血清氨基转移酶水平＞3×正常值上限（ULN）、IgG＞1.5×ULN 和（或）中重度界面性肝炎。多数患者对免疫抑制剂的治疗反应良好，但有的患者对免疫抑制剂治疗无效，而且需要长期治疗，至少持续 3 年以上。即使在生化和组织学达到有效缓解撤药后，仍有部分患者会复发。这对临床医生来说是具有高难度挑战的疾病，需要从中医药治疗寻求新的突破。

自身免疫性肝炎在中医学中没有相应的病名，根据其肝病表现，大部分医家认为此病当归属于中医学"胁痛""黄疸""鼓胀""积聚""肝痹"等病证范畴，但根据其肝外表现，部分医家认为此病还可散见于"阴阳毒""虚劳""水肿""燥证""血证""血枯闭经"等病证中。自身免疫性肝炎是由于先天禀赋不足、感染邪毒、药毒损伤、情志不遂等多种因素，内外因相互影响，导致肝脏损伤，而形成的一类病证。其中素体脾胃虚弱，失于运化水谷精微，水湿停滞于肝胆；或久病暗耗气血，气血亏虚，气虚血瘀，致病情反复发作，病情缠绵难愈。病情属虚实夹杂，实为湿阻、气滞、血瘀，虚为脾虚。本病以脾虚为本，湿浊为标，久病由气及血，脾虚贯穿始终为主要病机。若本病失治误治，日久可变生积聚、鼓胀，甚至可导致出血、神昏等危急重症。在治疗方面，针对脾虚是 AIH 的重要病机，不少医家认为，健脾是其重要治法。另外，AIH 病位虽在肝，但涉及脾肾，《难经·七十七难》云："所谓治未病者，见肝之病，则知肝当传之与脾，故先实其脾气。"肝病最易传脾，因此治疗 AIH 应以疏肝健脾为基本方法，根据证型的不同而分别配合解郁、养阴柔肝、活血化瘀、清热利湿等法。

1. 案例一 健脾疏肝养血安神法

张某，女，56 岁，2016 年 5 月 7 日初诊。

主诉 右胁隐痛、乏力 2 月余。

现病史 患者于 2016 年 3 月因劳累后感右胁隐痛、乏力，在社区医院检查肝功能 ALT 1286U/L，AST 1052U/L，患者遂在湖南当地住院治疗，其间查 ANA(+)，效价 1∶1000，AMA、平滑肌动蛋白（SMA）均阴性，行肝穿刺病理检查提示可见淋巴细胞穿入现象及玫瑰花结样肝细胞，轻度界面性炎，考虑自身免疫性肝炎，建议患者泼尼松治疗，患者担心使用激素的副作用，仅接受护肝、抗炎治疗，但是肝功能反复异常，伴右胁隐痛、乏力、失眠，严重时彻夜不能入睡。其后患者经人介绍来我院求助中医治疗。现症见情绪焦虑，右胁隐痛，乏力，偶有腹胀，失眠，严重时彻夜不能入睡，大便溏结不调，小便正常。舌质淡暗，边尖有齿痕，苔薄白稍腻，脉弦滑、重按无力。2016 年 5 月 6 日肝功能检查示 ALT 459U/L、AST 386U/L、ALP 129U/L。

中医诊断 肝著。

中医证型 肝郁脾虚证。

西医诊断 自身免疫性肝炎。

中医治法 疏肝健脾，佐以养血安神。

中药处方 柴胡 10g，白芍 15g，太子参 30g，炒白术 10g，郁金 15g，枳壳 10g，茯苓 10g，砂仁 5g（后下），酸枣仁 15g，夜交藤 15g，甘草 5g，薏苡仁 10g。

水煎服，每日 1 剂，7 剂。

同时，对患者进行心理疏导，详细说明疾病的情况，消除患者的疑虑。建议患者住院治疗，患者拒绝。继续予以复方甘草酸苷片、双环醇片护肝治疗。

2016 年 5 月 14 日二诊

刻下症 患者诉情绪较前好转，右胁隐痛、睡眠情况也明显好转，可入睡 4～5 小时，但仍有腹胀，大便溏。舌质淡暗，边尖有齿痕，苔薄白，脉弦滑、重按无力。

中药处方 去薏苡仁，炒白术改为 15g，加五指毛桃 15g。

水煎服，每日 1 剂，14 剂。

其后，患者症状逐渐缓解，2016 年 5 月 28 日复查肝功能 ALT 106U/L，AST 83U/L，ALP 119U/L。予以停用双环醇片，并在上方基础上，继续加减调治。

2017 年 3 月 11 日三诊

刻下症 患者无明显不适，舌质淡红，边尖有齿痕，苔薄白，脉弦滑。2017 年 3 月 12 日复查肝功能正常，肝脏自身抗体：ANA 阳性，颗粒型，效价 1∶100。

中药处方 柴胡 10g，白芍 15g，太子参 30g，炒白术 10g，郁金 15g，枳壳 10g，茯苓 10g，五指毛桃 30g，白扁豆 10g，甘草 5g。

水煎服，每日 1 剂，14 剂。

继续调治半年，患者 2017 年 10 月检查肝功能正常，肝脏自身抗体阴性。停药继续门诊随访。

按语

自身免疫性肝炎好发于围绝经期女性。本例患者急性起病，因劳累诱发，并通过肝穿刺活检确诊。由于患者对疾病不理解，出现明显的焦虑状态，右胁隐痛、乏力。对于患者的情况，除用药治疗外，还需要重视情绪疏导，经过心理疏导后，患者焦虑明显缓解，疾病才能出现转机。在用药治疗方面，患者表现为典型的肝郁脾虚证，治法上予疏肝健脾佐以养血安神，但患者脾虚较为明显，在未使用损伤脾胃药物的前提下，二诊时依然出现大便溏，因此，去薏苡仁，炒白术加大剂量并加五指毛桃以健脾益气，助运化湿。

五指毛桃是岭南道地草药，味甘性平，具有健脾补肺、行气利湿的功效，常用于咳嗽，盗汗，肢倦无力，食少腹胀，水肿，风湿痹痛，肝炎等疾病的治疗。五指毛桃与黄芪功效相似，故称"南芪"，而黄芪则称为"北芪"，但是五指毛桃性平，而黄芪性温，五指毛桃更适合在岭南地区使用，尤其是对于出现气虚湿阻的患者，使用五指毛桃可以避免补益药物留邪之弊。

自身免疫性肝炎属于自身免疫性疾病，机体的免疫应答紊乱是其重要的病理机制，而中医的优势在于通过整体调节，使机体恢复脏腑阴阳平衡，从而达到纠正机体免疫紊乱的作用。本例患者经过中医治疗，肝功能逐渐恢复，终至停药。

2. 案例二　疏肝健脾祛湿活血法

陆某，女，44 岁，2021 年 10 月 30 日初诊。

主诉　反复乏力 4 个月。

现病史　患者 2020 年 12 月体检发现肝功能异常，ALT 110U/L，未重视。2021 年 6 月 9 日因乏力检查肝功能 ALT 118U/L，自行在药店购护肝药服用，6 月 30 日复查肝功能 ALT 259U/L，在外院应用复方甘草酸苷片及双环醇片、还原型谷胱甘肽护肝治疗，但护肝药物停用或减量后 ALT 反复升高。现症见乏力，自觉手足心热，易怒，舌暗淡，边尖有齿痕，苔薄白腻，脉弦滑。平素进食不慎容易出现腹泻、腹胀。2021 年 10 月 28 日 ALT 117U/L，肝脏自身抗体：ANA（+），核型：核点型、胞质颗粒型，效价 1∶320，抗中性粒细胞核周抗体（pANCA）（+）。

中医诊断　肝著。

中医证型　肝郁脾虚，湿浊中阻。

西医诊断　自身免疫性肝炎。

中医治法　疏肝健脾，祛湿活血。

中药处方　太子参 30g，茯苓 15g，白术 10g，丹参 15g，郁金 10g，柴胡 10g，白芍 15g，布渣叶 15g。

水煎服，每日 1 剂，7 剂。

继续应用复方甘草酸苷片及双环醇片治疗。

2021 年 11 月 6 日二诊

刻下症　患者诉服药后无手足心热，易怒较前好转，睡眠质量较前好转，但仍乏力，舌暗淡，边尖有齿痕，苔薄白，脉弦滑。

中药处方　患者湿象减退，去布渣叶，改为白扁豆 10g。

水煎服，每日 1 剂，14 剂。

同时，让患者加入中医特色慢病管理，应用秋季体质调养方案，并配合健脾益气祛湿类药膳食疗及艾灸足三里、三阴交进行治疗。

2021 年 12 月 10 日三诊

刻下症　近日工作劳累，右胁偶有不适，饭后感腹胀，舌暗淡，边尖有齿痕，苔薄白，脉沉弦滑。复查肝功能正常。

中药处方　太子参 15g，茯苓 15g，炒白术 10g，丹参 15g，郁金 10g，柴胡 10g，白芍 10g，五指毛桃 30g，桑寄生 10g。

水煎服，每日 1 剂，14 剂。

予以停用双环醇片，继续应用复方甘草酸苷片治疗。

2022 年 3 月 4 日四诊

刻下症　患者诉无明显不适，舌暗淡，边尖有齿痕，苔薄白，脉沉弦滑。复查肝功能正常。肝脏自身抗体：ANA（+），核型：胞浆颗粒型，效价 1：100。

继续在上方基础上加减治疗，同时继续进行中医特色慢病管理，应用春季体质调养方案。

按语

患者因乏力、肝功能反复异常，检查肝脏自身抗体阳性，诊断为自身免疫性肝炎。初诊时，患者乏力、易怒、手足心热，辨证属肝郁脾虚、湿浊中阻，虽然来就诊时已经是秋天，但是考虑广州仍天气热，湿滞中焦导致诸多症状，因此，在疏肝健脾法的基础上，应用丹参凉血活血、布渣叶清热祛湿消滞。布渣叶是岭南草药，又名破布叶，是椴树科破布叶属植物破布树的叶，其味淡、微酸、性平，具有清暑、消食、化痰的功效，常用于治疗感冒、中暑、食滞、消化不良、腹泻等病证，也是岭南地区制作凉茶的常用药物。岭南地区炎热多雨，而且岭南地卑而土薄，人们容易出现脾虚湿滞中焦的表现。本例患者素体脾虚，此时出现湿浊中阻的症状，应用布渣叶最是对症。经过治疗后，患者症状明显缓解。三诊时，患者劳累后出现右胁不适、饭后腹胀，考虑劳则气耗，气虚加重，因此，用药方面加用五指毛桃益气健脾，正值冬季，肝肾同源，加用桑寄生补益肝肾，使脾土健运生化有源、益肝肾以滋水涵木，如此治疗，使患者气血充足，邪去正安，肝功能恢复并逐渐停用护肝药，肝脏自身抗体 ANA 的滴度也逐渐下降，疾病向愈。

由于自身免疫性肝炎是慢性疾病，需要长期治疗与管理，本例患者除应用中药治疗外，还应用中医特色慢病管理，对于患者进行季节体质调养、健脾益气祛湿类药膳食疗及艾灸进行治疗，健脾益气祛湿类药膳食疗与中药汤剂相合，增强益气健脾的功效，使患者正气迅速恢复；而艾灸足三里、三阴交有调节气血阴阳的功效，能够扶助正气，与中医内治法相辅相成，提高临床疗效。

从本案例可以看出，中医治疗对于复杂、难治的患者，除辨证治疗外，还可以多法联用，均可达到补土扶正祛邪的效果。

3. 案例三 疏肝健脾清胆化痰法

黄某，女，54 岁，2018 年 2 月 26 日初诊。

主诉 乏力半年余。

现病史 患者 2017 年 5 月因身目尿黄伴乏力至广州某三甲医院住院治疗，其间查肝功能 ALT 528U/L，AST 533U/L，ALB 28.8g/L，GLB 68.5g/L，TBIL 140.6μmol/L，DBIL 116.0μmol/L，GGT 304U/L；肝脏自身抗体：ANA（+），效价 1∶1000，抗肝肾微粒体抗体（+），上腹部 MRI：肝硬化，门静脉高压，食管下段、胃底静脉及脾静脉轻度曲张，脾大，肝周少量积液。诊断为自身免疫性肝炎，肝硬化代偿期，经护肝、利胆退黄治疗 1 个月，肝功能好转后出院。出院后定期复查肝功反复异常，2017 年 7 月在该院医生建议下口服甲泼尼龙 4mg，每日 1 次，服用至 2018 年 1 月 22 日，肝功能逐渐好转，但是自觉乏力等症状日渐明显，遂来求诊。现症见常感倦怠、乏力，烦躁易怒，失眠梦多，脘腹胀闷。舌淡暗，裂纹，边尖有齿痕，苔腻黄白相间，少津，脉沉弦滑。体格检查：慢性肝病面容。2018 年 2 月 23 日肝功能检查示 ALT 37U/L、AST 53U/L。

中医诊断 积聚。

证候诊断 肝郁脾虚，胆胃不和，痰热内扰。

西医诊断 自身免疫性肝炎，肝硬化代偿期。

中医治法 疏肝健脾，清胆和胃，理气化痰。

中药处方 茯苓 15g，法半夏 5g，枳壳 10g，甘草 5g，太子参 30g，姜竹茹 15g，陈皮 5g，郁金 15g，土炒白术 15g，薏苡仁 30g，黄芩 10g，砂仁 5g（后下）。

水煎内服，日 1 剂，共 7 剂

继续在原西医治疗方案的基础上辨证论治。

2018 年 3 月 5 日二诊

刻下症 患者诉服药后感疲倦、乏力、胆怯易惊、脘腹胀闷诸症较前改善，夜梦减少，舌淡暗，裂纹，边尖有齿痕，苔腻黄白相间减轻，脉沉弦滑。

考虑患者本属肝郁脾虚，在原方基础上，加用麦芽 30g，黄精 15g，加强疏肝健脾之力。

水煎内服，日1剂，共14剂。

2018年3月19日三诊

刻下症 患者诉服药后诸症进一步减轻，舌淡暗，裂纹，边尖有齿痕，苔腻黄白相间减轻，脉沉弦滑。

继续在原方基础上加减治疗3个月，诸症消失，未再复发。

按语

温胆汤出自《三因极一病证方论·虚烦证治》，原方组成及用法"半夏（汤洗七次），竹茹、枳实（麸炒，去瓤，各二两），陈皮（三两），甘草（一两，炙），茯苓（一两半）。上为锉散，每服四大钱，水一盏半，姜五片，枣一枚，煎七分，去滓，食前服"。主治"治大病后虚烦不得眠，此胆寒故也，此药主之。又治惊悸"。在《三因极一病证方论·惊悸证治》中又指出本方的适应证，"治心胆虚怯，触事易惊，或梦寐不祥，或异象惑，遂致心惊胆慑，气郁生涎，涎与气搏，变生诸证，或短气悸乏，或复自汗，四肢浮肿，饮食无味，心虚烦闷，坐卧不安"。本例患者本属肝郁脾虚，而标属胆胃不和，痰热内扰，初诊时标证明显，急则治其标，以温胆汤为主加减，兼用陈皮、太子参、炒白术、砂仁等疏肝健脾，化痰祛湿，二诊时患者标证明显减轻，治疗上改为标本兼治，在原方基础上，加用麦芽 30g，黄精15g加强疏肝健脾之力。

温胆汤也是调理木土气机的典型方剂。肝胆同属于木，脾胃同属于土，温胆汤不但能够清胆和胃，理气化痰，而且通过调节胆胃气机而调和肝脾气机。《素问·阴阳离合论》云："是故三阳之离合也：太阳为开，阳明为阖，少阳为枢。"肝胆互为表里，同属少阳，其枢机功能可以使五脏六腑升降出入正常。温胆汤在调节胆的疏泄功能的同时，也在调节肝之疏泄。另外，温胆汤原方茯苓、甘草、大枣亦体现"肝苦急，急食甘以缓之"的治肝法则，同样能够调节肝的气机，同时，甘入脾，也是"见肝之病，知肝传脾，当先实脾"的体现。温胆汤原方虽有补脾之功，但是其力度较弱，全方功效仍侧重于清热化痰，因此，结合患者肝郁脾虚之本，在治疗过程中，应用太子参、炒白术、薏苡仁、砂仁、麦芽、黄精等加强疏肝健脾，祛湿化浊之功。经过治疗，患者诸症迅速改善，邪祛正安。

4. 案例四　疏肝健脾，益气养阴法

陈某，女，70岁，2019年5月28日初诊。

主诉 反复乏力伴肝功能异常8年余。

现病史 患者2010年因乏力，在外院检查发现肝功能异常，2010年8月外院行肝组织病理学检查，诊断为自身免疫性肝炎，在外院长期应用硫唑嘌呤、熊去氧胆酸胶囊治疗，但是肝功能好转不明显。2019年5月14日于我院检查 ALT 53U/L，AST 52U/L，ALP 362U/L，GGT 652U/L。肝脏自身抗体：ANA 阳性，着

丝点型、胞质颗粒型，效价 1∶1000，AMA（＋），AMA-M2（＋），上腹部磁共振增强扫描：肝硬化，多发再生结节，脾大，请结合临床。现症见形体瘦小，乏力，腹胀，嗳气，纳谷不香，舌暗红，舌面见大量细小裂纹，苔薄白腻，脉弦细滑。

　　中医诊断　积聚。

　　中医证型　肝郁脾虚，气阴两虚伴湿浊中阻。

　　西医诊断　自身免疫性肝炎，原发性胆汁性肝硬化。

　　中医治法　疏肝健脾，益气养阴，佐以祛湿化浊。

　　中药处方　桔梗 10g，白芍 10g，茯苓 15g，白术 10g，太子参 15g，北沙参 10g，丹参 15g，甘草 5g，炒枳壳 10g，砂仁 5g（后下），炒白扁豆 15g，五指毛桃 15g。

　　水煎内服，日 1 剂，共 14 剂。

　　西药继续应用硫唑嘌呤、复方甘草酸苷片及熊去氧胆酸胶囊。

　　2019 年 6 月 11 日二诊

　　刻下症　患者服上方后乏力、嗳气明显改善，但出现失眠，难入睡，眠浅，舌暗红，细小裂纹，苔薄白、边白腻，脉弦细滑。

　　中药处方　桔梗 5g，茯苓 10g，炒白术 10g，太子参 15g，丹参 15g，甘草 5g，炒枳壳 10g，砂仁 5g（后下），北沙参 10g，炒白扁豆 10g，炒薏苡仁 10g，五指毛桃 15g。

　　水煎内服，日 1 剂，共 14 剂。

　　2019 年 6 月 25 日三诊

　　刻下症　患者服上方后睡眠较前好转，偶有嗳气，舌暗红，细小裂纹，苔薄白，脉沉弦细。

　　中药处方　桔梗 5g，茯苓 10g，炒白术 10g，太子参 15g，丹参 15g，甘草 5g，炒枳壳 10g，砂仁 5g（后下），北沙参 10g，炒白扁豆 10g，麦冬 10g，莲子 10g，五指毛桃 15g。

　　水煎内服，日 1 剂，共 14 剂。

　　随后继续在上方基础上加减，随证加减。

　　2019 年 12 月 3 日四诊

　　刻下症　患者自觉无明显不适，舌暗红，细小裂纹，苔薄白，脉沉弦滑。2019 年 11 月 29 日复查肝功能 ALP 233U/L，GGT 262U/L。肝脏自身抗体：ANA 阳性，着丝点型、胞质颗粒型，效价 1∶320，AMA（＋），AMA-M2（＋）。

　　中药处方　柴胡 10g，白芍 15g，茯苓 10g，白术 10g，太子参 30g，丹参 15g，甘草 5g，炒枳壳 10g，北沙参 10g，枸杞子 10g，五指毛桃 30g，鸡内金 10g。

　　水煎内服，日 1 剂，共 14 剂。

　　其后基本治法不变，在上方基础上加减治疗，门诊检查肝功能虽有轻度异常，但病情稳定。

按语

患者年老兼久患肝病，气血耗伤，脾虚不运，湿浊中阻，虚实夹杂，病情迁延难愈。患者肝郁脾虚为本，同时有湿浊中阻、气阴两虚，初诊时适逢夏季，湿热蕴蒸，故选用参苓白术散合沙参麦冬汤加减治疗。参苓白术散出自《太平惠民和剂局方·治一切气》，其适应证"治脾胃虚弱，饮食不进，多困少力，中满痞噎，心忪气喘，呕吐泄泻，及伤寒咳噫"，与患者肝郁脾虚、湿浊内阻之证正好相合。同时，患者年龄大，形体瘦小，体质较虚弱，不宜使用峻补峻泻之剂，而参苓白术散药性平和，能久服以扶助正气，也正适合患者使用。同时，参苓白术散健脾益肺，能够调节中上焦气机，从而有利于肝气疏达。沙参麦冬汤出自《温病条辨·上焦篇·秋燥》，其指出："燥伤肺胃阴分，或热或咳者，沙参麦冬汤主之。"沙参麦冬汤功效清养肺胃，生津润燥。本例患者久病气阴两虚，但未及下焦，故选用沙参麦冬汤益气养阴，补而不滞。两方合用加减，既能健脾祛湿，益气养阴，又能清肃肺金，镇戢肝木，使气机条达。

《金匮要略·脏腑经络先后病脉证》指出"见肝之病，知肝传脾，当先实脾……则肝自愈，此治肝补脾之要妙也"。患者本虚为肝郁脾虚，由土虚而致肝郁，此时宜应用"扶土抑木"之法，选用参苓白术散为主方健脾益气，祛湿化浊，使脾土健脾，以利于肝气疏达。《临证指南医案·中风》也指出"肝为刚脏，非柔润不能调和也"。本例患者合并气阴两虚之证，而沙参麦冬汤益气养阴，能使肝体恢复柔润而肝气条达，两者合用，再配以丹参活血，枳壳理气，诸药合用，扶正祛邪，使患者正气逐渐恢复，疾病逐渐好转乃至稳定。

临床上，自身免疫性肝炎病情迁延日久，病情复杂，虚实夹杂，临床上应当注意辨证，以防虚虚实实之患。在治疗过程中，多应用补土法可以扶助正气，有助于机体免疫功能的恢复，促进疾病康复。

第九章 补土理论治疗原发性胆汁性胆管炎案例

　　原发性胆汁性胆管炎（PBC）（旧称原发性胆汁性肝硬化）是一种慢性自身免疫性肝内胆汁淤积性疾病。其病因和发病机制尚未完全阐明，可能与遗传因素及其与环境因素相互作用所导致的免疫紊乱有关。原发性胆汁性胆管炎多见于中老年女性，大多起病隐匿、缓慢，病程长，无症状的患者占首次诊断的20%～60%，而且在疾病的不同阶段，临床表现差异较大。早期症状较轻，乏力和皮肤瘙痒为本病最常见的首发症状。黄疸多在瘙痒出现数月后出现。其他合并症还包括黄色素瘤、腹痛、脂肪泻等，肝硬化后的合并症有肝脾大、腹水、门静脉高压症、上消化道出血等。原发性胆汁性胆管炎在中医学中尚没有相应的病名，根据病程的不同阶段或据其合并症不同，分别归属于"黄疸""胁痛""积聚""虚劳""血枯经闭""鼓胀""血证""痹证"以及"风瘙痒""风疮"或"痒风"等内、妇、皮肤科等中医病证。

　　原发性胆汁性胆管炎的病因病机较为复杂，大多数的医家认为饮食不节、情志失调、先天禀赋不足、药毒损伤等因素导致，不同的原因均可导致邪气积聚于肝胆，导致肝失疏泄、脾失健运，日久正气耗伤，变生痰浊、瘀血等病理产物，并与邪气互相交织、胶着难解，成为虚实夹杂之态势。在疾病早期，多见肝郁气滞或肝郁脾虚之证，久病必虚、久病必瘀，可见瘀血阻络为主，或并见瘀血证候，病久涉及脾肾，而出现肝肾阴虚、脾肾阳虚，疾病逐渐进展而出现黄疸、积聚、鼓胀等病证，甚至发展为肝衰竭、肝癌。本病病位在肝胆，涉及脾肾，病机特点是虚实夹杂，本虚标实。正虚为本病发生发展的根本内因，主要体现为先天禀赋不足及肝、脾、肾三脏正气亏虚所致的功能失调，并贯穿于发病始终；标实表现为在疾病发生发展的不同阶段均可出现气滞、痰浊、湿热、瘀血、毒邪等胶着于肝胆，导致疾病复杂多变，缠绵难愈。

　　近年来，中医药辨证施治治疗原发性胆汁性胆管炎取得一定成效，尤其是改善患者的临床症状及提高生活质量方面优势明显，而且中医还能够调节免疫功能，使患者的自身抗体逐渐下降乃至稳定，避免疾病迅速进展而出现肝功能失代偿甚至肝癌。虽然原发性胆汁性胆管炎病位在肝胆，但是在其疾病发生发展过程中，脾胃损伤是重要的因素。脾胃乃后天之本，主运化水谷精微及主运化水液。若平素饮食不节或久病损伤，可导致脾胃虚弱，水液不能被正常运化而停聚在体内，形成湿、痰、饮等病理产物，《素问·至真要大论》所言："诸湿肿满，皆属于脾。"如果湿浊、痰饮聚集于肝内，不仅可影响肝的疏泄功能，还可因瘀久化热，酿成湿热，进而损害肝胆。肝胆气机不利，疏泄失职，不能助脾胃运化，可进一步导致"肝木克土"，出现恶性循环。因此，应用补土理论，如健脾益气、抑木扶土等法调理肝脾，使脾气健运、肝气条达，以达扶正祛邪的目的，促进原发性胆汁性胆管炎的恢复。然而，原发性胆汁性胆管炎病情复杂多变，除调理肝脾之外，也要根据患者合并的痰浊、瘀血、湿热等证候相应调整治法，对于肝郁气滞为主证者，应以疏肝理气为主，佐以健脾；当出现肝郁脾虚时，则以健脾益气为主，佐以疏肝；脾虚湿浊内生，郁久化热，转化为以湿热蕴结为主，兼见肝郁脾虚之候，则以清利湿热为主，佐以健脾疏肝；湿热灼伤阴津，转化为气阴两伤，或肝肾阴虚；气机阻滞，血液运行不畅，而成瘀血阻络之证，水湿内停，终成气、血、水互结之鼓胀，则根据证候的不同采用滋补肝肾、育阴利水、活血化瘀之法，但要切记时时固护脾胃。下面通过案例举例说明。

1. 案例一 健脾利水活血退黄法

冯某，女，78 岁，2018 年 5 月 22 日初诊。

主诉 反复腹胀 1 年，再发 1 周。

现病史 患者 2013 年在我院外科行胆囊切除术中发现肝硬化，未行系统诊治。2017 年 2 月因腹胀在我院住院治疗，诊断为原发性胆汁性肝硬化，失代偿期肝硬化，予护肝、利尿及中医药综合治疗，病情好转后出院。出院后坚持门诊治疗，腹胀时有反复。1 周前患者腹胀再发，伴乏力，目黄、尿黄，右手麻木。舌暗红，边尖有齿痕，苔薄白，脉弦细滑。体格检查：巩膜轻度黄染，肝掌征阳性，腹部膨隆，移动性浊音阳性。2018 年 3 月 MRI 结果示：①肝硬化，脾大，门静脉高压，食管下段-胃底静脉曲张；少-中等量腹水，较前增多。②胆外胆管增宽，请结合临床。③胆囊术后缺如。

中医诊断 鼓胀。

证候诊断 脾虚湿瘀。

西医诊断 原发性胆汁性肝硬化，失代偿期肝硬化。

中医治法 健脾利水，活血退黄。

中药处方 苍术 15g，白术 30g，牛膝 15g，黄芪 30g，楮实子 15g，泽泻 10g，猪苓 10g，金钱草 10g，仙鹤草 30g，小茴香 15g，忍冬藤 15g，车前草 15g，大腹皮 15g，马鞭草 15g，秦艽 15g，桑枝 15g。

水煎内服，日 1 剂，共 7 剂。

2018 年 5 月 29 日二诊

刻下症 药后感乏力，腹胀明显减轻，无双下肢浮肿，纳眠可，右手麻木感明显减轻，目黄、尿黄。舌质暗红，边尖有齿痕，舌苔薄白，脉弦细。

中药处方 经过治疗后，患者症状明显好转，在原方的基础上调整苍术用量至 30g，白术用量至 60g。

水煎内服，日 1 剂，共 7 剂。

2018 年 6 月 5 日三诊

刻下症 药后感乏力，无肿胀，无双下肢浮肿，纳眠可，无右手麻木感，目黄，尿黄。舌质暗红，边尖有齿痕，舌苔薄白，脉弦细。

中药处方 考虑患者服上方后诸症减轻，但是黄疸仍然明显，中药在上方基础上，去秦艽、桑枝，金钱草加大用量至 30g，加山药 15g，六神曲 15g，加强健脾益气、化湿退黄之力。

中药处方 苍术 30g，白术 60g，牛膝 15g，黄芪 30g，楮实子 15g，泽泻 10g，猪苓 10g，金钱草 30g，仙鹤草 30g，小茴香 15g，忍冬藤 15g，车前草 15g，大腹皮 15g，马鞭草 15g，山药 15g，六神曲 15g。

水煎内服，日 1 剂，共 7 剂。

其后在上方基础上继续调治，3 个月后复查彩超显示未见腹水。

按语

肝硬化腹水的中医病名是鼓胀，多由于感染外邪、饮食不节、虫毒所伤、他病续发等原因导致肝气郁结，失于疏泄，克脾犯胃，以致脾气亏虚，健运失司，中焦水湿运化不畅，气、血、水搏结，互结停留腹中而成，其病位涉及肝、脾、肾三脏。土能制水，补土理论在鼓胀的应用中具有重要的意义，运化水湿是脾的运化功能之一，而人体水液代谢的正常需要依赖脾主运化功能的正常发挥。广东省名中医池晓玲教授认为疏肝脾气、活血利水是治疗肝硬化腹水的重要治法，并拟定了苍牛防己黄芪汤用以治疗肝硬化腹水气虚血瘀证患者。本方源自《金匮要略》防己黄芪汤，主治风水或风湿。方中重用黄芪、白术，益气健脾利水，黄芪味甘，性温，归脾、肺经，为补中益气要药，功能补气利水；白术味甘苦，性温，归脾、胃经，具有补气健脾燥湿利水之功，二药合用，健脾益气，扶正固本以制水。但黄芪、白术健脾补气力强，脾虚不运、湿滞中焦时，尚需要加强运脾化湿之力，故加上苍术，苍术具有很强的燥湿健脾功效，《珍珠囊药性赋》认为本药能"健胃安脾，诸湿肿非此不能除"，再佐以防己，祛风利水，加强其健脾利水燥湿之力。对于鼓胀而言，其病机肝脾肾亏虚、气血水互结于腹中，虚实夹杂，因此治疗本病需要标本兼治，在健脾的同时，不忘活血、利水，使邪有出路。故使用大量泽泻、猪苓、大腹皮、车前草等药以利水，配以牛膝、马鞭草活血通络、利水消肿。脾运水，而肾主水，水液代谢还需要依赖肾的气化功能，因此，还伍用牛膝、楮实子补肝肾以利水消肿。患者合并黄疸、右手麻木等症，故配合应用金钱草、忍冬藤、秦艽、桑枝等药清热退黄，祛风湿止痹痛。全方应用后，患者症状明显改善。在后续的治疗中，根据辨证，从补土入手，逐渐加大白术、苍术的用量，并加用山药、神曲以加强健脾燥湿之力，患者腹水渐消。

从本例病案可以看出，肝硬化腹水的治疗，应用培土制水之法，从健脾益气、活血利水入手，能起到事半功倍的效果。

2. 案例二　健脾益气调和营卫法

蔡某，女，42 岁，2020 年 2 月 10 日初诊。

主诉　皮肤瘙痒 1 周。

现病史　患者 2014 年多次检查发现肝功能异常，未予重视及系统诊治。2019 年 7 月体检再次发现肝功能异常，遂于 2019 年 8 月入住我院完善相关检查，确诊为"原发性胆汁性肝硬化"，经治疗后肝功能较前好转，在门诊坚持应用熊去氧胆酸胶囊，每次 250mg，每日 3 次，口服治疗。1 周前患者食用牛羊肉后，手臂出现红色斑丘疹，伴瘙痒不适，在皮肤科治疗后无明显缓解，遂来求治。现症见手臂红色斑丘疹、瘙痒，舌暗淡，边尖有齿痕、瘀斑，苔薄黄，脉细。体格检查：慢性肝病面容，肝掌征阳性。2019 年 12 月肝功能检查示 ALT 58U/L、ALP 125U/L、GGT 352U/L。肝脏自身抗体：ANA 阳性（+），ANA 效价 1∶1000，AMA 阳性（+），AMA-M2 阳性（++），抗 M2-3E（BPO）抗体阳性（+++）。

中医诊断　积聚。

证候诊断　肝郁脾虚，湿瘀互结。

西医诊断　原发性胆汁性胆管炎，过敏性皮炎。

中医治法　疏肝健脾，祛湿活血。

中药处方　柴胡 10g，麸炒白术 10g，山药 30g，太子参 30g，枳壳 10g，茯苓 10g，白芍 15g，丹参 15g，黄芪 30g，甘草 5g，牛膝 15g，麦芽 30g，桂枝 5g，防风 10g，益母草 10g。

水煎内服，日 1 剂，共 7 剂。

2020 年 3 月 9 日二诊

刻下症　患者诉服上方后红色斑丘疹、瘙痒等较前减轻，但因工作繁忙，未能继续服药。近 1 周，再感红色斑丘疹、瘙痒加重，舌暗淡，边尖有齿痕、瘀斑，苔薄黄，脉沉细略滑。

考虑患者进食不慎导致过敏，出现风疹，虽服药后有所减轻，但劳累后加重。目前辨证属于营卫不和，予桂枝汤加减调和营卫。

中药处方　桂枝 10g，炙甘草 10g，白芍 15g，大枣 10g，陈皮 5g。

水煎内服，日 1 剂，共 4 剂。

2020 年 3 月 13 日三诊

刻下症　药后红色斑丘疹消退，皮肤瘙痒较前明显减轻，舌暗淡，边尖有齿痕、瘀斑，苔薄黄白相间，脉沉细。

中药处方　桂枝 5g，炙甘草 10g，白芍 10g，大枣 10g，陈皮 5g，白术 10g，茯苓 10g，枳壳 10g，黄芪 10g，防风 10g，蝉蜕 5g。

水煎内服，日 1 剂，共 7 剂。

2020 年 3 月 23 日四诊

刻下症　患者诉药后无皮肤瘙痒,舌暗淡,边尖有齿痕、瘀斑,苔薄白,脉细。

中药处方　柴胡 10g,白术 10g,山药 30g,太子参 30g,枳壳 10g,茯苓 10g,白芍 15g,丹参 15g,黄芪 30g,甘草 5g,麦芽 30g,益母草 10g。

水煎内服,日 1 剂,共 7 剂。

随后,继续在门诊治疗,肝功能逐渐好转、稳定。随访 1 年,皮疹未再复发。

按语

皮肤瘙痒为原发性胆汁性肝硬化常见症状之一,严重影响了患者的生活及工作。但是本例患者的皮疹是由于进食牛羊肉后导致,属于合并过敏性皮炎。初诊时考虑患者本病为原发性胆汁性肝硬化,风疹乃标证,可采用标本同治之法,方药予疏肝健脾、祛湿活血药物加用桂枝、防风进行治疗。桂枝与原方药的白芍相合,取桂枝汤方义以和解营卫,加防风与原方中黄芪、白术联合,取玉屏风散之义以益气固表,症状有所改善,但患者在方药起效后停用,同时又劳累,导致皮疹再次加重。二诊时根据患者病情,辨证仍属营卫不和,考虑患者皮疹日久,若再拖恐不易消退,需要急则治其标,给予桂枝汤加减,去解表止咳之杏仁,加陈皮理气健脾祛湿。服药 4 剂,皮疹迅速消退,但仍有瘙痒,因此,三诊时在桂枝汤的基础上合用玉屏风散、蝉蜕加减,健脾益气固表、祛风止痒,经过治疗后患者皮疹消退,继续治疗调理本病。

对于过敏性皮炎,大多认为由湿热毒邪所致,常常使用红条紫草、蒲公英、连翘等寒凉清热解毒药物进行治疗。本例患者久患原发性胆汁性胆管炎,本有脾虚,虽患过敏性皮炎,但未使用清热解毒凉血的药物治疗,而是根据辨证,给予桂枝汤而取效,在皮疹恢复后期加用玉屏风散健脾益气固表而收功。本案例也从另一侧面说明,对于脾虚的患者,合并过敏性皮炎等标证时,使用补土法进行治疗也可以取效。同时,原发性胆汁性肝硬化病程长,在病变发展过程中,可能会合并多种问题,但是此类患者由于长期患病,正气耗伤,当合并标证时,避免使用大剂清热解毒及寒凉药物,注意时刻顾护脾胃,避免损伤正气。

3. 案例三　疏肝健脾清热祛湿法

蒋某,男,68 岁,于 2016 年 8 月 5 日初诊。

主诉　反复肝功能异常 3 年,加重 1 个月。

现病史　患者于 2013 年体检发现肝功能异常,GGT 168U/L,彩超:轻度脂肪肝,当时未予重视。2016 年 6 月 27 日因乏力、皮肤瘙痒,在外院检查肝功能 ALT 153U/L,AST 143U/L,ALP 286U/L,GGT 1339U/L,患者遂到我院住院治疗,其间查肝脏自身抗体:ANA 阳性,核型:着丝点型、胞质颗粒型,效价1∶1000，AMA（+），AMA-M2（++），抗M2-3E（BPO）抗体（+++），上腹部磁共振增强扫描：早期肝硬化，脾大，请结合临床。诊断为原发性胆汁性肝硬化，经过护肝、熊去氧胆酸胶囊等治疗后病情好转出院。现症见乏力，夜间皮肤瘙痒，上臂及前臂皮肤疔疖，舌暗红，边尖有齿痕，苔黄白相间、中根厚腻，脉濡滑。

中医诊断　积聚。

中医证型　肝郁脾虚，湿热瘀阻。

西医诊断　原发性胆汁性肝硬化。

中医治法　疏肝健脾，清热活血祛湿。

中药处方　柴胡10g，白芍10g，黄芪15g，太子参15g，白术10g，茯苓15g，赤芍10g，丹参15g，虎杖15g，砂仁5g（后下），蒲公英15g，甘草5g。

水煎，早晚分服，每日1剂，共7剂。

西药继续给予熊去氧胆酸胶囊、双环醇片、复方甘草酸苷片口服。

2016年8月12日二诊

刻下症　药后仍感夜间皮肤瘙痒，上臂及前臂皮肤疔疖较前有所好转，大便溏，舌暗红，边尖有齿痕，苔薄白腻，脉弦滑。

中药处方　柴胡10g，白芍10g，黄芪15g，太子参15g，白术10g，茯苓15g，赤芍10g，丹参15g，砂仁5g（后下），蒲公英15g，甘草5g，荷梗10g。

水煎，早晚分服，每日1剂，共7剂。

2016年8月25日三诊

刻下症　药后感夜间皮肤瘙痒及皮肤疔疖较前好转，大便烂，舌暗红，边尖有齿痕，苔薄白腻，脉弦滑。2016年8月25日肝功能检查示GGT 939U/L，ALP 278U/L。

治法不变，继续在上方基础上加减治疗3个月，皮肤瘙痒及皮肤疔疖逐渐消失。

2017年3月3日四诊

刻下症　感口气浊，手部皮肤湿疹，舌暗红，边尖有齿痕，苔薄白腻，脉沉弦滑。2017年2月27日肝功能检查示GGT 387U/L、ALP 169U/L。肝脏自身抗体：ANA阳性，核型：着丝点型、胞质颗粒型，效价1∶320，AMA（+），AMA-M2（++），抗M2-3E（BPO）抗体（+++）。

中药处方　柴胡10g，白芍10g，五指毛桃30g，党参15g，白术10g，茯苓15g，赤芍10g，丹参15g，砂仁5g（后下），桂枝5g，蒲公英30g，蝉蜕5g，甘草5g。

在上方基础上继续加减治疗，皮肤湿疹消失，随访半年，肝功能逐渐好转。

按语

本例患者是老年男性，诊断为原发性胆汁性肝硬化，患者伴见明显的皮肤瘙痒、上臂及前臂皮肤疔疖，舌暗红，边尖有齿痕，苔黄白相间、中根厚腻，脉濡滑。辨证属肝郁脾虚、湿热瘀阻证，治疗上在疏肝健脾的基础上应用赤芍凉血活血，虎杖、蒲公英清热解毒，祛风利湿通络，砂仁健脾燥湿，诸药合用，症状好转。二诊时湿热渐退，患者大便溏，遂去虎杖，加荷梗，加强疏肝理气宽中之力，如此加减调治 3 个月，患者皮肤瘙痒及疔疖逐渐消失。2017 年 3 月再发手部皮肤湿疹，依然奏效，并且肝功能逐渐好转。

原发性胆汁性肝硬化伴见皮肤瘙痒，可以从凉血活血通络进行调治，但是本例患者并见皮肤疔疖，考虑湿热内蕴，热毒泛溢肌肤而致，因此应用清热解毒、祛湿活血通络之法。初诊用药 7 天，虽然从组方上看用药不致过度寒凉，然而本例患者年龄大，脾胃虚弱，故服药后症状虽有改善，却出现大便溏。考虑用药过于寒凉伤脾胃，去虎杖，加用荷梗后大便溏有所好转，皮肤瘙痒及皮肤疔疖也逐渐好转。说明对于此类患者，需要时时注意观察脾胃情况，若出现腹胀、大便溏，可能是伤及脾胃正气的表现，需要及时调整方药，固护脾胃正气。2017 年 3 月，患者再发手部皮肤湿疹，结合患者体质及辨证，考虑依然是肝郁脾虚，湿热瘀阻，继续用本法进行治疗，但是考虑时值春天，肝气升发，更容易出现肝木克脾土的情况，因此，加大健脾益气之力，应用五指毛桃 30g，党参 15g，避免在应用清热解毒药物时出现寒凉碍胃之弊，如此治疗，患者症状及肝功能逐渐好转。

4. 案例四　疏肝健脾通络消积法

吕某，女，51 岁，2017 年 11 月 21 日初诊。

主诉　发现肝功能异常 1 个月。

现病史　患者 2017 年 10 月 27 日在当地医院检查发现肝功能异常：ALT 144.2U/L，AST 87.2U/L，GGT 1265.9U/L；肝脏自身抗体：AMA（+），ANA 阳性，效价 1∶320，疑诊为自身免疫性肝病，遂到我院进一步检查，查 ANA 阳性，核型：核膜型、胞质颗粒型，效价 1∶320/1∶1000，AMA（+），AMA-M2（+），抗 gp-210 抗体阳性（+++），抗 M2-3E（BPO）抗体（+++），上腹部磁共振增强扫描：肝纤维化，不除外早期肝硬化，建议结合临床进一步检查或随访复查。诊断考虑原发性胆汁性肝硬化，自身免疫性糖尿病，予确定肝病治疗方案、血糖控制平稳后带药双环醇片、熊去氧胆酸胶囊、胰岛素等继续门诊治疗。现症见乏力，劳累后明显，舌暗红，边尖有齿痕，苔薄白稍腻，脉弦滑。

中医诊断　积聚。

中医证型　肝郁脾虚，痰瘀互结。

西医诊断　原发性胆汁性肝硬化，自身免疫性糖尿病。

中医治法　疏肝健脾，通络消积。

中药处方　黄芪 30g，柴胡 10g，赤芍 10g，白芍 10g，太子参 15g，白术 10g，茯苓 15g，丹参 15g，枳壳 10g，决明子 15g，山楂 15g，楮实子 10g。

水煎，早晚分服，每日 1 剂，共 14 剂。

西医继续予双环醇片、熊去氧胆酸胶囊、胰岛素治疗。

2017 年 12 月 5 日二诊

刻下症　患者诉服药后乏力好转，但近日感劳累后心悸，近 3 天来使用胰岛素 10U，餐前 30 分钟皮下注射，餐后 3 小时左右均出现低血糖，进食可缓解，舌暗红，边尖有齿痕，苔薄白，脉弦滑。

中药处方　黄芪 30g，柴胡 10g，赤芍 10g，白芍 10g，太子参 15g，白术 10g，茯苓 15g，丹参 15g，枳壳 10g，决明子 15g，山楂 15g，柏子仁 10g。

水煎，早晚分服，每日 1 剂，共 14 剂。

同时，予以减少胰岛素用量，嘱监测血糖。

2018 年 1 月 2 日三诊

刻下症　患者服药后无明显不适，劳累后偶有右胁胀闷。目前胰岛素已逐渐减量至 3U，餐前 30 分钟皮下注射，近 2 周血糖稳定。舌暗红，边尖有齿痕，苔薄白，脉弦滑。

中药处方　黄芪 30g，柴胡 10g，赤芍 10g，白芍 10g，党参 15g，炒白术 10g，茯苓 15g，丹参 15g，枳壳 10g，决明子 30g，山楂 15g，枸杞子 10g。

水煎，早晚分服，每日 1 剂，共 14 剂。

其后在此方基础上加减治疗。2019 年 5 月 20 日复查肝功能：GGT 60U/L，肝脏自身抗体：ANA 阳性，核型：核膜型、胞质颗粒型，效价 1：320，AMA（+），AMA-M2（+），抗 gp-210 抗体阳性（++），抗 M2-3E（BPO）抗体（++）。2019 年 10 月复查肝功能正常。

按语

患者因肝功能异常就诊，确诊为原发性胆汁性胆管炎（旧称原发性胆汁性肝硬化）及自身免疫性糖尿病。四诊合参，患者辨证当属肝郁脾虚痰瘀互结之证，治疗上，根据辨病与辨证相结合，采用疏肝健脾、通络消积法进行治疗。方中柴胡、白芍疏肝柔肝养血，一散一收，使肝气条达；四君子汤、黄芪合用健脾益气，助运消积；赤芍、丹参、山楂活血消积；决明子、楮实子清肝胆郁火；全方共奏疏肝健脾、通络消化之效。本方应用补土理论，使用大量健脾益气药物：四君子汤及黄芪，其作用主要有以下几个方面：一是健脾益气，扶助正气，调节机体免疫功能；二是四君子汤及黄芪一补一运，使脾土健运，既能使生化有源，荣养肝脏，以助肝气条达，又能防止肝气过旺而克伐脾土；三是只有脾土健运，决明子、楮实子、山楂、赤芍等活血消积药物的作用才能最大程度地发挥出来。经过治疗后，二诊时患者乏力好转，使用胰岛素后出现低血糖，提示胰岛素过量，患者自身调节血糖的功能有所恢复，予减少胰岛素用量。三诊时，患者胰岛素从 10U 减少到 3U，而血糖控制稳定，临床症状也逐渐恢复。本方加减治疗 1 年半，肝功能基本正常，肝脏自身抗体也在下降，病情逐渐稳定。

原发性胆汁性胆管炎属自身免疫性疾病，由于机体免疫功能紊乱，全身脏器均可能受累，因此，常见此类患者合并其他自身免疫性疾病如自身免疫性肝炎、桥本甲状腺炎、白塞综合征、系统性红斑狼疮等。中医治疗能够起到整理调节的作用，在治疗的过程中，不但肝脏获益，其他合并症也可能好转。本例患者原发性胆汁性胆管炎合并自身免疫性糖尿病，应用补土理论，采用疏肝健脾通络消积法进行治疗，经过治疗，不但肝功能恢复正常、肝脏自身抗体滴度下降，而且自身免疫性糖尿病也得到较好的恢复，胰岛素用量大幅度减少并且血糖控制稳定，取得良好的疗效。

第十章 补土理论治疗自发性细菌性腹膜炎案例

　　自发性细菌性腹膜炎（spontaneous bacterial peritonitis，SBP）是肝硬化等终末期肝病患者的一种常见而严重的并发症，可迅速发展为肾衰竭，是终末期肝病患者的重要死亡原因之一。自发性细菌性腹膜炎是指无明显腹腔内病变来源（如肠穿孔、肠脓肿）的情况下发生的腹膜炎，是病原微生物侵入腹腔，造成明显损害引起的感染性疾病。失代偿期肝硬化患者自发性腹膜炎的发生率为10%～47%。有自发性细菌性腹膜炎病史的肝硬化患者12个月内自发性细菌性腹膜炎复发率高达40%～70%。随着对自发性细菌性腹膜炎早期诊断和治疗水平的提高，其病死率由20世纪70年代的90%下降至如今的20%～60%。

　　我国古代的中医文献中，虽无自发性细菌性腹膜炎的专篇论著，但散见于"腹痛""肠痛""心腹痛""厥心痛""厥逆"等病证中，与现代医学的认识有相似之处。《外科正宗·痈毒门·肠痈论》曰："暴急奔走，以致肠胃传送不能舒利，败血浊气壅遏而成。"《诸病源候论·痈疽诸病·肠痈候》载："肠痈者，由寒湿不适，喜怒无度，使邪气与荣卫相干，在于肠内，遇热加之，血气蕴积，积聚成痈。热积不散，血肉腐坏，化而为脓。"《灵枢·癫狂》曰："厥逆为病也，足暴清，胸若将裂，肠若将以刀切之，烦膜而不能食，脉大小皆涩。"自发性细菌性腹膜炎，多由于饮食不节、酒食不节、外邪入侵、正气亏虚、久病失治等原因，导致水、湿、痰、热等内蕴中焦，甚至成毒，使正气日虚，严重时波及肾脏，或耗伤阳气，或焦灼津液，出现脾肾阳虚、肝肾阴虚之证。临床上，常见患者腹胀如鼓，发热，腹痛，按之加重，或泄泻等表现，病变后期可出现癃闭、关格、神昏、惊厥、闭证或脱证等。

　　在自发性细菌性腹膜炎的发生发展过程中，热毒、气滞、湿阻、血瘀是其重要病机特点，其病情虚实夹杂，治疗上，早期应当在清热解毒、行气活血、通腑泄热的基础上注意扶正补虚；后期正气严重耗伤，则应当在益气养阴扶正的基础上应用清热解毒、行气活血、通腑泄热等法；在自发性细菌性腹膜炎的恢复期，则需要扶助正气为主；但是在自发性细菌性腹膜炎的全过程，固护胃气是关键治法。《养老奉亲书·饮食调治》曰："脾胃者，五脏之宗也，四脏之气皆禀于脾，故四时皆以胃气为本。"中医学认为"胃气"是指人体的正气，"有胃气则生，无胃气则死"，自发性细菌性腹膜炎是危急重症，胃气衰败是自发性细菌性腹膜炎等危重症的病机关键。"人以脾胃为主，而治疗以健脾为先""有一分胃气则有一分生机",在自发性细菌性腹膜炎发生发展的全过程,"顾护胃气"具有重要意义。现代医学也认为危重肝病常常合并出现"肝性胃肠病",表现为肠道消化吸收功能障碍、运动功能障碍以及肠屏障功能受损,因而继发肠道细菌移位、内毒素移位等,其中严重肝功能损害而导致的继发肠道细菌移位、内毒素移位是自发性细菌性腹膜炎发病的重要原因。因此,根据李东垣的补土理论,重视脾胃,应用健脾、运脾、祛湿、燥湿、温阳、升阳、化湿、理气、养阴等法,在自发性细菌性腹膜炎的治疗中具有重要意义。

1. 案例一 健脾利湿清热化瘀法

陈某,男,49岁,2016年11月24日来诊。

主诉 反复腹胀肢肿5年余,加重伴腹痛3日。

现病史 患者发现HBsAg阳性30余年,平时未行系统诊治。2011年因腹胀及双下肢水肿入院,诊断为肝炎后失代偿期肝硬化,慢性乙型病毒性肝炎,予抗病毒、护肝、利尿、补充白蛋白等治疗后症状好转出院。其后腹胀肢肿反复发作,一直门诊就诊,中西医结合治疗。3日前自觉腹胀加重,伴腹痛,低热,遂收住院治疗。现症见疲倦乏力,腹胀,腹痛,低热,双下肢浮肿,大便溏,小便黄,量少,纳眠一般,舌暗淡,边尖有齿痕,苔白腻,脉弦滑。查体:体温38.3℃,腹部膨隆,全腹压痛反跳痛明显,移动性浊音阳性,双下肢重度水肿。检查肝功能:AST 58U/L,ALB 25.2g/L,TBIL 85.6μmol/L,TBA 256.8μmol/L。血常规检查:WBC 4.58×10⁹/L,NE 78%,PLT 45×10⁹/L。凝血功能检测:PT 18.6秒,PTA 43.9%。腹部CT增强:肝脏缩小,肝硬化,脾大,大量腹水。

中医诊断 鼓胀。

中医证型 肝郁脾虚,湿瘀热结。

西医诊断 自发性腹膜炎,肝炎后失代偿期肝硬化,慢性乙型病毒性肝炎,脾功能亢进。

中医治法 益气健脾,佐以利湿清热化瘀。

中药处方 黄芪30g,党参15g,土炒白术15g,茯苓皮10g,柴胡15g,大腹皮15g,苍术15g,丹参15g,枳壳10g,茵陈15g,防己10g,猪苓30g,炙甘草10g。

水煎服,温服,每日1剂,共5剂。

西医治疗方面,予恩替卡韦片抗病毒治疗,以白蛋白、血浆支持治疗,左氧氟沙星抗感染,螺内酯及呋塞米利尿,给予门冬氨酸鸟氨酸降低血液中的血氨水平,预防肝性脑病。

同时,应用脐疗1号方利水消胀,四黄水蜜外敷以清热止痛。

2016年11月29日二诊

刻下症 经治疗后第2天患者发热消退,腹胀肢肿逐渐减轻,腹痛缓解。刻下仍有腹胀、腹痛,肢肿,乏力较前好转,胃纳欠佳,小便黄,尿量较前明显增加，大便 2 次/天，成形，舌暗淡，边尖有齿痕，苔薄白腻、中根稍厚，脉沉弦。

效不更方，继以益气健脾、利湿清热化瘀为法，原方去苍术，加山楂、淮山药加强健脾消食。

中药处方　黄芪 30g，党参 15g，土炒白术 15g，茯苓皮 10g，柴胡 15g，大腹皮 15g，丹参 15g，枳壳 10g，茵陈 15g，防己 10g，猪苓 30g，淮山药 30g，山楂 10g，炙甘草 10g。

水煎服，温服，每日 1 剂，共 3 剂。

中医外治法同前。

2016 年 12 月 2 日三诊

刻下症　患者腹胀肢肿逐渐减轻，腹痛缓解。刻下仍有腹胀、腹痛，肢肿，乏力较前好转，胃纳欠佳，小便黄，大便溏，3 次/天，舌暗淡，边尖有齿痕，苔薄白腻，脉沉弦。体格检查：体温 36.3℃，腹部膨隆，全腹无明显压痛及反跳痛，移动性浊音（＋），双下肢轻度浮肿。24 小时尿量 2300ml。2016 年 12 月 1 日肝功能检查示 AST 56U/L，ALB 30.5g/L，TBIL 68.5μmol/L，TBA 234.6μmol/L。凝血功能检测：PT 16.8 秒，PTA 49.2%。血常规检查：WBC $3.58×10^9$/L，NE 56%，PLT $46×10^9$/L。

效不更方，继以益气健脾、利湿清热化瘀为法，原方加苍术，土炒白术改为 30g，茯苓皮改为 30g，加强燥湿健脾利水之力。

中药处方　黄芪 30g，党参 15g，土炒白术 30g，苍术 10g，茯苓皮 30g，柴胡 15g，大腹皮 15g，丹参 15g，枳壳 10g，茵陈 15g，防己 10g，猪苓 30g，淮山 30g，山楂 10g，炙甘草 10g。

水煎服，温服，每日 1 剂，共 3 剂。

12 月 1 日已停用左氧氟沙星，白蛋白已明显改善，停用白蛋白，西医治疗方案不变。中医外治法继续应用。

2016 年 12 月 5 日四诊

刻下症　患者无腹胀，少许肢肿，无发热腹痛，乏力纳谷好转，大便成形，2～3 次/天，尿黄，舌暗淡，边尖有齿痕，苔薄白，脉沉弦。体格检查：腹部稍膨隆，全腹无明显压痛及反跳痛，移动性浊音（±），双足踝轻度浮肿。

患者病情明显好转，效不更方，继以健脾益气、利湿清热化瘀为法，带上方出院门诊继续治疗。

其后在门诊继续在原方的基础上加减治疗，同时，让患者加入中医特色慢病管理，加强对患者的健康教育，嘱劳逸结合，加强生活、运动、饮食。随访 1 年，病情稳定，未再复发自发性细菌性腹膜炎。

按语

本例患者在原有失代偿期肝硬化、肝硬化腹水的基础上，并发自发性细菌性腹膜炎，在住院期间应用中西医结合治疗。自发性细菌性腹膜炎在起病早期多见虚实夹杂之证，本例患者肝郁脾虚为本，湿瘀互结为标。由于疾病复杂，不能单用中药取效，因此，应用西医抗感染等治疗的同时，应用中医治疗（中药+外治法）。中药处方在大量黄芪、四君子汤等健脾益气药的基础上，加苍术燥湿运脾，茯苓皮、猪苓等益气利水，茵陈清热利湿退黄，丹参、山楂活血，枳壳、大腹皮行气利水和中，诸药合用既扶正祛邪，达到益气健脾、清热利湿活血之功，又能防止抗生素应用过程中造成肠道菌群紊乱，加重自发性细菌性腹膜炎。

本案例，除应用中药外，还应用了脐疗、四黄水蜜外敷。脐疗通过将脐疗 1号方（桔梗、白术等药）敷在神阙穴，使药物通过透皮吸收，调节脏腑经络，扶助正气，也使内毒素迅速排出，促进疾病痊愈；而四黄水蜜（含黄连、黄柏等药）具有清热解毒止痛的作用，大剂量寒凉药物口服容易损伤正气，但是四黄水蜜外敷于腹部，既通过透皮吸收，使药物直达病所，清热止痛，又避免了寒凉碍胃之弊，可以看出此法也是从"顾护胃气"的角度出发。

本例患者采用中医内治法与外治法联用，与西医治疗结合，迅速取效，经治疗第 2 天即热退，腹痛明显减轻，治疗 1 周，复查肝功能、血常规等各项指标明显好转，即停用抗生素、白蛋白等药物。再调治 3 天病情稳定转门诊应用中药联合中医特色慢病管理继续治疗，随访 1 年自发性细菌性腹膜炎并无复发。可见应用补土理论，固护胃气，在自发性腹膜炎的治疗中能与西医治疗起到协同增效的作用。

2. 案例二 温肾健脾清热凉血法

许某，男，68 岁，2017 年 1 月 15 日来诊。

主诉 双下肢浮肿伴腹痛 1 月余。

现病史 患者发现慢性乙型病毒性肝炎 10 余年，平时未行系统诊治。近 1月出现双下肢浮肿，伴腹痛，在当地门诊就诊，考虑慢性乙型病毒性肝炎，肝炎后肝硬化，经抗病毒、护肝、抗感染治疗 5 天后症状未见缓解，遂来我院就诊，由门诊收入院。现症见疲倦乏力，腹痛，怕冷，腹胀，双下肢浮肿，四肢冷，纳眠一般，小便量少，大便正常，舌暗淡，边尖有齿痕，苔薄白稍腻，脉沉弦略滑。查体：体温 36.9℃，腹部稍膨隆，全腹压痛、反跳痛明显，移动性浊音阳性，双下肢中度浮肿。肝功能检查示 ALT 125U/L，AST 158U/L，ALB 20.2g/L，TBIL 45.6μmol/L，TBA 56.8μmol/L。血常规检查：WBC $3.58×10^9$/L，NE 58%，PLT $85×10^9$/L。凝血功能检测：PT 17.8 秒，PTA 49.6%。腹部 CT 增强：肝硬化，脾大，大量腹水。

中医诊断 鼓胀。

中医证型 脾肾阳虚，湿瘀互结。

西医诊断 自发性细菌性腹膜炎，失代偿期肝硬化，慢性乙型病毒性肝炎。

中药治法 健脾温阳，活血利水佐以清热解毒。

中药处方 黄芪30g，党参15g，炒白术15g，茯苓15g，柴胡10g，白芍15g，大腹皮15g，熟附子10g（先煎），丹参15g，泽泻15g，猪苓30g，生姜10g，炙甘草10g，金银花15g，蒲公英15g。

水煎服，温服，每日1剂，共3剂。

西医以抗病毒、护肝、抗感染、利尿、补充白蛋白、血浆支持治疗。

2017年1月18日二诊

刻下症 经治疗后，患者腹痛、腹胀、肢肿明显减轻，疲倦乏力改善，口干，纳食可，二便调，舌暗淡，边尖有齿痕，苔薄白，脉沉弦。

效不更方，继以健脾温阳利水为法，患者口干，原方去熟附子，改用桂枝，去金银花，蒲公英改为30g，加白茅根加强利水生津。

中药处方 黄芪30g，党参15g，炒白术15g，茯苓15g，柴胡5g，白芍15g，大腹皮15g，桂枝5g，丹参15g，泽泻15g，猪苓30g，生姜10g，白茅根30g，炙甘草10g，蒲公英30g。

水煎服，温服，每日1剂，共3剂。

西医治疗同前。

2017年1月21日三诊

刻下症 经治疗后，患者腹痛消失，腹胀、肢肿继续减轻，少许疲倦乏力，无口干，纳食可，二便调，舌暗淡，边尖有齿痕，苔薄白，脉沉弦。体格检查：腹部稍膨隆，全腹无压痛及反跳痛，移动性浊音（+），双下肢无浮肿。复查肝功能示 ALT 85U/L，AST 102U/L，ALB 26.8g/L，TBIL 38.5μmol/L，TBA 65.2μmol/L。血常规检查：WBC $3.32×10^9$/L，NE 46%，PLT $88×10^9$/L。凝血功能检测：PT 16.2秒，PTA 52.6%。

效不更方，继以健脾温阳利水为法，继续在原方基础上加减治疗，黄芪、炒白术加量，停用抗生素，带药出院继续门诊治疗。

中药处方 黄芪40g，党参15g，炒白术30g，茯苓15g，柴胡5g，白芍15g，大腹皮15g，桂枝5g，丹参15g，泽泻15g，猪苓30g，生姜10g，白茅根30g，炙甘草10g，蒲公英30g。

水煎服，温服，每日1剂，共7剂。

其后患者继续在门诊应用上方加减治疗，同时，应用中医特色慢病管理，加强对患者的健康教育，嘱劳逸结合，加强运动、饮食，配合温阳健脾药膳进行调理。2017年4月复查肝功能正常，HBV-DNA＜$1.0×10^2$IU/ml，AFP正常，腹部彩超：肝硬化，脾大，腹腔未见积液。

按语

本例失代偿期肝硬化患者并发自发性细菌性腹膜炎，在当地医院抗病毒、护肝、抗感染治疗5天，症状未见好转，遂来我院求助于中医。本例患者虽患自发性细菌性腹膜炎，但是病程全程均未出现发热，而且血常规白细胞、中性粒细胞未见明显升高，提示患者正气虚弱。初诊时疲倦乏力，腹痛，怕冷，腹胀，双下肢浮肿，四肢冷，舌暗淡，边尖有齿痕，苔薄白稍腻，脉沉弦略滑，四诊合参，考虑脾肾阳虚，湿瘀互结。因此，在治疗上，应以扶正为主，祛邪为辅，具体用药上，应用真武汤联合四君子汤、黄芪等药物温补脾阳、肾阳以益气温阳利水，同时配合柴胡、白芍疏肝理气，肝脾肾同治。患者腹痛明显，仍存在毒瘀内阻，因此予金银花清热透邪外出、蒲公英清热解毒，丹参活血凉血，诸药合用，以扶正祛邪，使阳气恢复，邪气外达，病情好转。熟附子大温大热，药性峻猛，二诊时患者出现口干，提示温热太过，因此取"病痰饮者，应以温药和之"之义，去熟附子、金银花，加桂枝，与茯苓、白术、甘草相合成苓桂术甘汤，以平剂温阳利水，并加大蒲公英剂量，清热解毒，经过治疗，患者病情迅速好转，复查肝功能好转，遂停用抗生素而带药继续门诊治疗。

　　本例患者虽然辨证属脾肾阳虚，有怕冷、四肢冷症状，但无尿清长、大便溏薄、五更泄等肾阳不足的表现，其病位仍主要在于肝脾，涉及于肾，气虚及阳，因此，本方中并未应用大量补肾温阳药物，而是应用真武汤合用大量益气健脾药物，治疗3天，患者出现口干，也再次印证了患者的证候特点，遂改真武汤为苓桂术甘汤继续治疗。失代偿期肝硬化合并自发性细菌性腹膜炎，其病情虚实夹杂，但是病变是由肝硬化发展而来，肝脾病变是其根本，因此，应用疏肝健脾之法贯彻全程，本例患者无论应用真武汤还是苓桂术甘汤，全程均重视疏肝健脾，是在疏肝健脾的基础上应用温阳利水、清热解毒等法，使肝脾调和，正气充足，疾病才能快速康复。

3. 案例三　培土抑木清热解毒法

　　张某，男，46岁，2016年6月18日来诊。

　　主诉　黄疸2周，腹痛5日。

　　现病史　患者1年前发现慢性乙型病毒性肝炎、肝炎后肝硬化，在外院进行抗病毒治疗。2周前，患者因连续5天熬夜甚至通宵达旦，开始出现黄疸，近5日出现腹痛，伴发热，体温38.3～39.6℃，口干苦，右侧胁肋隐痛，在当地医院住院治疗，考虑自发性细菌性腹膜炎，慢加急性肝衰竭，慢性乙型病毒性肝炎，经治疗后症状未见缓解，遂来我院就诊。现症见皮肤白睛发黄，黄色鲜明，疲倦乏力，腹痛，腹胀，发热，右侧胁肋隐痛，口干苦，纳差，小便黄，大便烂，舌暗红，边尖有齿痕，苔薄黄腻，脉沉弦重按濡滑有力。查体：体温39.2℃，全身皮肤巩膜重度黄染，肝掌征（+），蜘蛛痣（+），腹稍硬，全腹压痛反跳痛，肝区叩击痛（+），移动性浊音阴性，双下肢无浮肿。肝功能检查：ALT 1258U/L，AST 986U/L，ALB 30.6g/L，GGT 358U/L，TBIL 197.6μmol/L，DBIL 124.9μmol/L；血常规检查：WBC 6.32×10^9/L，NE 86%，PLT 102×10^9/L。凝血功能检测：PT 20.3秒，PTA 36.9%。AFP 468ng/ml。上腹部磁共振增强扫描：肝硬化，门静脉高压，脾大。

　　中医诊断　急黄。

中医证型　肝郁脾虚，湿热内蕴。

西医诊断　自发性细菌性腹膜炎，慢加急性肝衰竭，慢性乙型病毒性肝炎，肝炎后失代偿期肝硬化。

中医治法　疏肝健脾，清热解毒。

中药处方　柴胡 15g，白芍 20g，党参 15g，炒白术 15g，茯苓 15g，赤芍 15g，郁金 15g，茵陈 30g，炒栀子 10g，酒大黄 10g，蒲公英 30g，田基黄 15g，黄芪 15g，炙甘草 10g。

水煎服，温服，每日 1 剂，共 3 剂。

西医以恩替卡韦片抗病毒，异甘草酸镁保肝抗炎，熊去氧胆酸胶囊、丁二磺酸腺苷蛋氨酸退黄，头孢曲松抗感染，血浆支持治疗。

同时配合应用解毒化瘀膏外敷肝区、四子散腹部热奄包、肝病治疗仪及中药灌肠治疗。

2016 年 6 月 21 日二诊

刻下症　经治疗后，患者发热逐渐减退，体温最高 38.6℃，腹胀腹痛较前好转，但仍有黄疸，乏力，恶心，厌油腻，右侧胁肋隐痛，口干苦，纳差，小便黄，大便烂，3 次/天，舌暗红，边尖有齿痕，苔薄黄腻，脉沉弦重按濡滑。复查肝功能：ALT 978U/L，AST 576U/L，ALB 31.6g/L，GGT 286U/L，TBIL 202.2μmol/L，DBIL 176.4μmol/L；血常规检查：WBC 5.53×10^9/L，NE 69%，PLT 110×10^9/L。凝血功能检测：PT 21.2 秒，PTA 35.8%。

经过治疗，患者感染减轻，发热腹痛好转，但是黄疸及凝血功能仍在加重，疾病依然在进展，中药加大赤芍、茵陈用量，加用鸡内金、砂仁健脾燥湿，顾护中州。

中药处方　柴胡 15g，白芍 20g，党参 15g，炒白术 15g，茯苓 15g，赤芍 30g，郁金 15g，茵陈 45g，炒栀子 10g，酒大黄 10g，蒲公英 30g，田基黄 15g，黄芪 15g，炙甘草 10g，砂仁 5g（后下），鸡内金 10g。

水煎服，温服，每日 1 剂，共 3 剂。

其余治疗方案不变。

2016 年 6 月 24 日三诊

刻下症　经治疗患者发热退，无腹痛，但仍有腹胀，黄疸，乏力、恶心、右侧胁肋隐痛较前减轻，仍厌油腻，无口干苦，纳差，小便黄，大便成形，3～4 次/天，舌暗红，边尖有齿痕，苔薄黄微腻，脉沉弦重按濡滑。复查肝功能：ALT 672U/L，AST 298U/L，ALB 30.3g/L，GGT 268U/L，TBIL185.6μmol/L，DBIL 142.3μmol/L；血常规检查：WBC 3.35×10^9/L，NE 52%，PLT 105×10^9/L。凝血功能检测：PT 19.3 秒，PTA 39.1%。

效不更方，继续上方治疗。水煎服，温服，每日 1 剂，共 5 剂。

2016 年 6 月 29 日四诊

刻下症　患者无发热腹痛，腹胀、黄疸、乏力、恶心、右侧胁肋隐痛较前减轻，仍厌油腻，胃纳好转，小便黄，大便烂，3～4 次/天，舌暗红，边尖有齿痕，苔薄黄，脉沉弦滑。体格检查　体温 36.8℃，全腹软，无压痛及反跳痛，肝掌征（+），蜘蛛痣（+），肝区叩击痛。复查肝功能：ALT 287U/L，AST 162U/L，ALB 32.5g/L，GGT 235U/L，TBIL142.3μmol/L，DBIL 97.6μmol/L；血常规检查：WBC 3.35×10⁹/L，NE 52%，PLT 105×10⁹/L。凝血功能检测：PT 16.8 秒，PTA 48.7%。

患者自发性细菌性腹膜炎好转，黄疸逐渐减退，停用抗生素。中药去蒲公英，加大黄芪、炒白术用量。

中药处方　柴胡 15g，白芍 20g，党参 15g，炒白术 20g，茯苓 15g，赤芍 30g，郁金 15g，茵陈 45g，炒栀子 10g，酒大黄 10g，田基黄 15g，黄芪 30g，炙甘草 10g，砂仁 5g（后下），鸡内金 10g。

水煎服，温服，每日 1 剂，共 3 剂。

其后在本方基础上，加减继续治疗。

2016 年 7 月 6 日五诊

刻下症　患者无发热腹痛，无腹胀，仍乏力，身目黄染，无恶心欲呕，厌油腻较前好转，胃纳尚可，偶有右胁不适，小便黄，大便成型，2～3 次/天，舌暗红，边尖有齿痕，苔薄白，脉沉弦滑。复查肝功能：ALT 158U/L，AST 95U/L，ALB 35.1g/L，GGT 202U/L，TBIL79.5μmol/L，DBIL 48.4μmol/L，AFP 176.9ng/ml。凝血功能检测：PT 15.2 秒，PTA 52.2%。

患者病情明显好转，肝功能逐渐恢复，带药出院继续门诊治疗。

中药处方　柴胡 10g，白芍 10g，党参 15g，炒白术 20g，茯苓 15g，赤芍 30g，郁金 15g，茵陈 30g，炒栀子 5g，酒大黄 5g，黄芪 30g，炙甘草 10g，砂仁 5g（后下），鸡内金 10g。

水煎服，温服，每日 1 剂，共 7 剂。

其后门诊继续随访，2016 年 9 月患者复查肝功能、AFP、凝血功能均正常。

按语

本例患者在慢性乙型病毒性肝炎、肝硬化的基础上，由于熬夜而诱发慢加急性肝衰竭、自发性细菌性腹膜炎，在当地医院治疗效果不理想，遂到上级医院求治。初诊时患者皮肤白睛发黄，黄色鲜明，提示阳黄，虽有疲倦乏力，但脉重按有力，提示正气尚足。因此，治疗上在疏肝健脾的同时，予清热解毒退黄之法。在应用茵陈蒿汤及大剂量清热解毒凉血药物如蒲公英、田基黄、赤芍等药的同时，应用柴胡、白芍、四君子汤、黄芪疏肝健脾，顾护正气。经过治疗，患者发热腹痛好转，但是黄疸仍在加深，大便烂，考虑病重药轻，且脾胃受损，因此，二诊时加大茵陈、赤芍用量的同时加砂仁、鸡内金健脾燥湿，助脾健运，使正气来复。经过治疗，患者转危为安，发热腹痛消退，黄疸逐渐消退，肝功能、凝血功能逐渐好转出院。

对于自发性细菌性腹膜炎合并慢加急性肝衰竭，病情急且危重，把握治疗时机，及时截断病势，防止疾病进展非常重要。清代温病学家吴又可提出"客邪贵乎早逐"，本例患者初诊时正气尚足，故应用茵陈蒿汤联合大剂量清热解毒凉血活血药清热解毒，凉血活血退黄，清除病邪，避免邪气进一步深入，导致疾病不断进展。经过治疗后，二诊可以看出，发热腹痛明显好转，黄疸虽有加深，但程度加深速度缓慢，病势顿挫，证明治疗方案正确，但是病重药轻，因此在本方的基础上，加大清热祛湿凉血活血退黄的力度，加大祛邪的力度，但是大量清热解毒凉血药物的应用容易寒凉伤脾胃，故加用砂仁、鸡内金，以加大健脾扶正的力度。至此，病势得到逆转，病情逐渐好转。而机体祛邪外出的过程，也需要源源不断的正气，因此，在疾病的后期，逐渐加大扶正的力度，加大黄芪、白术的用量，使脾胃健运，生化有源，从而肝脾调和，促进疾病的康复。

4. 案例四 疏肝健脾利胆退黄法

王某，男，56 岁，2018 年 5 月 9 日来诊。

主诉 身目尿黄 1 周，发热腹痛 2 天。

现病史 患者发现慢性乙型病毒性肝炎 24 年，平素体检，肝功能正常，未系统诊治。近 1 周熬夜劳累后出现身目尿黄，患者未重视，2 天前患者出现发热腹痛，遂到社区门诊检查肝功能：ALT 986U/L，AST 1097U/L，ALB 26.9g/L，TBIL 192.7μmol/L，DBIL146.9μmol/L，血常规检查：WBC 7.25×10^9/L，NE 78%，PLT 136×10^9/L。彩超：肝硬化，大量腹水。患者遂来我院求治，收入院治疗。现症见疲倦乏力，身目黄染，发热，腹痛，右侧胁肋疼痛明显，口干苦，纳差，厌油腻，小便黄，大便干结，舌暗红，边尖有齿痕，苔黄腻，脉弦滑。体格检查：体温 39.3℃，全身皮肤巩膜黄染，腹稍膨隆，腹部压痛（＋），反跳痛（＋），肝区叩击痛（＋），墨菲征（＋），移动性浊音（＋），双下肢轻度水肿。肝功能检查：ALT 1022U/L，AST 1231U/L，ALB 31.3g/L，GGT 386U/L，TBIL 205.4μmol/L，DBIL 165.9μmol/L；血常规检查：WBC 7.43×10^9/L，NE 85%，PLT 142×10^9/L。凝血功能检测：PT 17.6 秒，PTA 43.6%。AFP 106ng/ml。上腹部 CT 增强：肝硬化，急性胆囊炎，脾大，中量腹水。

中医诊断 黄疸。

中医证型 肝郁脾虚，湿热内蕴。

西医诊断 自发性细菌性腹膜炎，失代偿期肝硬化，急性胆囊炎，慢性乙型病毒性肝炎。

中医治法 疏肝健脾，清热祛湿，利胆退黄。

中药处方 柴胡 15g，白芍 10g，党参 15g，白术 15g，茯苓 20g，茵陈 15g，郁金 15g，枳实 10g，黄芩 10g，金钱草 15g，砂仁 10g（后下），酒大黄 10g，车前子 15g（包煎），大腹皮 15g，甘草 10g。

水煎服，温服，每日 1 剂，共 3 剂。

西医以护肝、抗感染、退黄、利尿及血浆支持治疗。

同时，予以解毒化瘀膏外敷，肝病治疗仪、中药灌肠及针刺治疗。

2016 年 5 月 12 日二诊

刻下症　经治疗后，发热退，腹痛及右胁疼痛明显好转，身目黄染、口干苦减轻，胃纳好转，仍有疲倦乏力、厌油腻，大便不畅，舌暗淡，边尖有齿痕，苔薄黄稍腻，脉弦滑。体格检查：体温 36.2℃，全身皮肤巩膜黄染，腹稍膨隆，腹部压痛（±），无反跳痛，肝区叩击痛（+），墨菲征（±），移动性浊音（+），双下肢无水肿。肝功能检查示 ALT 863U/L，AST 872U/L，ALB 32.5g/L，GGT 486U/L，TBIL 176.2μmol/L，DBIL 132.9μmol/L；血常规检查：WBC 4.12×10⁹/L，NE 65%，PLT 145×10⁹/L。凝血功能检测：PT 15.8 秒，PTA 54.3%。

效不更方，继续原方治疗。水煎服，温服，每日 1 剂，共 5 剂。

2016 年 5 月 17 日三诊

刻下症　患者无发热腹痛，身目黄染减轻，仍有疲倦乏力，偶有右胁隐痛，无口干，胃纳可，大便正常，舌暗淡，边尖有齿痕，苔薄白，脉弦滑。体格检查：体温 35.8℃，全身皮肤巩膜黄染，腹平，全腹无压痛及反跳痛，肝区叩击痛（±），墨菲征（−），移动性浊音（−），双下肢无浮肿。肝功能检查示 ALT 254U/L，AST 237U/L，ALB 33.5g/L，GGT 206U/L，TBIL 95.6μmol/L，DBIL 62.2μmol/L；血常规检查：WBC 3.23×10⁹/L，NE 46%，PLT 143×10⁹/L。凝血功能检测：PT 14.6 秒，PTA 67.5%。

已停用抗生素、血浆 2 天。患者病情好转，湿热减轻，继续以疏肝健脾、祛湿退黄为法，带药出院门诊继续治疗。

中药处方　柴胡 10g，白芍 10g，党参 15g，白术 15g，茯苓 20g，茵陈 15g，郁金 15g，枳壳 10g，砂仁 5g（后下），车前子 15g，泽泻 10g，甘草 10g。

水煎服，温服，每日 1 剂，共 7 剂。

其后门诊应用中医特色慢病管理，结合抗病毒、抗肝纤维化及中药治疗，患者病情逐渐好转，2016 年 8 月门诊复查肝功能正常，继续随访 1 年，未见腹水复发。

按语

本例患者肝病日久，但未重视，因劳累而诱发疾病加重，初诊时患者因身目尿黄、发热腹痛就诊，诊断为自发性细菌性腹膜炎、失代偿期肝硬化、急性胆囊炎、慢性乙型病毒性肝炎，多种疾病并发，极易加重病情发展至慢加急性肝衰竭，甚至出现生命危险。《金匮要略·水气病脉证并治》提出"肝水者，其腹大，不能自转侧，胁下腹痛，时时津液微生，小便续通。"指出水气阻于肝络，络脉不通，故胁下痛，而肝气乘脾，脾不运化水，水湿停滞，湿郁化热，故腹部胀大，不能自转侧。在治疗上，根据辨证属肝郁脾虚，湿热内蕴。治疗上根据辨病与辨证相结合，应用大柴胡汤合四君子汤、四逆散加减，同时配合金钱草、茵陈、砂仁清热祛湿利胆退黄，配合大腹皮理气行水，诸药相合，共奏疏肝健脾、清热祛湿、利胆退黄之效。经过 3 天治疗，患者病情好转，再继续治疗 5 天病情明显好转出院。

《素问·六节藏象论》提出"凡十一脏取决于胆也"，任应秋教授在《内经十讲·舒肝平议》提道："所谓胆气春升，亦即木气春升，亦即肝气春生……也就是说凡脏腑十二经之气化，都必借肝胆之气化以鼓舞之，才能生理正常，调畅而不病。"本例患者黄疸、自发性细菌性腹膜炎、急性胆囊炎，初诊时根据四诊合参，虽是肝郁脾虚，湿热内蕴，但是从右胁疼痛、大便干等症状可以看出，也存在胆腑郁热，因此，应用大柴胡汤通利胆腑，四逆散疏达少阳气机，如此，则肝胆气机调和，然而"见肝之病，知肝传脾，当先实脾"，在应用理气药、清热利胆退黄药的同时，应用健脾理气法，防止肝病传脾，故方用四君子汤健脾益气，砂仁健脾燥湿，大腹皮理气利水，诸药合用，既疏达肝气，通利胆腑，又健脾益气，祛湿退黄，故能效如桴鼓。

第十一章 补土理论治疗肝性脑病案例

肝性脑病（hepatic encephalopathy，HE）是由急、慢性肝功能严重障碍或各种门静脉-体循环分流（简称门-体分流）异常所致的、以代谢紊乱为基础、轻重程度不同的神经精神异常综合征。肝性脑病的临床表现包含从认知功能正常、意识完整到昏迷的连续性表现。

中医学认为，肝性脑病当属中医学"昏迷""神昏""谵妄""肝厥""暴不知人""郁冒"等范畴。早在《黄帝内经》中已有"暴不知人""谵妄狂越"的记载；《素问·本病论》指出"人或恚怒，气逆上而不下，即伤肝也。"《素问·至真要大论》认为"郁冒不知人，乃洒淅恶寒振栗"，指出本病由寒邪所致。《素问·刺热》即指出"肝热病者，小便先黄，腹痛多卧，身热。热争则狂言及惊，胁满痛，手足躁，不得安卧"。《临证指南医案·癫痫》也指出"狂由大惊大怒，病在肝胆胃经，三阳并而上升，故火炽则痰涌，心窍为之闭塞"。中医认为肝性脑病的病因主要有外邪侵袭、饮食不节、久病失治、阴阳两竭等导致神明失用而成，其病机是湿浊、痰热、毒火蒙蔽清窍，或气阴两脱，神明失用。病位在脑，与心、肝、脾密切相关。其病变初期多为疫毒、湿热、痰浊、瘀血之邪内盛，瘀阻脉络，蒙蔽清窍，扰乱神明，疾病后期往往出现脾肾虚弱、脏腑虚损、阳虚阴竭，甚至阴阳离决、阴微阳脱。在治疗方面，按照中医急则治其标的原则，多采用解毒降浊、开窍醒神法等治法，但是在患者苏醒后，调治肝脾肾、扶正固本则至关重要。

现代医学认为肝性脑病是由于肝细胞功能障碍对氨等毒性物质的解毒功能降低，同时门-体循环分流（即门静脉与腔静脉间侧支循环形成），使大量肠道吸收入血的氨等有毒性物质经门静脉，绕过肝脏直接流入体循环并进入脑组织，引起急性神经认知功能障碍而致。其中，肠肝循环障碍是氨等有毒物质直接流入体循环的重要原因。中医认为，大肠、小肠均与肝、脾胃相通，如《素问·六节藏象论》云："脾、胃、大肠、小肠、三焦、膀胱者，仓廪之本，营之居也……此至阴之类，通于土气。"《脾胃论·大肠小肠五脏皆属于胃胃虚则俱病论》云："大肠、小肠受胃之荣气，乃能行津液于上焦，溉灌皮毛，充实腠理。若饮食不节，胃气不及，大肠、小肠无所禀受，故津液涸竭焉。"《医学入门·脏腑条分》进一步指出"肝与大肠相通，肝病宜疏通大肠，大肠病宜平肝经为主，脾与小肠相通，脾病宜泻小肠火，小肠病宜润脾土为主"。中医认为小肠的泌别清浊功能、大肠传导糟粕功能均需要依赖脾主运化功能的正常，脾运正常则大肠魄门传导通畅，糟粕得下；而肝主疏泄，肝疏泄功能正常能够使脾运得健，也能促进大肠通降得畅，而肺与大肠相表里，大肠除具土性外，还具备肺金清肃之性，大肠传导正常也利于肝气顺达，肝、脾、大肠、小肠之间相辅相成。因此，调理肝脾，使肝性恢复条达柔润，脾土健运，则大肠、小肠功能正常，糟粕能够顺利排出体外，防止肝性脑病的发生。而补土理论在肝性脑病中的优势，一是通过健运脾胃，疏理肠腑气机，使腑气通畅，促进肝性脑病的恢复；二是健运脾胃，使大肠传导功能正常，预防肝性脑病的发作。

1. 案例一 调补肝肾通腑化浊法

江某，男，66 岁，2018 年 5 月 9 日初诊。

主诉 反复乏力 5 年，神志不清、反应迟钝 3 日。

现病史 患者于 2013 年因乏力在外院就诊，诊断为"肝硬化、脾功能亢进"，并行部分脾动脉栓塞术，其后患者间断在门诊检查。2017 年 8 月因腹胀、乏力，住院诊断为"失代偿期肝硬化，慢加急性肝衰竭"，经治疗后病情好转出院，出院后患者未规律治疗，于 2018 年 1 月及 3 月两次因腹水在外院住院治疗。2 天前患者因进食粽子后出现神志不清、反应迟钝，遂来我科求治。现症见神志欠清，反应迟钝，呼之尚可对答，乏力，头晕，口干口苦，身目黄染，腹胀，尿黄，大便 2 天一行。舌暗红，边尖有齿痕，苔白腻，脉沉弦细。查体：扑翼样震颤阳性，记忆力、定向力尚可，计算力明显下降（10 以内加减法错误），腹稍膨隆，全腹无压痛反跳痛，移动性浊音（+），双下肢轻度水肿。凝血功能检测：PT 19.2 秒，PTA 34.9%，血氨 147μmol/L，肝功能检查：ALB 27.4g/L，TBIL 78.8μmol/L，DBIL 56.1μmol/L。

中医诊断 肝厥。

中医证型 肝肾阴虚，湿浊瘀阻。

西医诊断 肝性脑病，失代偿期肝硬化，食管-胃底静脉曲张，脾功能亢进。

中医治法 调补肝肾，通腑化浊开窍。

中药处方 白芍 15g，生姜 10g，炙甘草 10g，大枣 10g，石菖蒲 10g，僵蚕 10g，天冬 15g，檀香 5g（后下），制远志 10g，白术 20g，山萸肉 60g，车前子 15g（包煎），太子参 30g。

水煎服，温服，每日 1 剂，共 1 剂。

同时，予安宫牛黄丸 1 丸口服醒脑开窍，中药灌肠以泻浊解毒开窍。西医治疗方面，予门冬氨酸鸟氨酸降低血液中氨的水平，乳果糖口服以通便。

2018 年 5 月 10 日二诊

刻下症 经治疗后，患者神志转清，反应稍迟钝，身目黄染，乏力，头晕，咳嗽，痰黄白难咯，口干口苦，纳呆，昨天灌肠后解大便 1 次。舌暗红，边尖有齿痕，苔白腻，脉沉弦细。**体格检查** 扑翼样震颤（－），记忆力、定向力尚可，计算力较前好转（10 以内加减法正确，100 以内加减法明显错误）。

效不更方，因患者出现咳嗽，在原方基础上加木蝴蝶 10g。

水煎服，温服，每日 1 剂，共 3 剂。

继续予中药灌肠治疗通腑泻浊解毒。

2018 年 5 月 14 日三诊

刻下症 患者神志清，身目黄染，乏力头晕较前好转，仍咳嗽，少许咯痰，口干口苦、胃纳较前好转，大便 1 次/天，质软。舌暗红，边尖有齿痕，苔白腻，脉沉弦细。体格检查：扑翼样震颤（−），记忆力、定向力尚可，计算力较前好转（100 以内加减法大部分正确）。复查肝功能：ALB 32g/L，TBIL 65.7μmol/L，DBIL 44.3μmol/L。凝血功能检测：PT 18.4 秒，PTA 36.2%，血氨 61μmol/L。

患者目前咳嗽较明显，中药予麦门冬汤加减。

中药处方 太子参 30g，麦冬 60g，桑白皮 15g，淡竹叶 10g，法半夏 10g，大枣 10g，白芷 10g，僵蚕 10g，生姜 10g，甘草 5g，紫菀 15g，蝉蜕 5g，姜黄 15g，大黄 5g。

水煎服，温服，每日 1 剂，共 3 剂。

2018 年 5 月 17 日四诊

刻下症 患者神志清，身目黄染，无乏力，少许头晕，无咳嗽咯痰、口干口苦，胃纳可，大便 2 次/天，质软。舌暗红，边尖有齿痕，苔白腻，脉沉弦细。体格检查：扑翼样震颤（−），记忆力、定向力、计算力正常。复查肝功能：ALB 32g/L，TBIL 55.2μmol/L，DBIL 36.2μmol/L。凝血功能检测：PT 17.2 秒，PTA 37.8%，血氨 60μmol/L。

患者咳嗽已愈，中药以补益肝肾，祛湿化浊佐以疏肝为法，带药出院，继续门诊治疗。

中药处方 白芍 15g，生姜 10g，炙甘草 10g，大枣 10g，石菖蒲 10g，制远志 10g，白术 20g，山萸肉 60g，车前子 15g（包煎），太子参 30g，砂仁 5g（后下），茯苓 15g，柴胡 10g，牡丹皮 5g，泽泻 10g。

水煎服，温服，每日 1 剂，共 7 剂。

嘱患者劳逸结合，并制订饮食治疗方案，随访半年，症状未见复发。

按语

肝厥多由于积聚、鼓胀、急黄等病证发展而来，由于病程长，缠绵难愈，其病性大多表现为邪实正虚，虚是机体大多存在气血亏虚，阴阳失调；实则痰、气、血等导致气机逆乱，甚至阴竭阳脱，肝肾衰竭；其病位在肝、脑，与肝、肾、脑、脾、胃、大肠、小肠等脏腑有关。初诊时，患者神志欠清，反应迟钝，大便不畅，腑气不通，气机逆乱，辨证属肝肾阴虚，湿浊瘀阻，故予安宫牛黄丸醒神开窍的同时，配合中药灌肠通腑泻浊解毒，使肠腑气机通畅，脾升胃降，有助于气机恢复；再配合中药以山萸肉、白芍、天冬调补肝肾之阴，石菖蒲、僵蚕、檀香化痰祛风化浊，平肝息风，使神机得以恢复，车前子利水通调水道，生姜、大枣、炙甘草调和诸药，益气和中，诸药合用，标本同治，化痰祛浊，调补肝肾。经过处理后，患者神志逐渐恢复正常。其后患者出现咳嗽，考虑患者素体阴虚，故以麦门冬汤合升降散，养阴润燥，调理气机，配以太子参顾护中州，药到病除，3 剂咳嗽愈，其后再以滋水清肝饮合四君子汤加减调理善后。

在本方案中应用补土理论治疗的重点有二：一是初诊实邪相对较盛，腑气不通，腑气以通为和，故治疗重在纠正逆乱的气机，使气机升降出入恢复正常，故应用中药灌肠通腑行气，使邪有出路，同时患者肝肾阴虚，导致阴虚风动，应用调补肝肾、平肝息风，标本同治。这一阶段补土理论的重点在于疏通腑气。二是在疾病后期，肝脾肾俱虚，应用滋水清肝饮以治疗本病的同时，以四君子汤顾护中州，砂仁、石菖蒲等祛湿化浊，预防阴虚风动；这一阶段，补土理论的应用重在健脾化浊以治本。如此，根据患者疾病的特点，分阶段进行治疗，使患者病情趋于稳定，避免肝性脑病再次发作。

2. 案例二 疏肝健脾祛湿升清法

吴某，男，46 岁，2018 年 3 月 26 日初诊。

主诉 反复乏力、腹胀 5 年，神志不清 1 天。

现病史 患者嗜酒 20 余年，酒精摄入量＞100g/d。2012 年 8 月因上消化道出血在我院治疗后好转，其间诊断酒精性肝硬化，失代偿期肝硬化，食管-胃底静脉曲张破裂出血，脾功能亢进。但患者未能戒酒，2012 年 8 月至 2017 年 10 月多次因急性上消化道出血在我院治疗。1 天前，患者突发神志不清，遂来我院求治。现症见神志欠清，呼之可对答，乏力，身目黄染，胃纳呆，大便 2 天未行，舌暗红，苔白腻，脉弦滑。体格检查：对答不合理，计算力、定向力下降，扑翼样震颤（＋），病理反射未引出。肝功能检查示 AST 87U/L，ALB 28.5g/L，TBIL 116.8μmol/L，DBIL 107μmol/L。凝血功能检测：PT 18.5 秒，PTA 36%，血氨 140μmol/L。上腹部 CT 增强：肝硬化，门静脉高压，食管下段、胃底静脉重度曲张。

中医诊断 肝厥。

中医证型 肝郁脾虚，湿瘀互结。

西医诊断 肝性脑病，慢性肝衰竭，食管胃底静脉曲张，酒精性肝硬化，脾功能亢进。

中医治法 疏肝健脾，祛湿升清。

中药处方 柴胡 10g，黄芩 10g，枳实 15g，茯苓 15g，姜竹茹 10g，陈皮 10g，法半夏 10g，胆南星 5g，炙甘草 5g，乌梅 20g，制远志 10g，大黄 5g，大枣 15g。

水煎服，温服，每日 1 剂，共 1 剂。

予以中药灌肠及针刺治疗。

2018 年 3 月 27 日二诊

刻下症 经昨日急服中药及中药灌肠、针刺治疗后，患者神志转清，仍疲倦乏力，身目黄染，纳可，眠差，昨日解大便 2 次，干结，舌暗红，苔白腻，脉弦滑。**体格检查** 对答合理，计算力、定向力较前好转，扑翼样震颤（±）。

效不更方，原方去乌梅，加石菖蒲、郁金祛湿化浊通窍。

中药处方 柴胡 10g，黄芩 10g，枳实 15g，茯苓 15g，姜竹茹 10g，陈皮 10g，法半夏 10g，胆南星 5g，炙甘草 5g，制远志 10g，大黄 5g，大枣 15g，石菖蒲 10g，郁金 15g。

水煎服，温服，每日 1 剂，共 2 剂。

2018 年 3 月 29 日三诊

刻下症 患者神志清，仍疲倦乏力，身目黄染，纳可，眠差，大便 2 次/天，质软，舌暗红，苔白腻，脉弦滑。**体格检查** 对答合理，计算力、定向力尚可，扑翼样震颤（－）。**辅助检查** 血氨 67μmol/L。

患者病情好转，黄疸考虑慢性肝衰竭所致，嘱继续门诊治疗。

上方去姜竹茹、胆南星、陈皮，加白术、党参益气健脾，茵陈、泽泻祛湿退黄。

中药处方 柴胡 10g，黄芩 10g，枳实 15g，茯苓 15g，法半夏 10g，炙甘草 5g，制远志 10g，大黄 5g，大枣 15g，石菖蒲 10g，郁金 15g，白术 10g，党参 15g，茵陈 15g，泽泻 10g。

水煎服，温服，每日 1 剂，共 7 剂。

按语

肝厥主要表现为急性神经认知功能障碍，其病变本质与神机失用密切相关，而病机的关键在于阴阳失和而导致气机逆乱。《临证指南医案·癫痫》指出"天地，一阴阳也，阴阳和则天清地宁，一有偏胜，遂有非常之变。人身亦一阴阳也，阴阳和则神清气定，一有偏胜，自致不测之病"。导致阴阳失和、气机逆乱的原因有很多，如阴虚风动、痰浊蒙闭、气虚下陷等。本例患者，初诊时见身目黄染、神志不清、胃纳呆、苔白腻，辨证应属湿蕴成痰，痰瘀互结，蒙闭清窍而致气机逆乱，神机失用，故治疗上，予大柴胡汤合涤痰汤加减治疗以燥湿祛痰、行气开郁、通腑泻浊，同时配合中药灌肠、针刺以通腑泻浊，调节气机。诸法合用，共奏疏肝健脾、祛湿化痰、升清降浊的功效。经过急服中药及中药灌肠、针刺治疗后，在二诊时，患者神机有所恢复，因此，中药在原方基础上，去乌梅之酸敛，加石菖蒲、郁金以加强豁痰开窍之力，使痰浊去而清阳上升，神机得养，精神意识恢复正常。三诊时患者肝性脑病已愈，以治疗原发病（慢性肝衰竭）为主，因此，在用药上，去姜竹茹、胆南星、陈皮，加白术、党参、茵陈、泽泻以益气健脾，祛湿退黄。

六腑的特性是"实而不能满""泻而不藏"，故有"六腑以通为用，以降为顺"之说，胃为阳土，脾为阴土，脾胃互为表里，若脾失健运，可使胃失和降；而胃气失和，也可致脾运失常，两者互相影响。当胃肠腑气不通时，会导致脾气健运，"脾宜升则健"，清阳不升，浊阴不降，痰浊蒙闭清窍，导致神机失用而发生肝厥。因此，在治疗时，宜以大柴胡汤通气机，涤痰汤豁痰开窍，使痰去窍开，脾升胃降，斡旋气机，从而使肝、脾、胃气机恢复正常，神机才能恢复正常。因此，对于痰浊蒙闭清窍证的肝厥的治疗，邪实者宜先宣通中焦气机，祛痰逐邪，使邪祛正复，邪祛之后则宜着重疏肝理气、益气健脾、祛湿化痰，使肝脾气机和谐，脾胃健运，才能避免肝厥反复发作，这也是以补土理论治疗肝厥的体现。

3. 案例三　理气化痰培土宁风法

邝某，男，54 岁，2019 年 8 月 6 日来诊。

主诉　反复腹胀肢肿 2 年，神志不清 1 天。

现病史　患者嗜酒 30 年，折合酒精量约 160g/d。2017 年 4 月因身目黄染，肢肿，黑便，查 CT 提示肝硬化，脾大，门静脉高压，食管下段、脾静脉及脐静脉曲张，少量腹水，诊断为食管-胃底静脉曲张破裂出血，酒精性失代偿期肝硬化，经治疗后好转，但患者仍间断饮酒，病情反复，2017 年 4 月至 2019 年 5 月多次因腹胀、肢肿在我科住院治疗，均为病情好转出院。1 天前患者突发神志不清，遂收入我科治疗。现症见患者呈浅昏迷，呼之不应，疼痛刺激无反应，四肢不自主活动，身目黄染，双下肢肿，小便黄，大便 3 日未解，舌红，边尖齿痕，苔黄腻，脉弦滑。查体：双侧瞳孔等大等圆，直接、间接对光反射稍迟钝，双侧巴宾斯基征阴性，床边心电监测提示心率 80 次/分，血氧饱和度 90%，血压 112/75mmHg。血气分析示酸碱度 7.482，二氧化碳分压 29.3mmHg。血氨 90μmol/L。

中医诊断　肝厥。

中医证型　肝郁脾虚，风痰蒙窍。

西医诊断　肝性脑病，酒精性失代偿期肝硬化，食管-胃底静脉曲张，脾功能亢进。

中医治法　理气化痰，培土宁风。

予以中药灌肠、针刺通腑泄热解毒，醒脑开窍。同时，予安宫牛黄丸 1 丸口服以醒神开窍。西医以门冬氨酸鸟氨酸纠正氨代谢，并予补液支持治疗。

经过处理，6 个小时后，患者神志呼之可应，对答欠合理。继续观察病情变化。

2019 年 8 月 7 日二诊

刻下症　患者神志清，对答尚合理，乏力，腹胀，口干，双下肢肿，小便黄，昨日灌肠后解大便 2 次，舌暗红，边尖有齿痕，苔黄白腻，脉弦滑。查体：神清，对答尚合理，定向力、记忆力尚可，计算力稍下降，扑翼样震颤（+）。身目黄染，双下肢浮肿。肝功能检查示 AST 73U/L、ALB 27.7g/L、TBIL 125.2μmol/L、DBIL 86.1μmol/L；凝血功能检测：PT 14.6 秒，PTA 60.2%。

中药处方　柴胡 15g，黄芩 10g，法半夏 10g，党参 20g，白术 10g，茯苓 15g，大枣 15g，生姜 10g，炙甘草 10g，僵蚕 10g，蝉蜕 10g，酒大黄 10g。

水煎服，温服，每日 1 剂，共 3 剂。

继续以中药灌肠治疗，同时以脐疗改善腹胀，中药离子导入法以利湿活血退黄。

2019 年 8 月 10 日三诊

刻下症　患者神志清，对答合理，乏力、腹胀较前改善，胃脘部不适，口干，双下肢肿较前加重，小便黄，大便 2 次/天，舌暗红，边尖有齿痕，苔黄白腻，脉弦滑。查体：神清，对答合理，定向力、记忆力、计算力正常，扑翼样震颤（－）。

中药处方　柴胡 15g，黄芩 10g，法半夏 10g，党参 20g，白术 10g，茯苓 15g，炙甘草 10g，僵蚕 10g，蝉蜕 10g，酒大黄 10g，砂仁 5g（后下），泽泻 15g，大腹皮 15g。

水煎服，温服，每日 1 剂，共 3 剂。

其后，继续在本方基础上加减治疗。

2019 年 8 月 19 日四诊

刻下症　患者神志清，对答合理，腹胀，双下肢肿较前加重，口干，小便黄，大便 1 次/天，舌暗红，边尖有齿痕，苔白腻稍厚，脉沉弦滑。查体：神清，对答合理，定向力、记忆力、计算力正常，扑翼样震颤（－）。皮肤巩膜黄染，双下肢中度浮肿。复查肝功能：AST 54U/L，ALB 35.2g/L，TBIL 113.1μmol/L，DBIL 88.5μmol/L。血氨 40μmol/L。

患者腹胀、肢肿较前加重，考虑由原发病（鼓胀）而导致。辨证考虑土虚而水湿内蕴，治疗上采用培土制水之法。

中药处方　白芍 15g，苍术 10g，炙甘草 10g，石菖蒲 10g，白术 20g，黄芪 15g，车前子 15g（包煎），郁金 15g，党参 30g，砂仁 5g（后下），茯苓 15g，柴胡 10g，泽泻 10g，大腹皮 15g。

水煎服，温服，每日 1 剂，共 7 剂。

同时，补充血浆及放腹水对症治疗。

2019 年 8 月 23 日五诊

刻下症　患者神志清，对答合理，少许乏力、腹胀，双足踝少许浮肿，无胃脘部不适，仍口干，小便黄，大便 1 次/天，舌暗红，边尖有齿痕，苔白腻，脉沉弦滑。查体：神清，对答合理，定向力、记忆力、计算力正常，扑翼样震颤（－）。皮肤巩膜黄染，双下肢轻度浮肿。肝功能检查示 AST 49U/L，ALB 38.6g/L，TBIL 102.3μmol/L，DBIL 82.3μmol/L。凝血功能检测：PT 15.3 秒，PTA 55.2%。血氨 36μmol/L。

患者病情好转，加大黄芪用量，带药出院继续门诊治疗。

中药处方　白芍 15g，苍术 10g，炙甘草 10g，石菖蒲 10g，白术 20g，黄芪 30g，车前子 15g（包煎），郁金 15g，党参 30g，砂仁 5g（后下），茯苓 15g，柴胡 10g，泽泻 10g，大腹皮 15g。

水煎服，温服，每日 1 剂，共 7 剂。

按语

风为百病之长，善行数变，风邪致病具有变化无常和发病急骤的特性。《素问·至真要大论》言："诸风掉眩，皆属于肝"，肝厥的发生与肝风内动密切相关。肝厥多由黄疸、积聚、鼓胀等慢性肝病缠绵不愈发展而来。患者久患肝病，多表现为虚实夹杂之证，正虚主要是肝、脾、肾亏虚，标实主要是毒、痰、湿、热、瘀胶结难解。在此病理状态下，患者因不同的原因引起肝风内动导致肝厥的发生。

《诸病源候论·风诸病》提出"手足不随者，由体虚腠理开，风气伤于脾胃之经络也"。本例患者久患肝病，肝脾亏虚，痰瘀互结，土壅木郁，脾虚不运，湿郁化热，炼液成痰；木郁化火生风，风火夹痰浊上扰清窍，导致肝厥发作。《西溪书屋夜话录·肝风证治》曰："肝风上逆，中虚纳少，宜滋阳明，泄厥阴……即培土宁风法，亦即缓肝法也。"对于脾土亏虚引动内风的治疗宜采用培土宁风之法。本例患者的治疗，初诊患者神志不清，浅昏迷，四肢不自主活动。治疗上，急则治其标，先予安宫牛黄丸醒神开窍，予中药灌肠急下以通腑泄热解毒。经过处理后，患者病情好转。由于患者肝风内动的根本原因是土虚木壅，因此，疏肝健脾、培土宁风至关重要，因此，在二诊时，予大柴胡汤、四君子汤合升降散加减治疗，经过治疗后，患者肝厥明显好转，复查血氨基本恢复正常水平。但是，患者本病仍在，三诊时患者腹胀、肢肿加重，当以原发病（鼓胀）的治疗为主，辨证考虑土虚水湿内蕴，故调整治法为培土制水，以四君子汤合四逆散加减治疗，配伍黄芪、苍术、砂仁、大腹皮、泽泻等加强健脾燥湿利水之力，经过治疗疾病明显好转而出院门诊治疗。

纵观本例患者的发病经过，脾土亏虚贯穿始终，无论是肝厥的发病还是治疗过程中鼓胀的加重，其根本原因都在于土壅木郁，因此，治疗本例患者，无论是肝厥的治法"培土宁风"还是"鼓胀"的治法"培土制水"，都离不开"培土"二字，通过健脾益气，祛湿化浊，达到湿去痰消，预防内生风邪再起及水湿壅滞而再次发病；但是患者土壅木郁，只"培土"还不够，还需要疏肝理气，只有肝气条达，脾土健运才能有所保证。

4. 案例四　疏肝健脾泻火化痰法

陈某，男，58 岁，2020 年 7 月 28 日初诊。

主诉　反复腹胀 4 年余，神志不清 1 天。

现病史　患者 2016 年因腹胀，在外院诊断为慢性乙型病毒性肝炎，肝炎后失代偿期肝硬化，予抗病毒、利尿等治疗后症状缓解，其后多次因"鼓胀"加重在外院住院治疗。2 天前患者因进食不慎，出现睡眠日夜颠倒，患者及家属未予重视，1 天前患者突发行为异常，随地大小便，遂到我院急诊就诊，考虑肝性脑病，收入我科。现症见神志欠清，烦躁易怒，胃纳尚可，大便 2 次，舌暗红，苔黄腻，脉弦滑。查体：体温 36.8℃，心率 70 次/分，血压 118/60mmHg。神志欠清，行为异常，随地大小便，呼之可对答，但反应迟钝，定向力尚可，计算力明显下降，扑翼样震颤无法配合。肌张力正常。血氨 231.0μmol/L。肝功能检查示 TBIL 27.5μmol/L、DBIL 16.8μmol/L。凝血功能检测：PT 16.5 秒，PTA 50.1%。头颅 CT 平扫未见明显异常。

  中医诊断 肝厥。

  中医证型 肝郁脾虚，痰火扰神。

  西医诊断 肝性脑病，肝炎后失代偿期肝硬化，慢性乙型病毒性肝炎。

  中医治法 疏肝健脾，泻火化痰。

  急则治其标，予安宫牛黄丸 1 丸口服醒神开窍，中药灌肠通腑泄热解毒。门冬氨酸鸟氨酸纠正氨代谢，复方氨基酸注射液（15AA）纠正支链氨基酸代谢，并予营养支持治疗。

  2020 年 7 月 29 日二诊

  刻下症 经过处理，患者嗜睡，呼之可应，烦躁，对答不合理，昨日解大便 1 次。舌暗红，苔黄腻，脉弦滑。体格检查：嗜睡，呼之可应，烦躁，扑翼样震颤，记忆力、定向力、计算力无法配合。肌张力正常。

  继续以予安宫牛黄丸 1 丸口服醒神开窍，中药灌肠改为 2 次/天，通腑泄热解毒，配合针刺治疗醒神开窍。

  中药处方 柴胡 10g，白芍 15g，太子参 20g，黄连 5g，黄芩 10g，防风 10g，陈皮 10g，姜竹茹 10g，石菖蒲 15g，郁金 15g，枳壳 10g，茯苓 20g，水牛角 30g，甘草 5g，人工麝香 0.5g（另冲服）。

  浓煎 100ml，温服，共 1 剂。

  2020 年 7 月 30 日三诊

  刻下症 患者神志清，精神疲倦，反应迟钝，对答尚合理，仍烦躁易怒，纳眠可，昨日解大便 2 次。舌暗红，苔黄腻，脉弦滑。体格检查：记忆力、定向力尚可，计算力下降，扑翼样震颤（±）。血氨 89μmol/L。

  经过治疗，患者神志转清，中药去人工麝香。

  中药处方 柴胡 10g，白芍 15g，太子参 20g，黄连 5g，黄芩 10g，防风 10g，陈皮 10g，姜竹茹 10g，石菖蒲 15g，郁金 15g，枳壳 10g，茯苓 20g，水牛角 30g，甘草 5g。

  水煎 250ml，分 2 次温服，每日 1 剂，共 3 剂。

  2020 年 8 月 2 日四诊

  刻下症 患者神志清，精神疲倦，对答合理，烦躁易怒明显减轻，纳眠可，大便 2 次/天。舌暗红，苔黄腻，脉弦滑。体格检查：记忆力、定向力、计算力正常，扑翼样震颤（−）。肝功能检查示 TBIL 24.9μmol/L、DBIL 14.9μmol/L；凝血功能检测：PT 16.1 秒，PTA 51.7%。血氨 67μmol/L。

  患者病情明显好转，中药去水牛角、防风，加五指毛桃、白术，带药出院继续治疗。

柴胡 10g，白芍 15g，太子参 20g，黄连 5g，黄芩 10g，陈皮 10g，姜竹茹 10g，石菖蒲 15g，郁金 15g，枳壳 10g，茯苓 20g，白术 10g，五指毛桃 15g，甘草 5g。

水煎 250ml，分 2 次温服，每日 1 剂，共 7 剂。

继续加强对患者的健康教育，嘱劳逸结合，加强运动、饮食，随访半年，肝性脑病未再复发。

按语

《素问·至真要大论》提出"诸躁狂越，皆属于火"。《素问·病能论》也提出："帝曰：有病怒狂者，此病安生？岐伯曰：生于阳也……阳气者，因暴折而难决，故善怒也，病名曰阳厥……夺其食即已。夫食入于阴，长气于阳，故夺其食即已。"本例患者久患肝病，肝脾俱虚，土壅木郁，气血水互结、痰浊内聚，多次因"鼓胀"加重而住院治疗。本次发病是因进食不慎，食积化热，脾失健运，痰火互结，引动肝风，火扰心，痰闭窍，痰火随气升，清窍闭塞，导致神明逆乱而出现神志不清，行为异常，烦躁，随地大小便。急则治其标，当时清热泻火逐痰为法，因此，初诊时予安宫牛黄丸醒神开窍，中药灌肠通腑泄热解毒。经过处理，患者神志好转，从狂躁转为嗜睡，但仍烦躁，因此，中药上以涤痰汤、四逆散加黄连、黄芩、水牛角、人工麝香等清热泻火平肝，豁痰开窍，使得患者神志转清。"脾为生痰之源"，脾主运化，脾主升清胃主降浊，预防痰火扰神再次发作，除了祛痰，还要健脾，因此在患者肝厥好转后，予中药加强健脾祛湿之法，以四逆散、四君子汤合涤痰汤加减治疗而收功。

《成方切用》曰："因风因火而生痰者，但治其风火，风火息而痰自清也；因虚因实而生痰者，但治其虚实，虚实愈而痰自平也。"又曰："气有余则为火，液有余则为痰，痰随火而升降。故治痰者，必降其火，治火者，必顺其气也。"本例患者，鼓胀反复发作、加重，正气耗伤，邪实内扰，虚实夹杂，其正虚主要以脾虚、肝体失养为主，标实主要表现为气滞、痰凝、瘀血。本次发病诱因在于饮食不节，辨证属肝郁脾虚，痰火扰神，病情虚实夹杂。治疗关键在于清热泻火平肝，但是患者本虚明显，故不能单用清火除痰之法，而是与多种治法联用。初诊时，实邪明显，治疗上以祛邪开窍为法，等神志好转，即在涤痰汤重在豁痰开窍，而清热之力不足的同时，配以水牛角、黄连、黄芩清泻火，加防风平肝息风，再配合四逆散理气开郁，以助泻火排痰开窍之力，患者脾虚为本，以太子参健脾益气固护正气，再加人工麝香引药上行，开郁通窍，诸药结合，力专而效猛，故一剂见效。此后，在本方基础上加减，随着病情好转，减少清解平肝祛风类药物的用量，逐渐加大益气健脾类药物，如五指毛桃、四君子汤，使脾胃健运，气血生化有源，肝体得养，水湿得运，从而避免肝厥再次发作。这也是补土理论在治疗肝厥中的又一体现。

后 记

脾胃为后天之本，气血生化之源，对人体的生命活动至关重要，历代医家都非常重视脾胃在人类疾病治疗、预后及养生防病中的重要作用。肝脾同居中焦，肝主疏泄，沟通上下内外，旁调中州；脾主运化，升清降浊，滋生气血，荣养脏腑，他们在生理上相互依赖，在病理上相互影响，密不可分，共同影响着肝病的发生发展。因此，早在《黄帝内经》即提出"厥阴不治，取之阳明"的治疗法则，张仲景进一步提出"见肝之病，知肝传脾，当先实脾"的治疗方法，为后世医家应用补土理论防治肝病提供了理论基础。

辨证论治是中医的核心思想，也是中医诊疗理论体系的一大特点。而辨证是确立治疗方法的前提和依据。随着社会的不断发展进步，随着生活方式等的改变，不但肝病的疾病谱发生变化，肝病患者的中医证候也在悄然改变。广东省中医院肝病科早在 2006 年即完成流行病学调查，提出肝郁脾虚证是慢性乙型病毒性肝炎、肝纤维化等慢性肝病的核心病机，丰富了以往以湿热为主的病机认识，并进一步提出了疏肝健脾是其主要治法；"十一五""十二五"期间开展的多项全国多中心大样本慢性肝病证候研究也证实了我们的研究结果，为临床深入推广应用补土理论防治肝病提供了有力的证据。

2019 年 10 月，习近平总书记对中医药工作作出重要指导，指出"要遵循中医药发展规律，传承精华，守正创新"。长期以来，广东省中医院肝病科在医院的带领下，在古籍与现代文献、本院和全国治疗肝病的名医经验与学术思想、不同流派的学术思想与治疗特色、中医特色疗法和适宜技术、民间单方验方等五个方面进行深入挖掘与整理，总结前人的先进经验，不断优化专科临床诊疗方案与特色技术，实实在在地应用中医解决患者的问题，解除患者的痛苦，不断推进中医思维在肝病临床诊疗中落地，提高临床疗效。在专科优化临床诊疗方案以及学习中医经典的"拾补中医"行动中，我们梳理了专科多维立体系列疗法体系的主要治法之一的疏肝健脾法的学术源流。在此过程中，我们整理了大量补土理论防治肝病的文献；同时，在临床推广应用疏肝健法治疗肝病的长期临床实践中，我们也积累了大量应用补土理论治疗肝病的临床案例。适逢卢传坚院长带领的补土流派工作室准备出版"中医补土理论菁华临床阐发"丛书，借此良机，我们将补土理论治疗肝病的理论与实践案例进行筛选、整理成册，形成本书。

　　在本书的编写过程中，我们得到补土流派工作室卢传坚院长及陈延、郭洁、刘奇等同事的大力支持，本书也在补土流派工作室的指导下不断完善；同时，本书的编写也得到肝病科成员的大力支持，如萧焕明、谢玉宝、施梅姐、张朝臻、蔡永旺、李旅萍等整理了补土理论在肝病应用的源流及历代医家的应用状况；蒋俊民、蔡高术、吴树铎、田广俊、陈洁真、赵朋涛、陈惠军等则整理补土理论在肝病应用的临床验案，从理论与实践两个方面梳理补土理论在肝病的应用；萧焕明负责本书的统稿、校对等工作。在此，一并致予衷心的感谢！